中医各家学说·温阳研究
（上篇）

吴雄志　著

辽宁科学技术出版社
·沈阳·

图书在版编目（CIP）数据

中医各家学说：温阳研究．上篇／吴雄志著．——
沈阳：辽宁科学技术出版社，2023.7（2024.7重印）
ISBN 978-7-5591-3007-5

Ⅰ．①中… Ⅱ．①吴… Ⅲ．①祛寒—研究 Ⅳ.
① R243

中国国家版本馆 CIP 数据核字（2023）第 084550 号

出版发行：辽宁科学技术出版社
　　　　　（地址：沈阳市和平区十一纬路 25 号 邮编：110003）
印 刷 者：辽宁新华印务有限公司
经 销 者：各地新华书店
幅面尺寸：145mm×210mm
印　　张：9.25
插　　页：12
字　　数：270 千字
出版时间：2023 年 7 月第 1 版
印刷时间：2024 年 7 月第 2 次印刷
责任编辑：寿亚荷
封面设计：王艺晓
封面制作：刘冰宇
责任校对：刘　庶　赵淑新
书　　号：ISBN 978-7-5591-3007-5
定　　价：82.00 元

编辑电话：024-23284370　13904057705
邮购热线：024-23284502
E-mail：1114102913@qq.com

序

　　经云：阳气者，若天与日，失其所，则折寿而不彰，故天运当以日光明。盖人之所生，无非一口阳气，故扶阳救人最速。然阴阳变化无端，非有道之士，才高识妙，焉能探其至理哉？故扶阳杀人最多。刚不可久者，譬如钻火，两木相因，火出木尽，灰飞烟灭。呜呼，活人之术而垒白骨，己所不欲也。

　　余幼好方术，务求无心。无心之中，反生其心。心念生而机缘至，正所谓依空立世界，如海一沤发。余乃于乙未春开坛讲学。未者，未也，乙者，木也。十年树林，杏也罢，桃也妙，阳火自生。余乃发愿江湖夜雨十年灯，照人照己也。余近视且加远视，远近皆不可视，灯有何用？咦，凡灯照人，心灯照己。阳生则明，明则生阳。五气腾腾，一念不起。已者，已也。事了拂衣去，不留身与名，无住而生心乎？

云阳子

壬寅仲夏于海天阁镜心斋

目 录

第一章　温阳概论

一、学术渊源

（一）发源地

中医流派众多，伤寒派、温病派、补土派、温补派、滋阴派、攻邪派、扶阳派等，其中扶阳派诞生时间虽短，却在中医各家学说中占有重要一席。扶阳派发源于四川，民间又称火神派。"火神"之名既"火"又"神"，神化了中医；擅用附子的火神派中医在川蜀一带常被称为"某某火神"或"某某附子"。

四川的地理位置特殊，位于中国的西南，是个盆地，四面环山，内有四条河，从而得名四川，相对封闭的环境促其形成了独特的文化。

四川独特的文化传承，促使当地形成了别具一格的中医特色——扶阳、攻邪、丹药、道医（祝由）。其中，扶阳形成于晚清时期，成为各家学说中的重要一支。攻邪的大毒之药在川医非常流行，不同于用药温和、偏重养生的北方医学流派，川医讲究疗效，喜用毒药快速见效、超前截断。铃医在当地也颇流行，比如《外科十三方》中记载的"五虎下西川"即是典型的四川医学的攻邪方法，尤其强调截断疾病，侧重单刀直入。四川的丹药也独树一帜，属于中医外科。丹药相关的诸多书籍中含有大量隐语，非正常文字，若无人口授，亦如天书一般难懂。再者，道教医学即道医，包括祝由，当时在川蜀很流行。

（二）创派传承

川医独特的医学体系不同于中原、北方或闽南的医学，特殊的文化土壤孕育了一位神医大儒——刘止塘，学识渊博的他被认为是位传奇大夫，他的徒弟郑钦安将扶阳的精华集结成书，为扶阳派的开创奠定了坚实基础。还有卢铸之，他虽然师从郑钦安，但学习的内容并非郑钦安家传，而是来自于刘止塘。由于四川的医学多秘密流传，门人就将扶阳学术思想私家化，形成了私家密授的"郑卢医学"。

卢铸之还传了很多弟子，包括云南的吴佩衡、上海的名老中医祝味菊等，再往后还有唐步祺、曾升平等也传承扶阳之学。曾升平老师是西医学中医的，曾先后在四川某医院、北京等地学习中西医结合，毕其一生研究医学，见地颇深，对扶阳理论有诸多发挥。

（三）著书立说

郑钦安讲扶阳以阴阳来立极，从《周易》中寻找理论渊源，在《黄帝内经》中搜罗理论基础，在《伤寒论》中总结临床治法，所以郑钦安本人对《周易》《黄帝内经》和《伤寒论》三书见解颇深。郑钦安在前人的基础上编写了3本书：《伤寒恒论》《医法圆通》和《医理真传》。《伤寒恒论》是他对《伤寒论》的研究，《医法圆通》《医理真传》是其扶阳的理论与临床。

二、理论基础

（一）生理病理

"阳化气，阴成形"，人由形、气、神组成，其核心为形与气。人要活着，必须有形和气，甚至可以没有神，比如植物人失去了后天识神，只有先天元神还在活动，但他依然活着。人得有肉身，但最重要的还是气化，一旦没有气化，人就死了。

从生理病理上来讲，《黄帝内经》有云："阳气者，若天与日，失其所，则折寿而不彰。"阳气就像天上的太阳，阳气衰微，则折寿而不彰。"折寿而不彰"指人死如灯灭，油竭灯枯，油竭指形败，灯枯指气衰。所以阳气在人身上很重要，如果阳气不足，灯光晦暗，病人将表现为不彰、面色青灰、没有光明。因此"少阴之为病，脉微细，但欲寐也"，少阴阳虚之人整个人非常困顿，即是由于气化功能不足。《黄帝内经》又云："人生于地，悬命于天。"所以天比地重要，地上的万事万物都依赖于天上的太阳，太阳的能量是地上万事万物生存的根本，没有太阳的能量，就没有动物、植物、细菌、真菌和人；从形上讲——人生于地，从气上讲——悬命于天。总而言之，从生理功能上讲，人的生命活动依赖于阳气。

（二）诊断治疗

从诊断治疗上来讲，《黄帝内经》云："审其阴阳，以别柔刚，阳病治阴，阴病治阳。"此为诊断治疗的大法，也是郑钦安扶阳学说的立论基础。诊病首先要辨别阴阳，以阴阳立极，以别柔刚，其中包含诸多内容（彩图1）。

第一，以柔克刚。水火既济谓之制，壮水之主，以制阳光，阴虚火旺者需用养阴药，而地黄（生地、熟地）为中医养阴制火的主药之一。我们有一个五制熟地法，用五种方法与熟地配伍，发挥熟地不同的作用。第一种制法，配伍人乳，将熟地放到人乳中泡，泡了以后再炒，能增强熟地补虚的作用。第二种制法，用童便制熟地，用小儿中段的尿泡熟地，泡了之后再炒，能增强熟地的凉性，其退热的疗效将大大增强，更适合于治疗阴虚潮热之病，如结核等。这两种制法能增强养阴、降火之效，帮助熟地更好地发挥以柔克刚的作用。

第二，以刚化柔。阳加于阴谓之化，以阳化阴，养阴的药呆腻，服用后易饱腹，用温燥的药能促进养阴药的运化。如熟地的第三种制法，用砂仁制熟地，单用熟地养阴容易导致腹胀，而砂仁理气又入肾经，故能助熟地下沉于肾而不碍于胃。第四种制法，生姜汁制熟地，外出于表而不生湿，生姜能防止熟地生湿，适合于治疗风湿类疾病需发表祛湿者。第五种制法，酒制熟地，通达周身而活血，大剂量的熟地（如用至30~60克，甚至更多）有活血的作用，且酒制能增强其疗效。这3种制法，都是用阳药去配伍熟地，防止熟地碍胃、生湿、滞血，为典型的以刚化柔之法。

第三，运柔成刚。练过太极拳的人，更能领会运柔成刚之法。当单纯用温阳方法不见效时，可加养阴药，附子温阳至一定程度收不了工，再加上30～100克熟地，就能大大增强温阳的疗效。好比烧水，锅内的水为阴，下面的火为阳，冒出来的水蒸气即为气，锅内得有足够的水，不能干烧，否则锅会烧坏。比如一个阳虚、四肢冰凉之人用四逆汤温阳初用有效，久用疗效欠佳时，就可以入一味地黄，他的四肢冰凉会缓解得更加迅速。当然，需要急温之的人，用四逆汤不能加地黄，加地黄会影响温阳药物的疗效。

在《黄帝内经》中，"审其阴阳，以别柔刚，阳病治阴，阴病治阳"，这段话还有后半句："定其血气，各守其乡。"温阳要分开阳和气，阳和气同中异、异中同。比如一个阳虚的人，用了附子无不适，但也无效，他困顿、乏力，吃了午饭必须平躺，否则下午发热，一般医生见他手足冰冷、舌质淡，会诊断为阳虚发热，而用潜阳丹之类。尽管他确实存在阳虚症状，但此人恰恰是气虚发热，因为他必须午睡和躺平，否则下午异常难受，这是典型的中气下陷，补中益气汤一吃就能退热，或者在补中益气汤的基础上加熟地，用张景岳的补阴益气煎。为何明明是阳虚的人却表现为气虚发热？若是学懂了伤寒，就会明白三阴是个递进关系，先太阴，后少阴，最后是厥阴，太阴用干姜，少阴用附子，厥阴用川椒，干姜配附子是四逆汤，再加川椒是乌梅丸，所以少阴病的人往往兼有太阴的气虚，如果单纯治少阴往往无效。

总而言之，扶阳派的理论来自《黄帝内经》："阳气者，若天与日，失其所，则折寿而不彰。"因此在生理病理上要重视人的阳气；而在诊断治疗上，要"审其阴阳，以别柔刚，阳病治阴，阴病治阳"，这是立论基础。从这两条就能看出人体气化的重要性，所以扶阳派常有立竿见影的效果，因为有形之质不能速复，无形之气法当急固。调气化"急温之"是扶阳的特色，重气化、重阳气就能快速见效，而复形质"缓补之"见效缓慢，需要以百日为期。很多疑难疾病长期治疗无效果，一两剂扶阳药下去，病人就可以感觉很舒服，因为振奋阳气，效如桴鼓，所以就有了很多"火神"。

（三）阴阳制化

"阳化气，阴成形"，中医的阴阳在不同层面都有物质基础，通过精准医学研究可以从很多角度来理解阴与阳的关系。比如研究发现倒夜班的女性容易得乳腺癌，因为熬夜损伤肾阳，造成皮质激素水平降低，所以熬夜的女性多表现为阳虚。正因为皮质激素降低失去对细胞生长因子的抑制，所谓阳不制阴，导致表皮生长因子（EGF）和肝细胞生长因子（HGF）水平升高，两者均能促进细胞生长，从而导致阴成形，发生乳腺癌。可见阴阳制化的关系非常重要，"阳加于阴谓之化""阴得阳化而为气"，所以需要以阳化阴，若忽视了制化，温阳时就容易出问题。

正常状态下，肾的生命活动由肾气来执行。阳化气，肾气由肾阳所化，但同时也依赖肾阴，阳加于阴才能产生气化，这个过程叫以阳化阴。这也是金匮肾气丸叫肾气丸，而不叫肾阳丸的原因，它是在三补（熟地、山药、山茱萸）的基础上加桂枝、附子温阳，以阳药化阴药，促进肾脏的气化，产生肾气。所以肾气的背后是肾阴、肾阳，肾阴、肾阳的背后是肾精；先有精，然后再有阴阳，最后阳加于阴表现为气化活动，这是肾气丸的组方意义所在。

阳与阴的关系是"阳加于阴"，而阴与阳的关系则是"阳得阴制"。"水火既济谓之制"，这个"制"的过程表现为水来制火，化生营血，从而成了形，此谓阴成形。前面肾气丸讲的是气，阳得阴制，水来制火，化生营血讲的是形。如果阳不得阴制，就会成为浮游之火、虚妄之火，只会消烁形体。比如阴虚火旺的人晚上潮热盗汗，分解代谢旺盛，所以形体消瘦，即为典型的水不制火。所以阴与阳之间的关系很复杂，有时温阳时单用附子，水不制火，易出现上火，如果改用6克附子加30克生地，就不易上火，水来制火才能水火既济。

一般中医常讲五行制化，金、木、水、火、土相生相克，却很少讲阴阳制化，其实阴阳之间也有相生相克。"阳加于阴谓之化""水来制火谓之制"，这便是阴阳之间的生克关系。

阴阳与男女之间也有联系，"阴阳者，血气之男女也"。男子重气，男子的勃起过程表现为典型的"阳加于阴"，肾阳一发动，精血下注于阴茎，阴茎海绵体充血勃起。而女子重血，女子的月经表现为典型的"水来制火"。月经是真火之象，雌激素在女性身上偏阴，孕激素和雄激素偏阳，女子在排卵期之后，相火发动，孕激素水平明显升高，导致了女性的体温升高。同时，孕激素又会导致子宫内膜大量地增生、充血，假使没有受孕成功，孕激素就撤退，就会出现月经，这个过程又叫"火降血下"。如果这一过程受到了阻滞，女性容易表现为倒经，出现流鼻血、头痛、口疮、乳房胀、发热等症，舌象则表现为舌尖红，这时可以用通经汤，或单用60克牛膝引血下行，有的人当天月经就能下来。有的人用通经汤无效，因为治的是根本没有排卵的女性，子宫内膜还没有处于增生期。所以，不同的病因有不同的治法。男女之间有所区别，一个阳加于阴，阴茎才能充血勃起；一个水火既济，经血才能下注于胞宫。

通过上面的讲解，我们可以很好地理解"阴阳者，血气之男女也"。阴得阳化而为气的过程，叫以阳化阴；阳得阴制而成形的过程，叫以阴恋阳。简单而言，是阳化气，阴成形；再简单来讲，是形与气，或者血与气的关系。

（四）阴阳从容

【《素问·阴阳别论》：阴争于内，阳扰于外，魄汗（阳）未藏，四逆（阴）而起，起则熏肺，使人喘鸣（二加龙骨汤）。阴之所生（日本），和本曰和（阴容阳从），是故刚与刚，阳气破散，阴气乃消亡（壮火食气）。淖则刚柔不和，经气乃绝（水湿泛滥，真武汤）。】

《素问·阴阳别论》和《素问·阴阳类论》讲了一些阴阳从容的问题。比如《素问·阴阳别论》讲："阴争于内，阳扰于外，魄汗未藏，四逆而起，起则熏肺，使人喘鸣。""阴争于内"，指里有寒，寒属阴。"阳扰于外",指外有热,热属阳。"魄汗未藏","魄"指魂魄的"魄",肺藏魄,主皮毛。由于阳扰于外,热迫津泄,所以汗出。由于阴争于内,所以"四逆而起",手脚冰凉。"起则熏肺,使人喘鸣",指阳扰于外,不仅可以出现汗出,还可以导致熏肺而喘鸣。喘鸣常见于支气管哮喘,病人表现为气紧、呼吸短促、喉中水鸡声,它是一个变态反应。如果魄汗未藏,同时病人伴有发热,当用《金匮要略》二加龙骨汤。桂枝加龙骨牡蛎汤方后注"虚羸浮热汗出者,除桂加白薇、附子各三分,故曰二加龙骨汤",为桂枝加龙骨牡蛎汤去桂枝加附子、白薇,用来治疗这种阳虚发热。何为阳虚发热?阳虚,所以阴争于内,四逆而起;发热,所以阳扰于外,魄汗未藏。这种人同时可以伴有喘鸣,多合并支气管哮喘、慢性支气管炎等疾病,就可以用二加龙骨汤。

《素问·阴阳别论》还讲述阴与阳的关系,乃阴容阳从。"阴之所生,和本曰和,是故刚与刚,阳气破散,阴气乃消亡。淖则刚柔不和,经气乃绝"。"阴之所生"曰本,指生命的根本。"和本曰和",天地万物以和为贵,要懂得"和其本"。阴之所生曰本,阳气要和阴,和其根本,才叫和,也就是要"和阴阳",遵循"阴容阳从"之道。

"是故刚与刚,阳气破散,阴气乃消亡",比如阴争于内,阳扰于外,治疗阳虚发热的代表方为二加龙骨汤,阳加于阴谓之汗,所以二加龙骨汤用芍药、甘草养阴,生姜、大枣和营卫(大枣养血和营,生姜养卫),再加附子温阳,方中用附子配芍药甘草汤,即为和阴阳的思路。若是少阴发热,太少两感证反发热,当用麻黄附子细辛汤。而这种虚劳导致的发热,不应该用麻黄附子细辛汤。因为麻黄附子细辛汤治发热无汗,而此证魄汗未藏,表现为有汗,而且,麻黄附子细辛汤急温之;虚劳浮热汗出者,需缓补之。芍药甘草附子汤治疗阳虚,再加姜、枣和营卫,白薇退热,龙骨、牡蛎潜降收敛,即为二加龙骨汤。明明是阳虚,为何还要用芍药养阴敛阳?因为病人有浮热汗出,为虚劳虚阳外越,是阳性症状,这叫刚。阳为刚,复用刚,用麻黄附子细辛汤一发表，可以导致"刚与刚，阳气破散，阴气乃消亡"，从而造成阴阳两虚。所以发热汗出，治以柔法，用芍药甘草汤，阴盛肢凉，治以刚法，加附子，这样才能和阴阳，和本曰和。而麻黄附子细辛汤与二加龙骨汤不同，它治疗的是太少两感急性病，少阴阳虚之人合并太阳外感，反发热者，用麻黄附子细辛汤一发表，寒解而热退。此为虚劳，虚劳就涉及形质损伤，"形为阴，气为阳"，治疗慢性虚劳疾病，阴之所生曰本，和本曰和，需在养阴的基础上温阳，所以二加龙骨汤用芍药配附子。换言之，在六味地黄丸的基础上加桂枝、附子，才是金匮肾气丸法。

下半句"淖则刚柔不和，经气乃绝"，"淖"指水，属阴，指人若阴气太盛，水湿泛滥，也会导致"刚柔不和，经气乃绝"。这种情况可以用真武汤，芍药配附子，亦为真武汤温阳的核心架构。真武汤证表现为"身𥆦动，振振欲擗地"，指哆嗦，站不稳，所以叫作刚柔不和。

总而言之，这段话指出阳虚常见两种表现。第一，阳虚发热。治疗阳虚发热，要和本曰和，阴容阳从，当用二加龙骨汤，而不能够以刚治刚，否则"刚与刚，阳气破散，阴气乃消亡"，最终导致阴阳两虚。第二，阳虚水泛。阳气不足，阴气太盛，水湿泛滥者，可致"刚柔不和，经气乃绝"，当用真武汤，真武汤用芍药配附子，仍然是和本曰和，阴容阳从。两方都是用芍药配附子，阴中求阳，前者是用龙骨、牡蛎、白薇之类的药物退热，后者是用白术、茯苓之类的药物利水。

所以这段话实则在讲阴阳从容之道，讲治病要善于阴中求阳。之所以要阴中求阳，是因为阴之所生曰本，和本才能够叫作和，所以要和阴阳，阴中求阳。无论是阳虚导致的发热（排除太少两感急性病），还是阳虚导致的水湿泛滥，都应该和本曰和，阴中求阳，否则易致"阳气破散，阴气乃消亡"或"刚柔不和，经气乃绝"。阳气亏虚导致的阳浮于外，发热汗出或阴盛于内，水湿泛滥，都可以用芍药配附子，发热者加龙骨、牡蛎、白薇；水湿泛滥者加白术、茯苓。

【《素问·阴阳类论》：孟春始至，黄帝燕坐，临观八极，正八风之气，而问雷公曰：阴阳之类，经脉之道，五中所主，何脏最贵。

雷公对曰：春甲乙青，中主肝，治七十二日，是脉之主时，臣以其脏最贵。

帝曰：却念上下经，阴阳，从容（阳从阴容，阴在内，阳之守也，阳在外，阴之使也。阳生阴长，阳杀阴藏），子所言贵，最其下也（从也）。】

【雷公曰：臣悉尽意，受传经脉，颂得从容之道，以合从容，不知阴阳，不知雌雄。

帝曰：三阳为父（表法天），二阳为卫（阳在里，护阴），一阳为纪（枢，阳从）。三阴为母（脾，后天），二阴为雌（肝，先天），一阴为独使。（太阳表里，阳明护阴，少阳出入）。】

《素问·阴阳类论》则明确指出了具体的阴阳从容之道，提出"颂得从容之道，以合从容"。雷公认为春天肝脏最贵，"臣以其脏最贵"，而黄帝认为肝脏"最其下也"，因为少阳属阳，而且是一阳，它是从，讲究刚，真正贵的应是三阴；它是容，讲究柔，所以要阴容阳从。此处所讲的"贵"，不是在讲贵与贱，而是在讲尊与贵。尊与贵不同，尊者，悬命于天；贵者，人生于地。太阳为君，为父，最为尊；三阴为母，最为贵，生命直接的能量来源是太阴。详细了解这部分知识，需要参考《吴述伤寒杂病论研究》所讲认识生命的内容。悬命于天，那是三阳，是最尊的太阳，强调"阳气者，若天与日，失其所折寿而不彰"，指的是扶阳派讲的阳主阴从；而此处在讲人生于地，指的是扶阳派讲的阴容阳从，治病当阴中求阳。一者讲尊，一者讲贵；一者讲急则温之，一者讲缓则补之。

三、学术争议

（一）水火立极

扶阳派在学术上存在重大分歧，其中的问题和分歧值得我们思考。首先，以阴阳（水火）立极，将人体的病理改变高度概括为阴阳，有何弊端？单刀直入、大道至简是好事，但能做到大道至简的人，他必须具有丰富的知识储备，博览群书后又能抽丝剥茧，最终才能将其内化为自己的知识体系。其次，把人体病理高度概括为阴阳，无法与人体复杂的生理功能相适应。阴阳化生五行，五行运化六气，人的生理功能既有阴阳又有五行（五脏），阴阳只是最初的原动力，阴阳化生五行，有了形质，形质化生六气，从而产生气化。人体以五脏为机器，以经络为通道，以气、血、精、津、液为原料运化六气，这才是气化的整个过程，若把此过程简单概括为阴阳是有缺陷的。高度概括既是扶阳派的优点，也是扶阳派的缺点。有的人学了扶阳学说之后，认为很有道理，于是认为仅懂扶阳一家就够了，实际上有失偏颇。

（二）医易不分

　　由于历史的原因，人们常用易学解释医学。后来，中医逐步从道家和易学中剥离出来，形成了一门完整的学科。中医以理、法、方、药为特色，而易学包含了理、气、象、数4个重要的分支，它的理、法、方、药仅仅来自于易学的理的范畴，气、象、数涉及得很少，并且在逐步剥离出来。用易学去解释医学反而容易回到理、气、象、数的范畴，比如刘止塘的学问就涉及宗教等诸多秘密传承的内容，当代科学又无法完全解释，这其实不利于医学的发展，有些问题需要大家思考。

（三）独重少阴

　　所谓阳虚，不仅仅指少阴阳虚，三阴都有阳虚。比如一个病人一吃西瓜就腹泻，只能喝热水不能喝冷水，胃里怕凉，为太阴阳虚，要用理中丸；理中丸吃了不见效，再一摸手冰凉，为四逆，那是附子理中丸证；用了附子理中丸还不见效，再摸脉，脉弦而无力，那是厥阴病，当用丁附理中丸。所以扶阳常常不见效，有一部分原因是明明为厥阴阳虚，却被辨成少阴阳虚。笔者20多岁时在成都中医药大学，有个病人来看病，表现为典型的阳虚，曾找了许多人扶阳治疗均不见效，因为他是厥阴阳虚，前面的医生都认为是少阴阳虚而用附子，笔者给他重用吴茱萸、川椒这些药，很快就见效。这位病人是来治阳痿的，他有精索静脉的曲张，这是中医"疝气"的范畴，为厥阴肝经有寒，所以当用吴茱萸、川椒、乌药暖肝散寒，效果非常明显，而之前用几百克的附子皆无效。所以何为阳虚，如何治疗阳虚？这两个问题需要大家深入思考。许多人把扶阳派理解为用附子，忽视了干姜、花椒等，分不清太阴阳虚、少阴阳虚还是厥阴阳虚，当你完全以水火立极的时候，往往就会忽视三阴的区别。

（四）难以收工

临床有这种情况，某种疑难病在治疗时，每剂药都有附子，一开始很有效，但是吃了3年药依然无法治愈，出现了不能收工的问题。这时扶阳之所以不能收工，是因为只知急温之，不知缓补之，我们需要把温与补、扶阳与温补区分看待。当然，扶阳的时候，如果加滋腻的药见效会减慢，比如四逆汤加地黄见效就慢了，所以扶阳强调单刀直入，可是单刀直入十去其七，往往剩下的问题就无法彻底解决，这时该用肾气丸而不是四逆汤。比如有一个学员的例子非常典型，他患荨麻疹用麻黄附子细辛汤，吃药后大部分皮疹就消退下去了，但还剩零星一点再也消不了，后来在麻附剂的基础上加地黄、何首乌，荨麻疹很快就都消退了。加何首乌能补血，治风先治血，他既然是个虚证，血分用药就以补血为主，没用活血之药。如果怕他吃了以后少阴转出少阳，出现咽喉疼痛等上火之症，处方还可以加黄芩，黄芩是一个免疫抑制剂，能抗过敏。

所以在温之后，需要补，不能一直单纯扶阳，而需要学温补学派的张景岳，否则疾病容易治至七八成后，难以收工。其实，郑钦安和张景岳的学术思想都来自《伤寒论》，郑钦安学的是《伤寒论》的温，取法于四逆汤。张景岳学的是《伤寒论》的补，他在肾气丸的基础上创制出左归丸、右归丸。

（五）排病反应

服用扶阳药会出现一些所谓的排病反应。比如治疗类风湿关节炎，用乌头、附子反而越吃越重，本来一边关节痛，吃了后另一边关节也痛，这是所谓的追风，其实用伏邪理论能够很好地解释用了扶阳药以后出现的排病反应。《黄帝内经》云："冬伤于寒，春必病温。""冬不藏精，春必病温。"寒与温之间的复杂关系在伏邪中展现得淋漓尽致，学完伏邪再看类风湿的排病反应，就能明白其中的道理。

（六）龙火升腾

还有很多人明明阳虚，吃了附子以后上火，导致口舌生疮。这种情况扶阳派喜欢用潜阳丹，认为是阳虚阳浮，用附子加龟板、牡蛎等潜阳，部分有些效果，还有很多人无效，因为病人其实有伏邪，肝胆不好，易龙火升腾。本来要温雷火、温肾阳，但却导致肝阳上亢，比如有个学员认为自己阳虚而用附子，结果吃了一段时间后，得了无菌性乳腺炎，这是用附子后出现龙火奔腾的表现，非龟板、鳖甲、牡蛎等药所能解决，其中的内容将在本书第十六章从龙概论中详述。

（七）乌头碱中毒

常见的乌头碱中毒，每年都发生很多起，尤其在扶阳兴起以后。导致乌头碱中毒的原因有很多：第一，炮制。生乌头（附子）的毒性大大强于制乌头（附子）。第二，配伍。扶阳派的用药核心体现在配伍，有很多配伍方法来监制附子或乌头的毒副反应，这些配伍是减轻扶阳毒副反应的秘密。同样剂量的乌头、附子，有人用了无不良反应，普通人开出去，就有不良反应，诀窍即在配伍。第三，剂量。6克附子和600克附子自然毒副反应有很大差距。第四，煎服。煎服法也很特殊，有加蜜煎、加开水不能加凉水、煎够3小时等，具体的煎服法与所用剂量和乌头（附子）的生与熟有关。第五，体质。非阳虚的体质用扶阳药容易出现严重不良反应。不阴虚的人用了养阴药至多表现为不欲饮食，消化不良，腹部饱胀，而不阳虚的人用了扶阳药，不良反应较大，甚至会出现严重的毒副反应。以上这些原因都会导致大家质疑扶阳，而扶阳的使用方法、配伍秘密多是口传心授，这些知识散落在书上各处，非常隐晦。

第二章　温阳诊断

一、阳虚诊断

（一）瞳孔（命门）

当病人走进诊室，看他的第一眼，就可以判断他是否阳虚，阳虚的病人瞳孔缩小，目光无神。

中医有一个命门学说，《黄帝内经》最早记载了命门："命门者，目也。"所以命门的其中一种说法即是指眼睛、瞳孔。《难经》曰："左肾为肾，右肾为命门。"到了后世，温补学派干脆就说："肾间动气，命门相火，两肾之间。"虽有各种分歧，但笔者认为命门既是瞳孔又是肾，或者说是肾间动气。早上太阳升起来了，鸟在叫了，花也开了，万物开始生机盎然。人的眼睛睁开了，起床后开始一天的活动，这个过程的生理机制为人的瞳孔（命门）打开，肾里面的阳气上升于心，又从心出于瞳孔，周行全身，成为卫气，"阳气者，卫外而为固也"；到晚上，太阳偏西落下，阳气从周身收回到瞳孔，由瞳孔入心，再由心潜沉下去，入肾，叫水火既济、心肾交泰，人就睡觉了。第二天，周而复始。所以肾间动气是命门，瞳孔也是命门，它们之间是出入的关系。

现代医学认为，瞳孔的大小受交感神经和副交感神经的支配，当肾上腺素或儿茶酚胺分泌增加时，交感神经兴奋，瞳孔扩大，所以阳气很旺的人，瞳孔扩大，进光增多，目光炯炯有神。"少阴之为病，脉微细，但欲寐也"，而阳气不足的人，副交感神经兴奋，瞳孔缩小，进光减少，双目无神，给人感觉很萎靡。所以望诊通过望瞳孔的大小，可以看到阳气的盛衰。这是"命门者，目也"的望诊临床应用，瞳孔散发出来的阳气与肾间动气、肾阳的盛衰相一致。现代医学认为肾阳虚、命门火衰之人，表现为皮质激素、肾上腺素、性激素分泌减少，出现腰酸、阳痿、萎靡等症；而肾上腺素分泌减少反应在目，即为瞳孔缩小、目光无神。所以从《黄帝内经》到后世的温补学派，虽然命门所指的含义不同，其实并不矛盾，名异实同，中医的学术思想是一脉贯承的。

（二）面色

阳虚之人往往面色青灰或青紫。"少阴之为病，脉微细，但欲寐"，《金匮要略》讲虚劳又补充了沉迟脉，所以少阴病常表现为微细、沉迟脉。微指脉搏跳动无力，迟指脉搏跳动减慢，阳虚之人血液处于低动力循环，血液回心的速度减慢，导致局部静脉血量增加，去氧血红蛋白增加，所以面部血液供应不佳，从而表现出青灰色。相反，如果血液处于高动力循环，比如高血压的病人往往面色红润，精神紧张，出现阳气出外、肝阳上亢之象。所以了解表象背后的机制更有利于诊断，在中医理论基础扎实的情况下，与西医知识融汇互参，在诊断上更容易单刀直入，抓住重点。

（三）舌诊

舌质的颜色由舌下毛细血管网的颜色所决定，阳虚之人，由于血液处于低动力循环，血液供应少，所以常表现为淡白舌。另外，血中液体增多将血液浓度稀释，表现为水湿停留者，或者舌的组织水肿，表现为舌体胖大者，都会导致舌质颜色变淡。

但要注意，不要一看到舌质淡白就认为一定是阳虚，血虚也可以出现舌质色淡。如果一个病人舌淡脉芤，首先要考虑其是否有贫血。另外，气虚也会出现舌质淡。不仅阳虚，气虚推动无力，也会造成血液处于低动力循环，从而表现为淡白舌。

（四）局部观察

不仅舌象，阳虚之人身体局部其他部位，如胃黏膜、咽喉部等往往都颜色偏淡。临床观察慢性咽喉炎病人的咽喉部，如果虽有充血，但整体颜色较淡，说明有阳虚，需要加桂枝改善局部循环，代表方如半夏散及汤。而当肉眼无法直接看到体内局部时，还可借助胃镜等手段辅助观察，用于诊断。所以中医借助先进的手段，以便做出更加准确的判断未尝不可，只有故弄玄虚的"中医"才会排斥这些方法。

（五）脉诊

阳虚之人，常表现为沉、迟、微、细之脉。脉沉是由于体内肾上腺素水平低下所致。感冒之后脉浮，是由于肾上腺素分泌增加，肾上腺素促使脉搏表浅，从而利于出汗带走体温。如果外感后，反脉沉者，当用麻黄附子甘草汤治疗，方中的麻黄有拟肾上腺素样作用，附子也能内源性促进肾上腺素分泌。

肾上腺素还可以提高心率，所以阳虚之人脉迟，其提高心率的作用可用来治疗缓慢性心率，所以抢救时常会用到它。脉微指脉搏无力，而脉细未必是阴虚，阳虚有寒，寒性收引时，也会表现为细脉。

（六）形体特征

阳虚之人形体虚浮，给人感觉轮廓不清晰，尤其是一些虚胖的女性，身上的肉像是堆在那儿，毫无线条与轮廓。这种虚浮与丰满不一样，如果去看敦煌莫高窟、龙门石窟中的唐代塑像，我们会发现它们塑造的人物形体丰满，轮廓清晰，线条感很强。而宋代仿唐的塑像就塑造得不很清晰，人物身上的肉堆在那儿，毫无张力。

当然，还要注意虚浮不一定全是阳虚，气虚水停也可导致虚浮。水湿停聚之人，若体现在舌象上，常常表现为舌胖大、边有齿痕。因为正常情况下，人的牙齿与牙槽是相匹配的，舌长胖后与牙槽相互挤压，就会形成齿痕。而人的牙齿与双侧脸颊也是匹配的，若双颊肿大，与牙齿相互挤压，就会形成颊痕，所以齿痕、颊痕都能用来判断体内是否有水湿内停。从现代医学的角度看，形体虚浮相当于组织水肿，由于脾主运化水湿，肾主蒸腾水液，所以脾气虚、肾阳虚都会导致虚浮，不可一见虚浮就断定是肾阳虚。

（七）四逆

阳虚之人多手脚冰凉，所以临证可首先通过摸手来判断阳虚与否，所谓"手心为桂手背附"。如果怕手指温度易受环境影响，导致判断失误，还可以摸手腕部尺侧的皮肤是否冰凉。如果摸手腕也判断不准，甚至还可以摸脚趾，脚趾处体温最低。有些阳虚的病人双脚冰凉，用热水泡脚后，一会儿又凉了，或者有些人睡到半夜，脚都暖不起来。手凉、腕部尺侧凉、脚趾凉，这些都是阳虚的表现。当然，还要注意不能一见到四逆就断定是少阴病，也可能是进一步深入的厥阴阳虚或者少阳阳气郁闭导致的四逆。

（八）畏寒

畏寒也是阳虚的常见诊断指征。但不光阳虚会畏寒，气虚也会畏寒，比如后背至阳穴处畏寒属于太阴病，夹饮者，当用白术健脾燥湿，如苓桂术甘汤治"背寒如掌大"；不夹饮者，当用人参温补太阴，如白虎加人参汤、附子汤都用人参治疗"其背恶寒"。

（九）甲印

甲印是指指甲部白色半月状弧形部，是甲根的新生部分，俗称"火焰山"。若甲印范围缩小或者个数少，也是阳虚的表现。反之，如果10个手指都有甲印且位置偏高，说明体质偏热。

这些方法都有助于阳虚的诊断（彩图2）。

二、温阳抓独

（一）辨寒热

无热恶寒发于阴，发热恶寒发于阳。

太阳恶寒并发热，少阳寒热来复往。

阳明但热不见寒，背寒即合太阴脏。

太阴手足自温之，少阴厥阴四逆始。

若有少阳阳气闭，疏肝泻火皆可治。

"抓独法"是本门重要的学术特征之一，属于诊断学的范畴。在温阳领域里，如何通过抓独来快速诊断疾病？

首先，辨寒热。《黄帝内经》曰："审其阴阳，以别柔刚。"治病当先别阴阳，而阴阳反映在人体最易区分的便是寒热。众所周知，寒热之证有虚寒、实寒与虚热、实热之分，但是无论虚证、实证，总而言之，寒属阴，热属阳。"无热恶寒发于阴，发热恶寒发于阳。"这句话指恶寒不伴发热者，病发于三阴，伴发热者，病发于三阳。"太阳恶寒并发热，少阳寒热来复往。阳明但热不见寒"这是三阳的寒热表现，太阳发热恶寒，少阳寒热往来，阳明但热不寒。有人说阳明可以有恶寒，那是因为阳明初期体温还没有升高，一段时间后，体温一升高，恶寒必自罢。

"背寒即合太阴脏"，如果背部恶寒就合太阴病，要用人参去温补，或用白术健脾燥湿。苓桂术甘汤证伴"背寒如巴掌大"，因为有水饮，所以用的是白术。其他不伴水饮之证如白虎加人参汤证、附子汤证等都是用人参去治"其背恶寒"，所以平脉法将人参定位在背部的至阳穴。

"太阴手足自温之，少阴厥阴四逆始。若有少阳阳气闭，疏肝泻火皆可治。"这两句主要在辨三阴的寒热，并告诉我们注意区分三阴阳虚和少阳阳郁导致的四逆。三阴之中，太阴病手足自温，少阴、厥阴才会手足逆冷。三阴是一个递进关系，当病人腹部畏寒，不喜饮冷，喜饮热水、穿肚兜，那是太阴的理中丸证；如果在此基础上四肢不温，为少阴的附子理中丸证；如果用附子理中丸不效，还兼脉弦而无力或脉微欲绝，再加丁香，为厥阴的丁附理中丸证。而少阳阳气郁闭导致的手足不温，是一个实证，需用四逆散，若夹湿，可以用龙胆泻肝汤，即所谓"疏肝泻火皆可治"。

（二）辨脉

太阳脉浮少阳弦，阳明在经脉大现。

沉而有力是腑实，无力而沉附子见。

太阴浮大缓无力，少阴沉迟并微细。

微细欲绝是厥阴，弦而无力即肝虚。

"太阳脉浮少阳弦，阳明在经脉大现。沉而有力是腑实，无力而沉附子见。"这两句辨三阳之脉，太阳脉浮、少阳脉弦、阳明脉大。阳明经证多表现为大脉，而阳明腑实证多表现为沉而有力之脉，这需与附子证对应的沉而无力之脉相区别，前者是实证，后者是虚证。生理性脉沉，是由于冬天天寒地冻，阳气潜藏，人体内肾上腺素分泌减少，从而表现为脉沉，这样的生理改变能防止体温的散失。如果脉浮，脉搏更接近于体表，血液的温度高于气温，就容易散失热量，不利于维持体温。而附子证为病理性的脉沉，是由于本身阳虚之人体内肾上腺素水平低下，心脏收缩力减退，脉搏也减慢，故而表现为脉沉、微、迟。

"太阴浮大缓无力，少阴沉迟并微细。"这是在鉴别太阴和少阴之脉，太阴虚寒表现为浮脉，而少阴则为沉脉；太阴多大脉，而少阴多细脉；两者共同的特点是脉都无力，太阴脉表现为缓而无力，而少阴脉为迟而微，两者意义相似，只是三阴是递进关系，迟比缓更慢，微脉无力的程度更甚。"微细欲绝是厥阴，弦而无力即肝虚。"厥阴是在少阴的基础上寒象进一步加深，可表现为微细欲绝之脉，指下模糊不清，甚至无脉，常见于休克的病人，还可表现为弦而无力之脉。所以三阴之脉都无力，要注意区分，太阴是浮大而无力，少阴是沉迟而无力，厥阴是弦而无力。

（三）桂附证

劳宫汗出为桂枝，反此阳明腑气实。

手心为桂手背附，表里浮沉虚实知。

温阳有两个证，一个是"桂枝证"，一个是"附子证"，两者需要区别。"劳宫汗出为桂枝，反此阳明腑气实。""劳宫"顾名思义，劳为虚劳，宫为地方，合起来指虚劳的地方，即手心劳宫穴。若手心发热出汗为虚劳，是桂枝证；而手心发热无汗为阴虚，是地黄证。如果劳宫汗出不是桂枝证，即为手足濈濈然汗出的阳明腑实证。前者属虚，后者属实。

"手心为桂手背附"，指手心出汗为桂枝证，手背发凉为附子证。"表里浮沉虚实知"，桂枝为表，附子为里；桂枝脉浮，腑实脉沉；桂枝证为虚，腑实证为实。但这只是一般的原则，临床治病救人还需灵活应用，不可死记硬背。例如门诊时，曾遇到一个病人，手心汗出，手背凉，手心汗出用桂枝汤，手背凉用附子，所以开的是桂枝加附子汤。后来又来一个病人，也是手心汗出，手背凉，大部分人会想当然地以为还应该开桂枝加附子汤，其实该用温经汤，因为她求治的是卵巢癌，表现为口唇脱皮，那是温经汤的独证，她是一个厥阴病，所以手背凉。手背凉说明病除了在少阴，还可能在厥阴，若在厥阴，不用附子，应用吴茱萸，吴茱萸配桂枝即为温经汤。

（四）辨别症状

> 自利不渴属太阴，渴是少阴不化津。
> 厥阴消渴兼久利，龙雷火升夜半饮。
> 腹满而吐是太阴，欲吐不吐少阴经。
> 吐而冲逆属厥阴，痛烦胸满吐涎清。

第一，辨渴。"自利不渴属太阴"，此为干姜的独证。因为干姜能抑制腺体的分泌，所以干姜证一定表现为自利不渴，它抑制消化腺的分泌促进吸收，就能治疗自利；抑制口腔腺体的分泌，就能治疗口吐涎沫，所以理中丸能治大便稀、喜唾不了了。"渴是少阴不化津"，少阴肾失蒸腾气化，津液不上承会导致口渴，这种口渴得用附子温阳。"厥阴消渴兼久利"，厥阴病表现为口干渴、怕吃冷食、腹泻或经常便溏。"龙雷火升夜半饮"，尤其是后半夜口干饮水者，当是厥阴病。这种病人后半夜不喝水会渴醒、睡不着，所以在病房里查房时，若看到病人床头有一杯水，就要怀疑这个人可能是厥阴病，后半夜起来要喝水。

第二，辨吐。"腹满而吐是太阴"，腹胀满、易吐多是太阴消化不良。"欲吐不吐少阴经"，如果从太阴去治恶心不见效，就要考虑它可能是一个少阴病。"吐而冲逆属厥阴"，厥阴的特点为厥热胜复、冲逆和寒热错杂；"痛烦胸满吐涎清"，其呕吐常伴头痛、吐清口水、心烦、胸满等气机上逆之症。

可见通过辨吐和渴，可以区别三阴阳虚，从而明白如何去温阳。

（五）少阴本证

> 少阴阳微与阴细，咽痛干呕但欲寐。
> 附子但向腰间求，人参还是背中虚。
> 浮缓即是桂枝证，沉迟附子温阳气。

三阴之中，以少阴为枢，所以在扶阳理论中，少阴扶阳是重中之重。抓独法有助于抓出少阴的本证。

少阴的特点是"少阴阳微与阴细"，"阳微"指少阴阳虚之人脉微，因为阳虚之后肾上腺素分泌减少（肾上腺素是强心药），心脏收缩力减退，脉搏就没有力气，所以叫阳微。"阴细"指少阴阴虚之人脉细，所以肾气丸的处方结构是在六味地黄丸的基础上加桂枝、附子。少阴病的人，若兼脉细，多是阴阳两虚，如果单纯用温阳的药容易上火，所以要用肾气丸或济生肾气丸这类的处方。"咽痛干呕但欲寐"，少阴病常表现为"咽痛"，即少阴咽痛证；"干呕"，少阴的呕吐表现为欲吐不吐；"但欲寐"，指老想睡觉，没有精神，困顿得眼睛都睁不开。

"附子但向腰间求，人参还是背中虚。"腰痛、腰怕凉的用附子，背怕凉的用人参。"浮缓即是桂枝证，沉迟附子温阳气。"浮而缓的脉用桂枝，沉而迟的脉用附子，缓脉和迟脉都指脉搏跳动缓慢，只是迟脉程度重于缓脉而已。

（六）太少两感

> 表脉反沉麻附甘，阳气虚弱多两感。
>
> 反热即向细辛求，但寒不热病缠绵。

太少两感证需要温阳，"表脉反沉麻附甘，阳气虚弱多两感。""少阴病，始得之，反发热，脉沉者，麻黄细辛附子汤主之。"外感有表证，脉应该浮，因为病毒感染后肾上腺素分泌增加，导致脉搏变浮，但病人脉反沉，说明这个人肾上腺素水平低，伴少阴阳虚，所以用麻黄解表的同时，用附子温阳助麻黄出表，即为麻黄附子甘草汤。阳虚之人常带三分表证，所以这种人常常发生太少两感证。

"反热即向细辛求"，麻附甘证由于阳虚脉沉，本应不容易发热，现在出现发热，所以叫"反热"，当用细辛解热镇痛，即为麻黄附子细辛汤。"但寒不热病缠绵"，冬伤于寒后，若发热，说明正邪相争；若不发热，说明正邪不争，容易形成伏邪，以致病缠绵，迁延不愈。所以一年四季都不感冒或感冒以后不发热的人，反而容易得大病。

外感后若脉不沉而浮，将麻黄附子甘草汤去附子换成桂枝，即为麻黄汤。由于阳虚之人，机体正邪相争不足，常常没有咳嗽或只有轻微咳嗽，所以麻黄附子甘草汤没有用杏仁，若有咳嗽，也可以加上杏仁，它只是一个加减用药。

（七）厥阴本证

> 阳不入阴是少阴，早醒渴痒入厥阴。
>
> 错杂冲逆与胜复，宁失其方勿失经。

最后讲厥阴本证，"阳不入阴是少阴，早醒渴痒入厥阴。""阳不入阴"指入睡困难，多是少阴病，而早醒的多是厥阴病，还有后半夜醒来渴而饮水或浑身瘙痒者，都属于厥阴病。这些表现多见于厥阴当令的老年人，比如老年人多早醒，人越老睡眠时间越短，年轻人睡到10点起不了床，到了青壮年睡到8点，进入60岁睡到6点，再往后半夜3点就起床了。少阴是阳不入阴，所以入睡困难，而厥阴是阴不恋阳，所以早醒，最终阴阳离决；老年人还易出现老年性瘙痒，把自己挠得血淋淋的；还有的老年人床头放一杯水才能睡觉，因为他后半夜会渴醒而喝水。

"错杂冲逆与胜复"，厥阴的病机特点为寒热错杂、气机上逆、厥热胜复，在温阳时要考虑到这些特点。"宁失其方勿失经"，治病当准确把握大方向，若一个太阴病当少阴病治，少阴病当厥阴病治，厥阴病当太阴病治，这会"失经"，不仅疗效不佳，往往还有副作用；若只是失方，大方向对了，多少有点效果。

三、阴证大略

研究扶阳首先就要识别阴证。病有阴证、阳证之分，识别阴证之后，才知需要扶阳。所以如何去判断阴证，是扶阳诊断的一个关键要点。判断阴证的方法有很多，在《伤寒论》中集中讲了五条。

（一）病发于阳、病发于阴

【《重订伤寒杂病论·大字诵读版》第1条：病有发热恶寒者，发于阳也；无热恶寒者，发于阴也。】

这一条讲病发于阳，病发于阴，恶寒伴有发热的是阳证，而恶寒不伴发热的是阴证。这其中还有3个细节需要说明。

第一，"病有发热恶寒者，发于阳也"，此处的"发"指病人已经明显出现了临床症状。比如新感后，发生太阳伤寒或中风，且已经出现了相关症状。当然，伏邪外发，也表现为"发"。这里张仲景用"发于阳也"，这个词值得去研究。

第二，"发于阳也"，此处的阳指的是三阳；"发于阴也"，此处的阴指的是三阴。这和所谓的阴证还不完全相同，因为三阳、三阴都有阳证、阴证之分，即三阳、三阴都有寒证、热证之分，只不过三阴之中，太阴只有阴证，少阳只有阳证，因为标本法讲少阳无寒证、太阴无热证。但总的来讲，三阳都有阴证、阳证，三阳以阳证居多，三阴以阴证居多，所以三阴之证与三阳、三阴中的阴证、寒证需要区分。

第三，"病有发热恶寒者，发于阳也"，这句话是否可以理解为发于阳者，为阳证，一定伴有发热？况且后面还讲"无热恶寒者，发于阴也"，不伴发热，只有恶寒的是阴证。《伤寒论》中有一些条文能解释此疑惑，比如"太阳之为病，脉浮，头项强痛而恶寒"，太阳病的脉证提纲没有提发热，只有恶寒。

而太阳在经之中风证明确提出伴有发热，"太阳病，发热，汗出，恶风，脉缓者，名为中风"，表现为发热之后汗出，发热是导致汗出的常见原因之一。所以外感之后，表现为太阳中风的桂枝汤证伴有发热。

但是太阳伤寒的麻黄汤证不同，"太阳病，或已发热，或未发热，必恶寒，体痛，呕逆，脉阴阳俱紧者，名为伤寒。"可见伤寒与中风不同，伤寒是"或已发热，或未发热"。这是因为病人受了寒凉，出现寒战，体温中枢上调，接着产热增加，开始发热，最后出汗。人体着凉感冒后，初起一般不发热，只在那里哆嗦，一会儿才发热。所谓"或已发热"指体温已经升高；"或未发热"指体温还没有升高，但是只要表邪未解，随后一定会发热。所以太阳伤寒，初起可以没有发热，只有恶寒。

太阳在经还有一个温病，"太阳病，发热而渴，不恶寒者，为温病。"温病完全是一个热证。所以太阳在经分伤寒、中风、温病三证，中风、温病都有发热，而太阳病的脉证提纲没提发热，是因为伤寒初起没有发热，只有恶寒，表现为"或已发热，或未发热"，但即便未发热，随后一定会发热。所以不是无热恶寒就一定发于阴，麻黄汤证受了寒邪，为阴邪致病，但从病位来讲，它还是发于阳，病在太阳。所以我们要深入理解"病有发热恶寒者，发于阳也"。

阳明病一般认为表现为但热不寒，但它也有不发热的阶段。"问曰：病有得之一日，不发热而恶寒者，何也？答曰：虽得之一日，恶寒将自罢，即汗出而恶热也。"阳明病初发时，可以只恶寒不发热，但它不是无热，初起只恶寒，恶寒之后产热增加，随后也会出现发热，表现为汗出恶热。"问曰：恶寒何故自罢？答曰：阳明居中，主土也。万物所归，无所复传，始虽恶寒，二日即止，此为阳明病也。"阳明主阖，是阳证、热证，初期表现为只恶寒不发热，这时不能误诊为阴证，因为随后必将汗出恶热，恶寒自罢，仍然是个阳证。

所以，阳明病和太阳伤寒处于发热前期，即体温上升之前，都可以只恶寒，不发热。但两者有所区别：一是阳明脉大，伤寒脉紧；二是阳明病随着发热，恶寒将自罢，恶寒会自然消失，而伤寒要发表后，恶寒才能消失，这是两者的区别。

后半句讲"无热恶寒者，发于阴也"，是指如果一个人怕冷，且不发热，说明是个阴证。但是是否发热恶寒就一定发于阳、不可能发于阴呢？也不见得。

"夫失精家，少腹弦急，阴头寒，目眩发落，脉极虚芤迟，为清谷，亡血，失精，脉得诸芤动微紧，男子失精，女子梦交，桂枝加龙骨牡蛎汤主之。虚羸浮热汗出者，除桂加白薇、附子各三分，故曰二加龙骨汤。"这条讲的是阳虚发热，阳虚之人也可以出现恶寒发热，所以不仅无热恶寒发于阴，恶寒发热也可以发于阴。

总而言之，"发热恶寒者，发于阳也；无热恶寒者，发于阴也"，这一条只是在讲一般的普遍规律，用来辨别三阴与三阳。比如太阳伤寒和阳明在经，病发于阳，初起都不发热；二加龙骨汤证，病发于阴，却表现为阳虚发热。而当疾病已经处于"发"的状态，疾病外发时，它的表现往往更符合"发热恶寒者，发于阳也；无热恶寒者，发于阴也"的大原则，所以此处的"发"字也值得深思。

（二）寒热真假

【《重订伤寒杂病论·大字诵读版》第2条：病患身大热，反欲得衣者，热在皮肤，寒在骨髓也；身大寒，反不欲近衣者，寒在皮肤，

热在骨髓也。】

第一条讲病发于阴与病发于阳，第二条讲寒热真假。"病人身大热，反欲得衣者"，他是个热证，但是还想穿衣服，说明本质有寒，这半条讲的是真寒假热。后半条讲的是真热假寒，"身大寒，反不欲近衣者"，摸着病人手脚冰凉，反而不愿意穿衣服，比如感染性休克的病人发着高烧，不愿穿衣服，但触摸他的身体却发凉，这其实是个热证。"伤寒脉滑而厥者，里有热，白虎汤主之。"病人手脚冰凉，是一个厥证，但是却表现为一个滑脉，其实里有热，白虎汤就能治疗这种感染性休克。这一条主要用于辨别寒热真假。

（三）阴伏

【《重订伤寒杂病论·大字诵读版》第636条：病者如热状，烦满，口干燥而渴，其脉反无热，此为阴伏，是瘀血也，当下之。】

第一条判断病发于阴、病发于阳，第二条判断病的寒热真假，第三条讲阴伏。"病者如热状，烦满，口干燥而渴"，指病人的症状像一个热证，自觉发热、烦满、口干燥而渴。发热的病人，体温增加，肾上腺素分泌增加，交感神经兴奋，病人就会烦躁，交感神经抑制胃肠道的蠕动，就容易出现腹胀满。所以发热的病人经常心烦、腹胀满，即所谓烦满，加上口干燥而渴，这都像是一个阳证。但是，"其脉反无热"，原则上发热之人，体温增加1℃，脉搏增加10次/分，但他脉搏不数，可见这种自觉发热，体温并不增加，所以"其脉反无热"。"此为阴伏，是瘀血也，当下之"，这常见于瘀血所致的灯笼热，体温并不升高，当用下瘀血汤下之。而抵当汤治疗的瘀血发热，表现为发热、脉数、喜饥，体温是增加的。所以瘀血发热分体温增加与体温不增加两种情况。

这条讲"此为阴伏"，详细了解其内涵，需要结合伏邪内容，伏邪分伏阴和伏阳，这条讲的是伏阴，阴邪伏于血分。这一条的内容还需与活血化瘀课程相结合，活血化瘀课程讲瘀血的两种发热，第一种是自觉发热，体温不增高，脉搏也不增快，即此条所讲"此为阴伏"，当用下瘀血汤，后世治疗这种阴伏的人，喜用王清任的血府逐瘀汤。第二种除自觉发热外，体温增高，脉搏也增快，同时伴有喜饥、大便不通，为阳明蓄血证，当用抵当汤。阳明在经喜饥，阳明在腑不喜饥，所以若此处的大便不通是阳明腑实证，不应该喜饥，因为阳明在腑，闭满燥实坚，食欲会减退，而瘀血所致的大便不通，一般不影响饮食。

（四）阴阳毒

【《重订伤寒杂病论·大字诵读版》第667条：阳毒之为病，面赤斑斑如锦纹，咽喉痛，唾脓血，五日可治，七日不可治，升麻鳖甲汤主之。

《重订伤寒杂病论·大字诵读版》第668条：阴毒之为病，面目青，身痛如被杖，咽喉痛，五日可治，七日不可治，升麻鳖甲汤去雄黄蜀椒主之。】

阳毒是个阳证，阴毒是个阴证，不过两者都是伏邪外发。伏邪外发，阳证的特点是面赤斑斑如锦文，而阴证的特点是面目青。一个"面目青"，万般阴证不离此语。学扶阳，识阴证，首先就要学会看面目青。一个病人面目青，走入诊室一坐下，就该知道他是个阴证，需要考虑是否要扶阳。而且阴证常常伴有疼痛，身痛如被杖，因寒性收引，易引起疼痛。阴证还易伴有咽喉痛，麻黄附子细辛汤就能治疗阴证的咽喉痛。但是阴证的咽喉痛不唾脓血，它只是咽部淋巴环的活化，出现咽喉疼痛不适，如果伴唾脓血，是扁桃体化脓了，扁桃体化脓性感染是个阳证，不是阴证。

（五）阳微阴弦

【《重订伤寒杂病论·大字诵读版》第572条：师曰：夫脉当取太过不及，阳微阴弦，即胸痹而痛，所以然者，责其极虚也。今阳虚知在上焦，所以胸痹、心痛者，以其阴弦故也。】

阳微阴弦讲的是阴证的基本病机，讲阴证是如何发生的。第三条讲阴伏，指瘀血伏于阴分，表现为一个阴证。而这一条讲痰饮，卫气营血之血分，病位属阴，痰饮是阴邪，也属阴，所以阴证常伴瘀血、痰凝。

"脉当取太过不及"，太过与不及指有余与不足。"阳微阴弦"是在讲《伤寒论》的阴阳脉法，阳微指寸脉微，阴弦指关脉弦。阳指的是寸脉，寸脉不足、寸脉微，所以叫阳微，"阳虚知在上焦"，所以寸脉微表现为上焦膈肌以上阳虚，这条主要指心阳虚。"所以胸痹、心痛者，以其阴弦故也"，寒性收引导致脉弦，寒痰凝结，痹阻心脉，所以出现胸痹、心痛，这也是阴证的一个常见表现，当用瓜蒌薤白半夏汤之类。

"所以然者，责其极虚也"，指胸痹的病因是虚，阳虚才生寒痰。夫脉当取太过不及，阳微指不及，阴弦指太过，张仲景之所以不说胸痹的病机是阴弦，而偏偏说是阳微，是因为阳虚为本，阴弦为标。阳虚导致寒痰凝结，"病痰饮者，当以温药和之"，"痰属阴邪，非温不化"，这是张仲景的思想特色。

从这一条文中，可以概括出阴证的一个基本病机是阳微阴弦。阳微，指阳气虚弱，自身不足；阴弦，指阴邪凝聚，寒、痰、瘀、毒，阴邪凝聚，万般阴证不出此因。

（六）总结

上述前四条都在讲阴证的诊断，第一条："病有发热恶寒者，发于阳也；无热恶寒者，发于阴也。"这条讲识别阳证与阴证的一个大原则。病人表现为恶寒，这是一个寒证，如果是发热恶寒，为发于阳，三阳之病；无热恶寒，为发于阴，才是三阴的阴证。当然，关于"发热恶寒者，发于阳也"，要注意太阳伤寒的麻黄汤证与阳明在经的白虎汤证，初起可以表现为不发热，只恶寒，但随着病情的进展，一定会发热，所以实则仍是发于阳，不能说发于阴。关于"无热恶寒者，发于阴也"，要注意阳虚发热的二加龙骨汤证，既恶寒又发热，仍是发于阴，不能说发于阳。所以第一条只是讲大的原则，需要灵活看待。

所谓病发于阴、病发于阳，指病人来看病时，病已经发出来了，已有典型的临床症状，这时更容易辨别他是阴证还是阳证。而有时疾病尚未发作，无明显症状，如"少阴病，得之二三日，麻黄附子甘草汤微发汗。以二三日无证，故微发汗也。"所谓"二三日无证"，指病人感受寒邪，感而未发，所以无证，当用麻黄附子甘草汤微发汗。另一条讲"少阴病，始得之，反发热，脉沉者，麻黄细辛附子汤主之。"少阴病应该是恶寒不发热，"无热恶寒者，发于阴"，所以此处的发热叫"反发热"，当用麻黄附子细辛汤，为麻黄附子甘草汤，去甘草换细辛，细辛是少阴病的解热药。

第二条："病患身大热，反欲得衣者，热在皮肤，寒在骨髓也；身大寒，反不欲近衣者，寒在皮肤，热在骨髓也。"一者身大热，反而想加衣服；一者身大寒，反而想解开衣服，使衣服不靠近皮肤。前者是真寒假热，后者是真热假寒，所以要善于鉴别寒热真假。比如"伤寒脉滑而厥者，里有热，白虎汤主之。"表面看手足厥逆，实则脉滑，里有热，常见于感染性休克的病人，当用白虎汤。

第三条："病者如热状，烦满，口干燥而渴，其脉反无热，此为阴伏，是瘀血也，当下之。"此条讲阴分伏邪，瘀血伏于阴分。病人自觉发热，看着像一个阳证，但阳证当脉数，病人脉不数，实则是个阴证。"此为阴伏，是瘀血也，当下之"，可用下瘀血汤，而后世喜用血府逐瘀汤治这种瘀血所致的灯笼热。下瘀血汤证还需要与抵当汤证区别，抵当汤证是真发热，体温升高，脉搏次数增加，且大便不通。但大便不通最有可能的是阳明腑实的承气汤证，为什么这是抵当汤证？因为承气汤证不欲饮食，抵当汤证喜饥，是有瘀血，它的大便不通表现为"屎虽硬，大便反易，其色必黑"，这是典型的阳明蓄血的大便不通。

第四条讲阴证外发："阳毒之为病，面赤斑斑如锦文，咽喉痛，唾脓血"，这是阳证；"阴毒之为病，面目青，身痛如被杖，咽喉痛"，这是阴证，"面目青"三字尤为关键，万般阴证不离此语。表现为阴证之人，走进诊室一看，面如土灰，就能判断他是一个阴证。阴证还可以伴身痛、咽喉痛，但是其咽喉疼痛，一定不唾脓血，不会出现扁桃体的化脓性感染。如果有扁桃体的化脓性感染，那是阳证，或者阴中有阳，阴证夹有阳证。

第五条通过借鉴胸痹的核心病机，概括出阴证的基本病机是"阳微阴弦"。阳微指阳气虚，表现为阴证；阴弦指阴邪凝聚，寒、痰、瘀、毒，万般阴证不出此因。

总而言之，《伤寒论》涉及阴证的条文，主要有五条，前四条主要讲在诊断上识别阴证，另外还讲了一些鉴别诊断的条文，最后一条讲阴证的基本病机。通过这五条的学习，能大致诊断阴证及理解形成阴证的基本病机，这有助于更好地理解《伤寒论》的知识和深入学习扶阳的理论。

四、温阳形、气、神

（一）阳虚与形、气、神

疾病总体可以分为阳证和阴证。阳虚的临床表现属于阴证的范畴，当治以温阳。而阴证又有气化病、形质病和神志病之分。

阳虚的病人，临床常表现为脉沉迟无力、手脚冰凉、形寒肢冷、大便溏稀等。由于气化功能低下，病人处于低代谢水平，产热低，所以表现为形寒肢冷等阳虚之象，加上外周血液循环动力不足，进一步加重形寒肢冷，这是阳虚导致的气化病。疾病有形、气、神之分，温阳所谓的一剂知、二剂已，见效非常迅速，主要针对的即为这类气化病，即功能性疾病。温阳可以通过改善脏腑的功能，提高病人的气化水平，改善基础代谢，所以温阳见效迅速，甚至几剂药就能改善病情，并不神奇。

除了气化病，阳虚还有形质病。气化病表现为阳气虚弱，阴气过盛。由于阴阳失衡，导致基础代谢低下，出现手脚心冒凉气等阳虚之证。而阳虚带来的形质改变大致可分为两种情况：一种是胖人多阳虚，阳虚之人易水湿停滞，从而肥胖、虚胖，所以对水湿停滞之人，用温阳之法可以减肥。比如葛根汤就能治疗肥胖，它有发表的作用，为增强处方的作用，还可以在方中加一点温阳补肾的药。一些肥胖的病人服用葛根汤加味的处方后体重会减轻，或者体重不减轻，但是形体明显变得紧凑。当然，不是所有的阳虚之人都肥胖，阳虚兼痰湿之人才偏胖。因为疾病的病机很复杂，除了阳虚，可能还有其他的病理改变，都会对人的形体产生影响。阳化气，阴成形，肥胖即为阴成形常见的结果之一。

另一种情况是局部形成有形的肿物，比如增生、良性肿瘤、恶性肿瘤等。而恶性肿瘤，常表现为全身虚，局部实；全身寒，局部热。肿瘤局部有热，因为痞坚之下，必有伏阳。阳化气，阴成形，肿瘤要生长，就需要阳的化气功能，没有阳，肿瘤局部无法生长，所以肿瘤局部有伏阳。但是形成肿物的根本原因还是由阳虚所致，是阳虚导致的形质改变。总而言之，阳虚导致的形质改变关键在于良恶，常见的虚胖、增生性疾病，这些属于良性病变；而恶性肿瘤病机复杂，治疗往往比较棘手。

阳虚还可以导致神志病变，比如"少阴之为病，脉微细，但欲寐也"，"但欲寐"即为神志的改变。人体的心脏是一个不断向外周射血的泵，中医用三指触摸桡动脉，其实是在感受从心脏传出来的波。这个过程就像一根皮鞭在做波形运动，波传至外周血管，到达桡动脉，形成脉搏，所以脉搏的强弱取决于波的强弱，而波的强弱主要取决于心脏搏动的强弱。现代医学认为心脏的搏动受肾上腺素的影响，肾上腺素可以加快心率，增强心肌收缩力。所以阳虚之人，肾上腺素水平低下，心脏搏动减弱，脉搏亦无力，会出现所谓的微脉。而且由于心排血量减少，脑组织的供血亦会减少，脑是全身消耗能量最大的一个器官，如果脑供血不足，会导致神志困乏，出现多卧少起、头重不起、整天浑浑噩噩等症，即中医讲的神光不满。所以少阴病的"脉微细，但欲寐"，即为典型的阳虚导致的神志改变。

总而言之，阳虚导致形、气、神之病，气化病表现为阳气不足、阴气有余；形质病表现为良性改变与恶性改变；神志病表现为阳神与阴神的改变。

（二）少阴寒化形、气、神

比如少阴寒化不夹饮证有形、气、神之分。其神志病表现为躁烦，或称烦躁，烦指心烦，躁指躁动，当用干姜附子汤。干姜附子汤治"昼日烦躁不得眠，夜而安静……脉沉微，身无大热者"，"身无大热"指没有明显的发热，说明此证不是由外感所引起，而脉沉无力、白天躁烦、晚上安静，这都是阳虚型烦躁的特点。阴虚型烦躁则表现为夜间五心烦热，在床上翻来覆去，无法入睡。干姜附子汤为四逆汤去甘草，因为甘草的拟皮质激素样作用具有兴奋性，本身神经系统兴奋性高的人，对甘草尤其敏感，一服用就易烦躁。比如化疗时要用激素止吐，有的病人用了激素之后，晚上就兴奋得不睡觉，这便是使用皮质激素造成的副反应。

气化病的代表方是四逆汤，此方治疗功能性疾病，是急温之。

形质病缓补之，少阴虚寒用肾气丸复形质。若为实证，后世有三生饮治疗实性的形质病，用附子（或白附子）配半夏、天南星等化痰药。如果治疗阳虚型的肿瘤，明明阳虚，用四逆汤温阳后，肿瘤有可能长得更快，因为"阳化气，阴成形"，"阴静而阳躁"，温阳易使肿瘤躁动，发生转移。振奋阳气促进生长，人体的正常细胞和肿瘤细胞的生长都依赖于阳气，先有气化，后成形质，形质的生长依赖于代谢，代谢增强后，合成功能也可以增强。但是"病痰饮者，当以温药和之""痰属阴邪，非温不化"，治疗肿瘤又离不开温药，所以用温阳药配合化痰药，用附子配土贝母、瓜蒌、半夏、南星等，既防止单纯温阳，促进肿瘤生长与转移，又能增强化痰的疗效。"半蒌贝蔹及攻乌"，虽然用附子或乌头配半夏、瓜蒌、土贝母治疗少阴形质病，属于"十八反"，但这并非我们今人独创，古人早有应用，《金匮要略》附子粳米汤就用附子配半夏。所以少阴寒化证的形质病当分虚和实，虚证用肾气丸，实证用三生饮类方。比如肿瘤病人腹痛，可以用

《金匮要略》附子粳米汤，用附子配半夏，而且附子配生半夏的疗效明显优于制半夏，但是生半夏需要先煎、久煎。当然，并非所有的肿瘤腹痛都能用附子配半夏解决，肿瘤的病机很复杂，需分寒热虚实，有时还兼有瘀血等，需根据具体情况分别处理，不能一概而论。

（三）少阴寒化夹饮形、气、神

1.形、气、神之分

少阴寒化夹饮证亦有形、气、神之分。其神志病表现为烦躁，当用茯苓四逆汤；气化病，如果一身肿，当用真武汤，真武汤能治疗心衰、肾脏疾病等；而形质病，当用瓜蒌瞿麦丸。

肾癌病人多表现为手脚冰凉、脉搏无力之阳虚证，用四逆汤温阳后往往有效，但是无法控制肿瘤。"宁失其方，勿失其经"，开出四逆汤，大方向就对了，如果开成了四君子汤，往往一点效果都没有。但由于肾为水脏，所以肾癌病人多夹饮，伴有脉弦、舌淡多津等症，而少阴寒化夹饮证当用真武汤，比四逆汤针对性更强，效果更好，但是还是不能控制肿瘤。因为真武汤治疗的是气化功能失常，而少阴寒化夹饮的复形质之方为瓜蒌瞿麦丸。

那么瓜蒌瞿麦丸证和真武汤证怎么区别？两方都治阳虚夹饮，都有脉搏无力、怕冷、小便不利之症，故都用附子配茯苓温阳利水；而阳虚气不化津则口渴，两方还都可以出现口渴，所以从方证的角度二者根本无法区分。有人说瓜蒌瞿麦丸有天花粉养阴止渴，所以用来治疗阴阳两虚之人，但是实际上瓜蒌瞿麦丸完全可以用于没有阴虚的人。在瓜蒌瞿麦丸中，天花粉不只能养阴，还能利尿治饮邪，牡蛎泽泻散治"腰以下有水气"，亦用天花粉利尿，而且天花粉还有保肝、活血等作用，它的使用范围并不局限于阴虚。

虽然两方从症状上无法鉴别，但是从证上其实有一点好区别，真武汤治的是气化病，瓜蒌瞿麦丸治的是形质病；真武汤证脉沉而无力，瓜蒌瞿麦丸治疗肿瘤，脉沉而扎手。天花粉与瞿麦是特异性针对泌尿生殖系统肿瘤的药物，把真武汤中利水的药物，换成既利水又抗肿瘤的药物——天花粉、瞿麦，用附子、山药温阳气，恢复气化，就成了瓜蒌瞿麦丸。当然，瓜蒌瞿麦丸不只用来治疗肿瘤，也可以用来治疗其他很多疾病，比如引产，妇女子宫内长着有形之物，这也是形质病。所以，泌尿生殖系统的肿瘤（如肾癌、膀胱癌、子宫内膜癌）、引产、子宫内膜过度增生等都可以用瓜蒌瞿麦丸来复形质，而真武汤是缓解功能的，心力衰竭时可以用来恢复心脏的功能。

2. 临床实录——肾癌案

简单介绍一个案例：一位女性病人，2008年患右肾盂癌，并行手术治疗，2009年转移至膀胱，行两次电切治疗，2011年转移至脊柱，开始中药治疗。初诊时体瘦，怕冷，稍受风即易感冒，手脚冰凉，脉沉无力，"虚劳诸不足，风气百疾，薯蓣丸主之"，病人阳虚怕冷、易感冒，就可以用薯蓣丸，瓜蒌瞿麦丸中有山药，其实相当于薯蓣丸的思路，如果已经感冒，需用麻黄附子甘草汤，感冒好了以后再用薯蓣丸，因为"急则温之，缓则补之"。其实病人初来就诊时，是典型的肾阳虚表现，即少阴寒化证，用四逆汤大方向就对了，但是考虑到她是肾的肿瘤，小便不利，就可以用瓜蒌瞿麦丸。肾盂（肾脏）是脏，膀胱是腑，二者虽同属一个系统，但仍有区别，上尿路的问题责之于脏，脏多虚证，故而上尿路的问题偏阳虚，所以她是少阴虚寒证，是偏阳虚的人；下尿路的问题责之于腑，腑多实证，故而下尿路的问题偏实证，容易经常出现尿频、尿急、尿痛等症，应该用八正散、柴妙饮一类的处方。

既然是少阴虚寒证，不夹饮可以用四逆汤，夹饮可以用真武汤，但是这个病人要用瓜蒌瞿麦丸，因为她是肿瘤所致，少阴阳虚夹饮合并肿瘤的病人应该就选择瓜蒌瞿麦丸。在治疗的过程中，她曾出现尿蛋白5个加号，小便有泡沫的情况，所以处方中加了黄芪、党参、白术。黄芪的作用有两点：一方面是能够收敛蛋白，另一方面，三阴是递进关系，病人先有太阴后有少阴，所以可以用薯蓣丸合玉屏风散，用了玉屏风散之后不见效，再加点山药，处方就从太阴方变成了少阴方。病人还伴有肝区不适，舌淡白，苔黄腻。肝区不适合用香附旋覆花汤，再加茜草，既能疏肝活血利水，又能治疗泌尿系统的肿瘤，旋覆花配茜草为肝着汤的架构；舌淡白，苔黄腻，为阳虚兼有湿热，所以在瓜蒌瞿麦丸的基础上又加白花蛇舌草、白英、龙葵、土茯苓等清热的药物。经过五六年的治疗，病人的情况非常好。

（四）治病当分形、气、神

区分形、气、神，对于临证处方用药具有重要意义。如上文所述，真武汤证与瓜蒌瞿麦丸证都为阳虚夹饮证，都表现为四肢冰凉、腰膝酸软、口渴、小便不利，临床表现完全相同，不容易区分。有人认为瓜蒌瞿麦丸与真武汤不同，它有天花粉养阴，所以用来治疗阴阳两虚并夹饮之证，这种说法其实有待商榷。阴阳两虚、燥湿混杂之证临床非常少见，瓜蒌瞿麦丸主要就用来治疗阳虚夹饮证，不需要兼阴虚，无论有无阴虚，都可以使用此方。方中的天花粉具有止渴、利水、养阴、保肝等功效，比如在《伤寒论》中，小柴胡汤"渴者，去半夏，加天花粉"，百合病治"渴不瘥"用瓜蒌牡蛎散，都用的是它止渴的功效；而瓜蒌瞿麦丸、牡蛎泽泻散用的是天花粉利尿的功效；天花粉还能保肝，一味天花粉就能降低转氨酶，这也是小柴胡汤"渴者，去半夏，加天花粉"的其中一个原因；后世的复元活血汤还用天花粉活血，所以天花粉作用广泛，使用时不需要兼顾病人是否有阴虚。可见真武汤和瓜蒌瞿麦丸在临床症状上，根本无法区分，但是从形、气、神的角度看，一个治气化病，一个治形质病，就能快速道出两方的关键区别。所以临床来了一个阳虚的病人，首先要知道是去治形、气、神中的哪一方面为主，而且要知道治的是哪一部分的形、气、神，这都有区别。比如来了一个恶性肿瘤的病人，形质病需要治形，表现为阳虚，手脚冰凉，那究竟是用药去治全身的虚寒、缓解手脚冰凉等症，还是治局部肿瘤的实？两者意义不同。如果单纯温阳，常常导致病人全身的虚寒缓解，而局部肿瘤还在进展。所以复方三生饮用生南星、生半夏、生附子（或白附子），附子治全身寒，半夏、南星治局部实，这是复方三生饮的配伍特色。

　　若去调气，究竟是治阳气不足，还是治阴气有余，也有区别。阳气不足，用附子效果好，附子擅长温阳，作用强于乌头；阴气有余，用乌头效果更好，乌头擅长散寒，缓解寒邪凝结导致的严重疼痛，乌头的效果远远强于附子。

　　若去治神，需分阳神与阴神。阴神不过多论述，涉及阳神，比如麻黄附子甘草汤具有兴奋作用，可以治疗抑郁症；防己地黄汤是一个镇静剂，可以治疗失眠。阳虚影响阳神，造成人神光不满，常常表现为情绪低下、抑郁、老想打瞌睡、困顿等症，这些情况可以用麻黄附子甘草汤治疗。方中的麻黄含麻黄碱，具有拟肾上腺素样作用，也具有兴奋作用；附子能内源性促进皮质激素和肾上腺素的分泌；甘草具有拟皮质激素样作用，相当于外源性补充皮质激素，也具有兴奋作用。所以麻黄附子甘草汤整个处方相当于中医的一个兴奋剂，能用来治疗但欲寐。

　　治病若不区分形、气、神，容易闹出笑话。比如来了一个普通病人手脚冰凉，吃了两剂温阳药，手脚冰凉就缓解了。如果又来一个癌症病人手脚冰凉，还告诉病人两剂药就能好转，10厘米的肿瘤，今天服药，明天小一半，后天就消失，这是不科学的。因为温阳，若去调气化，确实能做到只用两剂药，快速缓解病情；若去治肿瘤，两剂药不可能快速逆转病情，因为复形质以百日为期。再比如感冒后，用麻黄附子细辛汤、麻黄附子甘草汤温阳，做到一剂知，二剂已，这很正常，有时甚至不用药，洗个热水澡或去洗浴中心做下汗蒸都能自愈，此时的太少两感证，还是一个功能性疾病。若急性外感愈后，需要复形质，防止以后不感冒，薯蓣丸就得吃上100天，所以区分形、气、神很重要。

（五）阳虚形、气、神的现代医学机制

　　阳虚之人形、气、神的改变，其背后有相应的机制。现代医学发现，肾阳虚之人下丘脑-垂体-靶腺轴的功能低下，从而导致神经内分泌免疫轴的功能低下，使形、气、神都受到影响。

　　下丘脑-垂体-靶腺轴功能低下，如肾上腺髓质功能低下影响神经系统，首先会表现为交感神经活性低。而交感神经活性低的人平时表现为萎靡不振、老想打瞌睡，人进入睡眠状态时，就需要交感神经活性低下、副交感神经兴奋性升高。此外，肾上腺皮质功能低下也会影响人体的神经系统，因为肾上腺皮质激素也具有兴奋作用。所以阳虚之人肾上腺素、皮质激素水平都低，导致病人精神萎靡，都会影响"神"的功能。

　　若影响内分泌系统，如下丘脑-垂体-靶腺轴功能低下，导致人体皮质激素、甲状腺素和性激素的水平降低，从而使人处于低代谢水平。甲状腺素主管人体的基础代谢，而皮质激素、性激素都能促进代谢，比如男性雄激素水平高，长得更强壮，是因为雄性激素是蛋白合成激素，能增强合成代谢。阳虚之人下丘脑-垂体-靶腺轴功能减弱，代谢水平低下，会出现手脚冰凉、形寒肢冷等症，这是阳虚影响"气"的功能的表现。

　　对于免疫系统，皮质激素水平低下的病人容易出现免疫漂移，使免疫系统中的Th1型应答向Th2型应答转化，这可简单理解为细胞免疫抑制、体液免疫亢进。体液免疫亢进之人容易发生过敏性疾病和自身免疫病。而细胞免疫水平低下之人容易发生病毒感染和肿瘤，所以阳虚之人常带三分表证，很容易感冒，因为病毒感染主要启动的是细胞免疫应答。而长期的细胞免疫低下还容易导致肿瘤的发生，出现所谓的形质病，所以阳虚也会影响"形"。

　　这就是神经内分泌免疫系统与阳虚形、气、神之间的关系（彩图3）。神经系统兴奋性低导致阳虚的神志改变；内分泌系统激素水平的低下，导致气化的改变，出现代谢水平低下；免疫系统功能的紊乱，容易发生自身免疫病、过敏性疾病，同时容易病毒感染和发生肿瘤，最终导致形质的改变。所以阳虚所导致的形、气、神的改变，背后都有相应的机制，而且形、气、神之间又能相互影响。比如我们团队做相关研究发现，乳腺癌作为常见的阳虚型肿瘤，麻黄碱（交感神经递质）和莨菪碱（副交感神经的阻滞剂）都能抑制其肿瘤细胞的生长。

这也是麻黄治疗乳腺癌的机制所在，但是其作用强度不够，所以经化裁后，临床常用阳和汤治疗乳腺癌。交感神经递质和副交感神经递质是中医阴阳的物质基础之一，交感神经活性低下容易促进乳腺癌的进展，可见神可以影响形，同样形、气、神之间都可相互影响。

第三章 阴阳大论

中医理论往上追究根源，可以追溯到阴阳学说。张仲景在《伤寒论》原序里说："撰用《素问》《九卷》《八十一难》《阴阳大论》《胎胪要录》。"然后讲"夫天布五行，以运万类，人禀五常，以有五脏。经络府俞，阴阳会通，玄冥幽微，变化难极。自非才高识妙，岂能探其理致哉！"这里讲到了运气学说、阴阳五行以及它们之间的关系。由此可见，中医的理论体系，在基础理论上主要由两部分构成，一部分是哲学思想，以阴阳五行为代表。《黄帝内经》第二卷就专门讲到了阴阳，比如"阴阳应象大论""阴阳离合论""阴阳别论"等。另一部分是人体的生理基础，核心是藏象、经络、气血精津液学说。人体的生理、病理模型，是以五脏六腑为器，以气血精津液为料，以经络为通道，发生物质、能量与信息的相互转化，这个过程叫作气化；这个过程与自然界之间有一个交相呼应的关系，这叫天人相应，即所谓的生物节律。在人体的生理病理学中，引入古代哲学思想、阴阳五行学说，这是中医的一个特点。

一、阴阳理论

（一）认识生命

阴阳学说与生命的各方面息息相关，它是如何指导中医认识生命的？这需要从六经气化学说的角度去阐释。六经气化学说主要有两部分，一是六经气化标本模型，二是六经气化生命观。六经气化标本模型与六经气化生命观，共同构建了人体的生理模型。

《素问·生气通天论》讲："生之本，本于阴阳。"《素问·阴阳应象大论》讲："阴阳者，生杀之本始。"或者"阴阳者，万物之能始也"，这些内容本质都在传递同一种思想。我们有一句口诀叫

"阴阳化生五行，五行运化六气"。人体是先有阴阳，由阴阳化生五行，就开始有了形质，细胞增殖形成个体，这是生命最基本的组成，所以说："阴阳者，万物之能始也。"形气一体，如果没有阴阳化生五行的过程，连形质都没有，更不用说气化了。

1. 阴阳化生五行

阴阳化生五行，是指通过阴阳的运动变化，化生出金、木、水、火、土。简单地讲，男女交媾，精卵相受，阴阳气交。精卵的阴阳本来是分开的，一个来自父方，一个来自母方。"精卵结合，阴阳气交"之后，推动五行化生，细胞分裂增殖形成三胚层，进一步构成八大系统（五大功能系统加三大调节系统合起来为西医讲的八大系统），八大系统相当于中医的五行，整个过程即为阴阳化生五行。

2. 五行运化六气

人体以脏腑为器，以气血精津液为料，通过经络的传输，来实现物质、能量与信息的转化，这个过程叫气化。五行运化指的是五行的生克制化。五行运化产生六气：风寒火热燥湿，金燥、木风、水寒、火热、土湿。火有热与火两端，分为君、相二火，所以五行归一，唯火有二，故曰六气。

生命的诞生首先是两精相搏，"两精相搏谓之神"，就确立了神机，神机的特点是出入，与外界相沟通；发生阴阳交媾，就产生了气立，气立的特点是升降。其次，阴阳交媾，化生五行，就有了形质，就有了标本法的标（标本法以形质为标，气化为本）。再次，五行运化六气，产生风寒火热燥湿，就有了标本法的本。然后发生生化，也就是生长化收藏，即《素问·上古天真论》中讲的"材力"，这是生命的物质基础。在此过程中生长壮老已，即《素问·上古天真论》中讲的"天数"。最后，阴阳离决，精气乃绝。在这个过程中的天人感应，即中医讲的天人互参。

从西医的角度来看，首先，男女交合，精卵相受，细胞分裂、分化、增殖，发育形成器官、系统，这就是中医讲的阴阳化生五行。然后，器官、系统发生新陈代谢，即物质、能量与信息的转化，这是中医讲的五行运化六气。最后，形成生物节律与生物周期。生物节律有年节律、月节律、日节律，这是由地球的公转、自转和月球围绕地球旋转所形成的；而生物周期包括生命周期（生长壮老已）与生殖周期。其中生殖周期即《素问·上古天真论》上讲的从"天癸至"到"天癸竭"的过程，女子"二七"到"七七"，男子"二八"到"八八"，生殖周期先终止，最后生命周期终止，这是生命的一个基本过程。

3.六经颠倒即阴阳

阴阳化生五行，五行运化六气。在运化六气之后，如果把六气还原，还是阴阳，所以六经颠倒即是阴阳。标本法模型三阳向上、三阴向下，若把它旋转45°，就会看到一个太极图。太极图上的黑、白两点，即投影到球上的圆心。我们如果领会了标本法模型，就可以把中医的理论串通起来，很多知识不再平面化，会变成立体的知识结构。

（二）阴阳离合论

阴阳是二分法，从阴阳到四象、八卦、六十四卦、大衍之数，都是二分法，就像现代科技的二进制。但是六经却是三阴三阳，《素问·阴阳离合论》讲"今三阴三阳，不应阴阳，其故何也？"为什么不是二阴二阳而是三阴三阳？《素问·阴阳离合论》对此提出了开、阖、枢的理论，阳病不只有太阳和阳明，还有少阳；阴病不只有太阴、厥阴，还有少阴，少阳和少阴分别是太阳、阳明和太阴、厥阴的离合所产生的，三者是开、阖、枢的关系，所以是三阴三阳。

中医讲天、地、人三才，人由天与地、阴与阳气交而成，所以三才实际上还是两分法，因为有离合，所以形成了三才。而离合的表现形式是阴阳气交，生命首先要有气交，即通俗讲的两精相搏、精卵相受，DNA合二为一，化生五行，有了形质；阴阳气交成为人，就有了气立，开始进行气化活动，生长化收藏，最后气绝，阴阳离决，这就是从气交、气立到气绝的生命过程。

（三）阴阳气交

《素问·六微旨大论》中提出气交的概念，"岐伯曰：言天者求之本，言地者求之位，言人者求之气交。帝曰：何谓气交？岐伯曰：上下之位，气交之中，人之居也。""言天者求之本，言地者求之位"，所以标本法讲本于气化，标于形质。气交是什么？气交是"上下之位，气交之中，人之居也"，天气和地气交在一起，就形成了人。人体的气交在天枢穴，肚脐两旁，天枢穴之上天气主之，天枢穴之下地气主之。

"太阳之为病，脉浮，头项强痛而恶寒""少阳之为病，口苦、咽干、目眩也""阳明之为病，胃家实是也"。由此可见：太阳在头，头项强痛；少阳在喉，故咽干；阳明在胃，胃家实是也，病位都在天枢穴以上。厥阴在少腹，生殖器周围；少阴在脐下，真武汤证的病位；围绕肚脐是太阴。三阴都在肚脐以下，三阳都在肚脐以上，这是六经气位。所以治疗冲逆，从下腹冲上去者是厥阴病，用吴茱萸汤；从肚脐以下往上冲者是少阴病，用真武汤；从心下往上冲者，用苓桂枣甘汤。

关于六经气位需要一个变化：少阴要升，所以心在天枢穴以上；阳明要降，所以大肠在天枢穴以下。这个变化仍然是气交的结果，如太极图一样。

（四）神明之府

《素问·阴阳应象大论》讲"阴阳者，神明之府也"，神本质上由阴阳所化生。《素问·生气通天论》讲"阴平阳秘，精神乃治"，《素问·天元纪大论》讲"物之生谓之化，物之极谓之变，阴阳不测谓之神"，这两句都在讲神与阴阳的关系。《灵枢经·本神》又讲"故生之来谓之精，两精相搏谓之神""生之来谓之精"，指男子之精和女子之精，两精相搏，精卵相受，这时开始阴阳交媾；"两精相搏谓之神"，指在精卵相受的时候就有了神。然而"精"也分阴阳——阴精和阳精，分别是指卵子和精子。两精相搏的本质是阴阳气交，所以阴阳还是根本。

精卵相受时中枢神经元还没有发育，此时并没有"神"，因为"神"的含义很复杂，既有先天的元神，也有后天的识神。比如呼吸可以控制，这是元神的作用，而不是识神，我们实际上一直在控制呼吸，只是自己未觉察而已。

（五）天癸阴阳

生殖周期与天癸密切相关。中医妇科经常应用天癸理论，但是天癸本质上是分阴阳的，不只是女性有，男性也有。《素问·上古天真论》中讲女性"二七而天癸至，任脉通，太冲脉盛，月事以时下"；男性"二八，肾气盛，天癸至，精气溢泻，阴阳和，故能有子"，由此可见天癸分男女。

男性天癸的作用是"精气溢泻，阴阳和，故能有子"，这主要是雄激素的作用；女性的天癸主要是雌激素、孕激素，实际男、女都有这3种激素，所以男女都是阴阳的合体。雌激素、孕激素、雄激素在女性身上分别有着不同的作用：雌激素主要是维持女性的第二性征，促进性器官的发育；孕激素主要是维持女性的生殖功能，如果孕激素水平低，则不容易受孕，受孕以后容易流产；女性的雄激素主要是维持性欲，如果雄激素水平低，女性的性欲就比较差。阴阳易、阴阳交、阴阳毒中的部分内容，就涉及男女性征改变的问题，这在临床上非常多见，比如男性小细胞肺癌分泌雌激素、男性乳腺癌等也有雌激素。

（六）阴阳和

阴阳和的概念出自《素问·上古天真论》。首先，阳加于阴谓之汗。明白了这一点，我们就会很好地理解桂枝汤和阴阳，治汗出。大汗会亡阳，而不止耗伤阴津。其次，阴阳和"故能有子"。男女能有子都需要"天癸至"，男性"二八，肾气盛，天癸至"，女性"二七而天癸至"。男性"二八"之后就和女性有了质的区别，男性是"精气溢泻，阴阳和"，而女性是"太冲脉盛"。男性有子的前提是射精，这取决于两个条件：一是天癸至，精气溢泻，即要有足量的雄激素分泌，不断产生精子；二是阴阳和，阳加于阴，这是男性阴茎勃起的基本条件。其中阳指阳气发动，阴指阴器（生殖器）。阴茎勃起的原理是通过非肾上腺素能非胆碱能神经（NANC）系统使阴茎海绵体充血，简单地说是阴茎充血导致阴茎勃起。但是阴茎充血需要阳加于阴，需要性刺激引动男性的相火，再通过NANC系统使阴茎充血勃起，而后就能射精。总之，男性的阴茎勃起与女性的月经是有差异的。

（七）阴阳异性

1. 阳化气，阴成形

《素问·阴阳应象大论》讲了一些阴阳异性的内容，比如"阴静阳躁，阳生阴长，阳杀阴藏。阳化气，阴成形"。关于"阳化气，阴成形"，人体是由五行（或称五脏）构成的一个耗散结构，最终发生阳化气和阴成形，这就是气化与形质的关系。人体是结构和功能的统一，阴成形支持躯体生长，阳化气维持日常功能活动。

2. 阴静阳躁

阳性躁，所以温阳的药物可以促进肿瘤转移，这与我们实验研究的结果相吻合。使用温阳药物治疗肿瘤时，必须深入思考这个问题。

3. 阳生阴长，阳杀阴藏

阳生阴长，比如如果肿瘤细胞多，肿瘤基因的拷贝就多。阳杀阴藏，比如通过寒凉药物能够把肿瘤细胞阻滞在G0/G1期，让肿瘤不再快速生长，但是这也会导致另一个问题，即肿瘤容易潜伏。所以寒凉药物可以抑制肿瘤生长，但是很难根治肿瘤，而温阳药物容易促进肿瘤的生长与转移。

治疗肿瘤的困难在于它是一个正虚邪实的疾病。明明有正虚，如果单纯用人参扶正，中医认为人参可以促进阳化气，西医认为它能够促进人体正常细胞的生长（比如手上有伤口，人参可以促进伤口愈合），但是也能促进肿瘤细胞的生长。如果单纯用攻邪的药，又容易导致肿瘤潜伏。所以笔者治疗肿瘤时经常用人参配五灵脂，这样配伍的意义值得深思。再比如治疗寒热错杂的病人也很复杂，如果温阳，肿瘤则容易转移；不温阳，就无法纠正阳虚。这时就需要通过配伍来平衡，比如用乌头、附子配贝母、南星等。总之，治疗肿瘤时不管用温阳药物还是用清热药物，都要考虑到肿瘤自身阴阳的问题。

（八）阴阳应象

《素问·阴阳应象大论》曰："天地者，万物之上下也；阴阳者，血气之男女也；左右者，阴阳之道路也；水火者，阴阳之征兆也；阴阳者，万物之能始也。"这都在讲阴阳的象。阴阳应象比如左右不同，左升右降，这在《伤寒论》中亦有明确的体现。

"胁下偏痛，发热，其脉紧弦，此寒也，以温药下之，宜大黄附子汤。"大黄附子汤是少阴方，只不过兼有阳明证。"胁下偏痛"，是指升结肠一侧疼痛，这是因为大便停留在升结肠。人直立行走以后，冲脉立起来了，人体气机就容易下陷，且消化道功能减退，食物受重力作用下行，只有在升结肠逆行而上，需要阳气推动，所以阳虚之人大便常常停留于升结肠。

从大黄附子汤中，我们可以看到阴阳学说和伤寒内经的一统。《素问·阴阳应象大论》曰："左右者，阴阳之道路也。"人体的左右与阴阳有关系。第一，左右手的脉不同，平脉法讲"气升水布，火降血下"，右边的脉是水脉，左边的脉是火脉。第二，中风偏瘫之左偏、右偏，气血亏虚有所差异，右边偏气虚，左边偏血虚。笔者曾经治疗过一个半身塌陷的病人，他的左半侧从额头开始塌陷，当时从阴阳上去辨证，取得了较好效果。第三，结肠左侧与右侧不同，右侧升结肠的病是阳虚证，左侧降结肠的病是实热证，右边用大黄附子汤，左边用承气汤，而升结肠与降结肠之间的横结肠疾病，表现为所谓的心下痞，是寒热错杂证，用附子泻心汤。

所以右侧升结肠是寒证，左侧降结肠是热证，横结肠是寒热错杂证。而阑尾位于结肠和回肠的交界处，若初发急性阑尾炎，表现为一个热证，当用大黄牡丹汤；但当它慢性化，残存炎症活跃时，表现为寒热错杂证，常用附子薏仁败酱散治疗，已现阳虚之象；过了阑尾这一关，再往前进入升结肠，都是寒证或寒热错杂证，它的本质都是寒证。所以《素问》曰："左右者，阴阳之道路也。"在《伤寒论》中也体现得非常清楚。

升结肠疾病的病人大部分都表现为手脚冰凉、面目青灰，根本不需要辨证。中医的辨证极其简单，所谓大道至简，指当我们一旦看到病人的病理诊断、CT片或病历资料，确定是升结肠的疾病，就知道他阳虚。用传统中医四诊八纲的辨证法去辨，最终结果也是阳虚。原因很简单，因为大便要通过升结肠，需要逆重力往上走，依赖于人体阳气的推动，所以此处潜伏着至阴之邪，极易阳虚。我经常讲看CT片就可以开中药，不需要辨证，其实不是不需要辨证，而是已经把中医的辨证吃透了。比如一个脑转移瘤的病人来看病，一看磁共振影像片子，转移灶位于靠耳朵边上，就可以直接按照侯氏黑散的思路去治。

（九）阴阳之中有阴阳

如彩图4所示：天地阴阳相交有了人；人也有阴阳，又分心肺、脾胃和肝肾，其中脾胃在中，由阴阳气交而成；脾胃又分了口、咽、食管应上焦，胃和小肠应中焦，大肠应下焦；胃又分上脘、中脘、下脘，可见阴阳之中有阴阳，可以层层分阴阳。举例来说，肿瘤可以表现为全身寒、局部热，比如乳腺癌病人全身如冰，局部火热，这是因为肿瘤是一个生命，是寄生在人身上的生命，是一个嵌合体。肿瘤基因有突变，一部分基因和病人一样，一部分基因和病人不一样，这就是西医讲的嵌合体。

形成嵌合体通常有3个原因：一是器官移植。除非是自体移植，或者是同卵双生，其他器官移植的基因配型总是不完全匹配，所以是嵌合体。二是妊娠。因为胎儿的基因一半来自妈妈、一半来自爸爸，与妈妈的基因不完全相同，有的会发生免疫排斥导致流产。三是肿瘤。肿瘤基因有突变，是一个寄生在人身上的生命，它有它的阴阳，人有人的阴阳，阴阳之中有阴阳。比如阳虚性肿瘤也有热毒，因为肿瘤有它的阴阳，阳化气，没有热毒肿瘤是不能生长的。病人全身阳虚，局部有热毒，即中医讲的"痞坚之下，必有伏阳"，这类病人很难治疗，温阳会促进肿瘤生长，清热则全身状况更差。所以《外科证治全生集》治疗乳腺癌，既用小金丹又用西黄丸，很有讲究。

二、阴阳论治

（一）本于阴阳

《素问·阴阳应象大论》曰："阴阳者，天地之道也，万物之纲纪，变化之父母，生杀之本始，神明之府也。治病必求于本。"所以治病求本，此处的本指本于阴阳。

（二）先别阴阳

《素问·阴阳应象大论》曰："善诊者，察色按脉，先别阴阳。"又曰："审其阴阳，以别柔刚，阳病治阴，阴病治阳。"所以聚类法提倡治病当先别阴阳。关于先别阴阳，很多人认为诊病首先需判别阴虚、阳虚，但是我们认为判别的是"病发于阴，病发于阳"。聚类法首先需要辨别的即为病发于阳，病发于阴，然后再辨何经，最后辨何证。由《伤寒论》的标题"辨×××病脉证并治"可知，看病应以辨病为主，先辨病再辨证。

《伤寒论》中有一些辨阴阳的条文，如："病有发热恶寒者，发于阳也；无热恶寒者，发于阴也。""病人身大热，反欲得衣者，热在皮肤，寒在骨髓也。身大寒，反不欲近衣者，寒在皮肤，热在骨髓也。"这两条都是在讲"病发于阴，病发于阳"，第一条是讲它的主证，这是辨阴阳的总纲。有时有一些特殊情况，但总的原则是"发热恶寒者，发于阳也；无热恶寒者，发于阴也"。"病有发热恶寒者，发于阳也"，是讲三阳病出现恶寒时必伴发热，太阳病是发热恶寒，少阳病是寒热往来，阳明病是但热不寒。其中阳明病的其背恶寒，是白虎加人参汤证，还是伴有发热。"无热恶寒者，发于阴也"，这是讲三阴病。第二条讲辨别真假，"身大热，反欲得衣者，热在皮肤，寒在骨髓也。身大寒反不欲近衣者，寒在皮肤，热在骨髓也"，有真寒假热与真热假寒之分。所以聚类法是先辨阴阳，再辨病，次辨证。《黄帝内经》所谓"善诊者，察色按脉，先别阴阳"，是在先辨阴阳的基础上，再辨六经为病，然后再辨证。

还有更简单的办法：三阳为腑、三阴为脏，腑多实证、脏多虚证，所以三阳病以实证为主，虚证是兼夹证，三阴病以虚证为主，实证是兼夹证。辨出了病的阴阳之后，就只需要再辨三条经，阳病辨在太阳、少阳、阳明，阴病辨在太阴、少阴、厥阴。

如果三条经都辨不了，就用抓独法。三阳直取少阳，三阴直取少阴。六经辨证有一个很大的好处，可以使思维变得非常简捷，辨了阴阳以后只剩三条经。三条经有开、枢、阖的关系，如实在不清楚具体在哪条经，就去看枢机是什么状态，这就是抓独法——抓少阳或少阴，此思路非常简单。而且气化、脏腑、八纲、卫气营血与三焦辨证，都可以融入六经辨证之中。

而在各家学说中，对阴和阳的关系延伸较多的主要有两个学派，一个是火神派，一个是温补学派，二者在《伤寒论》的基础上，发展了诸多辨别病发于阴、发于阳的办法，有助于我们更好地区分阴阳。

（三）阴阳更胜

《素问·阴阳应象大论》曰："审其阴阳，以别柔刚，阳病治阴，阴病治阳，定其血气，各守其乡，血实宜决之，气虚宜掣引之。"其中"审其阴阳，以别柔刚"，讲的即为阴阳更胜。如何做到"以别柔刚"？第一，以柔克刚。阴虚火旺之人，治以养阴泻火，即为以柔克刚。这种人常表现为潮热、盗汗、烦躁、两颧潮红、兴奋等，可以用六味地黄丸、知柏地黄丸等养阴泻火。第二，运柔成刚。治疗阳虚的人要懂得运柔成刚，如金匮肾气丸是在养阴的基础上温阳，即为运柔成刚。《素问·阴阳应象大论》曰："阴在内，阳之守也。"所以需要以柔克刚；"阳在外，阴之使也。"所以需要运柔成刚。明白了阴阳刚柔之道，就知道了温和补的区别、扶阳学派和温补学派的区别。

所谓"阳病治阴，阴病治阳"，即前面所讲要以柔克刚和运柔成刚。何为"定其血气，各守其乡"？"乡"指气血所处的位置、所守的地方，所以这句话指疾病有病在气分和病在血分之分，恢复气血正常的运行是治疗疾病的要点。我们认识人体生理、病理有一个重要的观点："气升水布，火降血下。"人体气血的运行依赖气机的升降，气机的升降集中体现在气血上，所以要"定其血气，各守其乡"。气机易升，升之不及就下陷；如果升之太过，就会出现上实下虚，血易降。血不降，则阴不降；如果血降太过，就发为崩漏，发为崩中下血。"气升水布"，气机病下陷的多，升之太过的也有；"火降血下"，血病以不下的多，下之太过的也有。如果血不下则火不降，就会造成心肾不交。比如我们有一个处方叫"通经汤"，方中有一味通经的关键性药物是牛膝，可用60克怀牛膝，或30克川牛膝。之所以重用牛膝，是因为它能引血下行，对于月经后期、量少不畅、痛经的人，用大剂量的牛膝引血下行，月经一通，失眠、口疮、烦躁等症就能缓解。现代药理证实牛膝含有牛膝甾酮，能够促进子宫内膜的剥脱。但是有人吃了通经汤并不见效，这种情况往往是因为病人的子宫内膜没有充分增生，还没有为月经做好准备。通常排卵期以后子宫受黄体激素的影响，开始发生变化，要准备受孕。如果此时子宫做了充分的准备，内膜已经增生至一定厚度，但是月经下不来，用60克牛膝，吃上药月经很快就会来。吃了药不见效的，还要排除先天的原发性闭经，比如先天子宫发育不全的石女，从来没来过月经。排除极端的情况，最常见的原因是没有排卵，或者由于排卵后黄体激素低下，子宫内膜没有充分增生，没有为受孕做好准备。

通经汤中还有一味重要的药是菟丝子，菟丝子可调节内分泌，有孕激素样作用，菟丝子治本，怀牛膝治标，两药配合标本相济，为通经汤最关键的药物。方中另一味也很重要的药物是麦芽，麦芽用来抑制垂体分泌促乳素。为什么要抑制垂体分泌促乳素？因为有乳无经，有经无乳。有的人闭经伴泌乳，因为经和乳要么上行，要么下去，所以通经汤中关键就是这3味药——菟丝子、牛膝和麦芽。

"定其血气，各守其乡"后面还有一句话，叫"血实宜决之，气虚宜掣引之"，这是在回答怎样才能"定其血气，各守其乡"。所谓"血实宜决之"，指用水蛭、土鳖虫等药活血，大剂量的牛膝引血下行，亦为"血实宜决之"。若血虚明显，还可以加枸杞子。枸杞子可以发挥3个作用，一是帮助菟丝子补肾，二是枸杞子能养血，帮助当归、川芎养血，三是帮助麦芽养肝。枸杞子既补肾又养血，还养肝，所以一贯煎中选枸杞子，是有深层原因的。我们治病的特点是"直取其病，随证加减"，痛经、月经后期、月经量少等，不论是血实还是血虚，先用大剂量的牛膝，直接去"血实宜决之"；然后再辨证加减，再用菟丝子、枸杞子补肾，麦芽疏肝；当然方中还有当归、川芎养血，因为月经属于经血下行，血虚的人易出现月经量少、月经后期。

所以通经不需要强调病人是血虚、肝郁、肾虚或血瘀，不辨证用通经汤治疗也有效，这集中体现了"直取其病，随证加减"的治病思想。当然如能随证加减效果会更好，有瘀血者，可以加鸡内金30克，瘀血甚者，可以加水蛭、土鳖虫，还可以加益母草、泽兰等。

而"气虚宜掣引之"指气虚气陷者，当升举阳气。我们人类的祖先本是在地上爬行的，直立行走以后，身体的冲脉就立起来了，导致人体的气机容易下陷，容易出现脏器下垂、下肢循环障碍、下肢血栓等。所以"气虚宜掣引之"，当用补中益气汤或我们的补中封髓丹之类升举阳气。我们共有5个封髓丹的变方，第一个是补中封髓丹，可升阳封髓；第二个是滋阴封髓丹，治疗阴虚相火妄动；第三个是养血封髓丹，治疗血虚出现的相火妄动；第四个是潜阳封髓丹，这是郑钦安的处方，治疗阳虚相火妄动，这就构成了四封髓丹；还有一个是柴妙饮，治疗湿热导致的相火妄动。这就是我们的5个封髓丹变方，分别针对气、血、阴、阳和湿热。

（四）阴阳脉法

《伤寒论》中的脉法是：阴阳定病性，五行定病位，气运定病机。第一，脉位定阴阳。"平脉法"中讲"当复寸口，虚实见焉，变化相乘，阴阳相干"，是用脉位的寸尺来定阴阳，寸定阳脉、尺定阴脉，以此来辨阴阳虚、阴阳绝和阴阳搏。第二，脉性辨阴阳。"辨脉法"中讲："问曰：脉有阴阳者，何谓也？答曰：凡脉大、浮、数、动、滑，此名阳也。脉沉、涩、弱、弦、微，此名阴也。凡阴病见阳脉者生，阳病见阴脉者死。"浮、大、数、动、滑是阳脉，沉、涩、弱、弦、微是阴脉，其中弦脉是"平脉法"中讲的弦而无力，是厥阴肝病脉。

（五）跳出阴阳，不离阴阳

中医治疗疾病有时候取味去性，有时候去味存性。临床上往往很复杂，比如白虎加桂枝汤，用石膏配桂枝不见得有寒象，这就涉及是取性还是取味的问题。所以，只有做到跳出阴阳、不离阴阳，跳出伤寒、不离伤寒，跳出辨证、不离辨证，看病才能达到化境。

比如四妙勇安汤是一个治疗脱疽的方子，笔者用来治疗血栓时，很多病人没有阴虚的症状，仍然可以使用玄参，加上大剂量的当归、金银花。玄参是一个溶栓的药物，用玄参不见得有阴虚，以此类推用金银花不见得有热毒，用附子不见得有寒邪。

再比如治疗复发性口疮，一个最简单的办法是用导赤散。有人可能会说："这样用方有问题，因为口疮很多是阳虚的。"其实没有关系，阳虚的可以在导赤散的基础上加温阳药，加细辛、附子或者肉桂、牛膝等。用导赤散是直取其病，根据阴阳再随证化裁。

我们的处方往往都是直取其病，随证化裁。比如我们用小柴胡汤时要加细辛，细辛是少阴经的解热剂，明明是少阳病却用少阴经的药。我们用麻黄附子细辛汤时要加黄芩，明明是个少阴病却加少阳的药。这些例子都告诉我们，需要思考如何跳出阴阳，不离阴阳。

（六）温补学派、滋阴学派与扶阳学派

第一个讲温补学派。温阳和升阳是两个概念，进一步拓展来讲"温"和"补"是两个概念，"温"和"升"也不一样。郑钦安强调温，张景岳强调补。在补的问题上，补肾气是基本，然后补肾阴，补肾阳，甚者填肾精，进一步需要打通奇经八脉，这是温补学派的一个基础的知识。

《伤寒论》中有四逆汤急温之，但急温之之后还要缓补之，《金匮要略》中还有肾气丸，告诉我们温后要补，否则收不了工。如果单纯用温药扶阳，用附子去温，有时病去十之七八分，就无法再继续缓解。

再比如太少两感证用麻黄附子甘草汤或麻黄附子细辛汤，感冒很快就能缓解，但是这种人由于阳气虚，容易发生太少两感，过两三个月又感冒，反复地感冒。《金匮要略》曰："风气百疾，薯蓣丸主之。"告诉我们太少两感解了之后，还要用薯蓣丸去补。

所以看待问题要客观，如果能把《伤寒论》和《金匮要略》打通，就能看到各个学派的优点和局限。温补学派也是各家学说中的重要一支，后世张景岳从肾气丸化裁出左归丸、右归丸，叶天士通补奇经八脉又有所发展。通补奇经用血肉有情之品的源头其实还是从《伤寒论》而来，黄连阿胶汤中的阿胶即为血肉有情之品。

第二个讲滋阴学派。之所以要讲滋阴学派，是因为阴中求阳，是为求本。中医提倡滋阴降火有着深刻的道理，肾为水脏，首先是肾气虚，然后是肾阴虚、肾阳虚，最后是肾精亏虚，累及奇经八脉。不管是肾阴虚、肾阳虚，背后都是肾精亏虚。因为阴阳是肾精的变化，从两精相搏然后才有阴阳，肾精化生出肾阴和肾阳。肾阴虚和肾阳虚指的是气化，肾精虚已经损伤其形质。肾阴、肾阳都为肾精所化，但是肾精属阴，属于阴精，所以肾阴虚、肾阳虚的本质都是"阴虚"，这就是滋阴学派讲"阳常有余，阴常不足"的原因。如果认识到肾阴虚和肾阳虚的本质都是肾精亏虚，大家就会清楚金匮肾气丸的基础方

是六味地黄丸（指方剂的基础，不是指成方年代），是在熟地、山茱萸、山药的基础上加了附子、肉桂，为阴中求阳。

阴中求阳和阳中求阴有本质的不同。养肾阴不会以四逆汤为基础，温肾阳才会以六味地黄丸为基础加味。要阳中求阴是因为滋阴的药太滋腻，需要阳气来运化，因此需要反佐温阳，这与阴中求阳完全不同。

我们有一个心法叫"气升水布，火降血下"，可以用来指导治疗糖尿病，用地黄补水，黄芪提气，气升则水布，就像太阳把地面上的水蒸腾上去。之后加一点点黄连降温，如水汽遇冷就会形成倾盆大雨，这样血糖就降下来了。这只是一个基本的思路，具体治疗很复杂，我只是取类比象地告诉大家一些基础知识。这里的黄连是用于反佐，与阳中求阴、在补阴药中反佐一点温药的道理相似，但与阴中求阳、在滋阴药的基础上予以温阳药完全不同。由此可知，滋阴学派讲"阳常有余，阴常不足"很有道理，其思想来源于金匮肾气丸。

第三个讲扶阳学派。理解了温补学派和滋阴学派，就能更好地理解扶阳学派。扶阳学派的理论主要来自《伤寒论》，比如用四逆汤去温，这是一个共识。但《伤寒论》是气化与形质并重的，不只有四逆汤，还有《金匮要略》的肾气丸。《伤寒论》治疗外感疾病，要先复气化，就像我们的口诀所讲"形气同病，先调其气"。因为调气的效果很快，比如少阴病的下利、呕吐，用四逆汤急温之，可以很快地恢复。但是复其形质的时间较长，用金匮肾气丸复形质要服用100天，往往内伤病大多需要调形质，所以金匮肾气丸出自《金匮要略·血痹虚劳病》。

《素问·生气通天论》曰："阳气者，若天与日，失其所，则折寿而不彰。故天运当以日光明。"白天人的阳气从瞳孔（命门）出来，在人体内循环；晚上阳气潜降下去，所以白天气门开，也就是天门开；晚上气门闭，也就是天门闭、地道开。这个过程即为《素问·生气通天论》中讲的："日中而阳气隆，日西而阳气已虚，气门乃闭。"《素问·上古天真论》曰："天癸竭，地道不通，故形坏而无子也。"阳气通于天气、通乎天门，阴气通于地气、通乎地户，天门是百会穴，地户是会阴穴，天地之间的联系很密切，包括天癸与天门也有密切联系。"天一生水"的"天"即指天癸，"地六成之"的"地"即指地道。天癸在脑垂体的位置，往下作用于生殖系统，地道通则指月事以时下。

扶阳学派重阳气是有原因的，《素问·宝命全形论》曰："人生于地，悬命于天。"阴阳气交乃化成人。《素问·生气通天论》曰："阳气者，若天与日，失其所，则折寿而不彰。"说明阳气对人的生命有重要作用；还讲"阳化气"，如果只有形质、没有气化将是个死人。《伤寒论》也重阳气，三阳为实、三阴为虚，三阴虽然也有寒化、热化，但三阴是重症，首举阳气。比如少阴病篇讲呕吐、下利、亡血之时，当用四逆加人参汤急温之，而没有采取养阴的办法，这是因为"有形之质难以速复，无形之气法当急固"，人参可以快速扩充血容量，防止出现厥阴病的休克。

在人体的生命周期中，很多生理活动都有一个调定点，复形质是一个缓慢的过程：一般用填精药以14日为知，100天为期。单纯用温阳药虽然见效快，但是有一个问题：如不复形质，治到最后可能无法收工。比如有人将附子用至100克，甚至700克，温到最后疗效却并不理想，这是因为除了温，还有补，除了无形之气，还有有形之质，它们是相互影响的。

温法有讲究，太阴病、少阴病和厥阴病的温法都不同。太阴病手足自温，如怕饮冷水，病在太阴，可用理中丸；若手足不温，至少在少阴，理中丸要加附子。但是好多人明明阳虚，用了附子却不见效，因为病在厥阴时，很多人会辨成少阴病，而不认识厥阴病。另外，少阳阳气郁闭也可以出现四逆，如四逆散证。曾经有个老中医治疗一个病人，这病人非常怕冷，夏天也要穿大棉袄，前面多位医生用了附子不效，这个中医却用龙胆泻肝汤，病人服药后怕冷的症状就没有了，因为他的怕冷是少阳夹湿证。

三、水火大论

（一）水火大论基础知识

1. 阴阳应象

《素问·阴阳应象大论》曰："阴阳者，血气之男女也；左右者，阴阳之道路也；水火者，阴阳之征兆也；阴阳者，万物之能始也。故曰：阴在内，阳之守也；阳在外，阴之使也。"前面讲阴阳理论时，只是简单地提了阴阳应象学说。这里详细讲解一部分阴阳的象，以帮助大家更好地理解水火大论。

第一种阴阳的象是天、地。"阴阳者，天地之道也"，所以天地为阴阳之象。前面已讲气交的问题，天地气交化生出三阴三阳，以天为阳，以地为阴，"积阳为天，积阴为地"。后世则用八卦中的乾坤来解释天地。

第二种阴阳的象是清、浊。"清阳为天，浊阴为地"，古人认为清的属于阳，浊的属于阴。

第三种阴阳的象是寒、热。"寒极生热，热极生寒。寒气生浊，热气生清"，为什么浊为阴、而清为阳呢？因为寒气生浊，热气生清。所以寒热和清浊，都与阴阳有关系。

第四种阴阳的象是水、火。水为阴，火为阳。这里我们要详细探讨水火的问题，后世以郑钦安为代表的扶阳派（或者说医易汇通派），用坎离这两个卦象来讲水火。八卦中的坎卦（☵）、离卦（☲），分别代表着世间的水和火。水火是一种阴阳之象，坎离也是一种阴阳之象，用坎离来解释水火是以象解象。

第五种阴阳的象是形、气。"阳化气，阴成形"，气是阳的象之一，形是阴的象之一。《素问·阴阳应象大论》曰："水为阴，火为阳。阳为气，阴为味。味归形，形归气；气归精，精归化。""阴为味""味归形"，所以形属于阴；"阳为气""形归气"，所以气属于阳。我们看水火大论图（彩图5），一边是肾气，另一边是营血；一边是气，另一边是形。

第六种阴阳的象是气和味。阳为气，阴为味，气是阳的一个代表，味是阴的一个代表。这里讲的气味和药性里的四气五味不一样。药性的四气指寒热温凉，这里的气和味是指通过人体的感觉器官所获得的感受。比如我们拿到一种药材或食材，味是指用口尝，气是指用鼻闻。阳为气，味为阴，阴的东西味重，阳的东西气重。比如厨房中的肉桂、丁香、八角等这些香料，大都气很重，人一闻感觉都刺鼻。当然也不是所有气重者都代表阳，但是气重者多属阳。

第七种阴阳的象是血、气。"阴阳者，血气之男女也"，血和气代表着阴和阳，女和男也代表着阴和阳。因为男子重气，女子重血，所以认为"阴阳者，血气之男女也"。

第八种阴阳的象是左、右。《素问·阴阳应象大论》曰："左右者，阴阳之道路也。"比如人身体的左侧和右侧就有所不同。

第九种阴阳的象是内、外。"阴在内，阳之守也；阳在外，阴之使也"，所以阴在内，阳在外。比如阳维脉在身体的外面，在肌体1～2毫米的范围内，都可以感受到人体的热场；阴维脉在里面，所以阴在内，阳在外。

第十种阴阳的象是上、下。"阴味出下窍，阳气出上窍"，所以上、下也是阴阳的一种象，中医认为人的上半身由阳所主，下半身由阴所主。由此可见，左右、内外、上下，都是阴阳的象。

2. 阴阳更胜，阴阳反作

前面我们列举了阴阳的10种象，再列举两种阴阳的象，以便大家更深刻地理解。《素问·阴阳应象大论》中提出"阴阳反作"和"阴阳更胜"，阴阳更胜指阴阳的偏胜，比如阴胜则寒，阳胜则热；阴阳反作则指清阳不能上升，浊阴不能下降。《黄帝内经》认为阴阳更胜是"病之形能也"，形指形体，阴胜的人冷得打哆嗦，抖成一团，这就是"形"；能指状态，比如阴胜的人冬天很难受，阳胜的人夏天很难受。阴胜阳胜，阴阳更胜，即"病之形能"。前面阴阳论治中，我已详细讲解了阴阳更胜，这里不再重复。

《素问·阴阳应象大论》曰："清气在下，则生飧泄，浊气在上，则生䐜胀，此阴阳反作，病之逆从也。""阴阳反作"具体是指清气本应要上升，却降到下腹，人就腹泻；浊气本应下降，却在腹部上面胀着，不往下排，这就叫"阴阳反作"，即病之逆从。我们叫太阴阳明"更虚更实，更逆更从"，如果阴阳反作、清气在下、浊气在上，"此曰乱气"。《素问·阴阳应象大论》主要提出了两大疾病，一是阴阳反作，一是阴阳更胜。阴阳反作就导致"乱气"，比如胃食管反流病等。

这些阴阳应象的基本知识有助于我们更好地认识传统中医的象思维，比如传统理论说麻黄色青，青色属肝，属龙，内里中空，空的地方就能够行水，所以麻黄能够发表行水。但是竹子、芦根都是中空之药，怎么不能代替麻黄发表行水呢？所以中医的这套理论很多都基于想象，象有助于我们理解和思考，灵感思维和形象思维都属于象的范畴。但是象的背后是规律，即我们所说的科学思维。我们用灵感思维和形象思维来启发我们的思维，用科学思维来提炼我们的思维，所以笔者始终强调要把科学思维与灵感思维、形象思维结合起来，不能总局限于象，不要迷惑于象。我们需要去思考这些问题，传统中医不一定能够接受中西汇通的思想，但是可以试着去思考。

3. 中西汇通解阴阳

我们一定要先把阴阳弄清楚，这是一个大的方向。阴阳学说包含一个基本的观点：阴阳代表了人体的兴奋与抑制的两种基本功能状态，也代表了人体的耗散与自组织的两种状态。人体作为一个耗散结构，一定要发生自组织和耗散这两个过程。第一，关于耗散结构。所谓的耗散指气化活动，因为一个生命体，必须要进行气化活动，才会有生命，没有气化就没有生命，只会是一具尸体。而气化活动是消耗物质与能量的过程，比如人要吃饭，要饮水，要消耗食物，把食物发生物质、能量与信息的转化。"阳化气"，便指这个耗散过程，中医称之为气化，西医称之为新陈代谢。第二，关于自组织。人的生命不仅在发生耗散，还要发生自组织。因为不发生自组织，就不能由一个受精卵发育成一个完整的胎儿。即便是一个胎儿，如不发生自组织也不能长大。胎儿不断地成长，成为一个成熟的个体，生长壮老已，这便是自组织的过程，一个躯体不断成长的过程，中医称之为"阴成形"。所以阴阳代表人体的耗散和自组织的过程，这就构成了一个耗散结构。人体为一个耗散结构，每天要吃喝拉撒，消耗物质与能量；但也一直伴随着自组织的过程，身体不断地生长，一直长大之后，衰老死亡。这个过程即为阳化气，阴成形，也就是形与气的问题。

（二）真水真火

前面已讲水火大论的基础知识，此处正式进入水火大论的核心内容。

肾虚分成3个由浅入深的阶段：第一个阶段是肾气虚，肾气虚的病人表现为腰酸、腿软等症状，此时阴虚、阳虚的症状不明显；第二个阶段是肾阴虚和肾阳虚；第三个阶段是肾精亏虚，累及奇经八脉。从肾气虚到肾阴虚、肾阳虚，最后到肾精虚，这是病理的变化过程。而正常的生理过程又是怎样的？首先，生命的产生是两精相搏，精卵相受，这是我们的先天之精，即肾精。然后肾精化生阴阳，阴阳运化五行，有了肾精化生阴阳，此时就有了肾阴、肾阳；阴阳运化五行，就诞生了新的生命。生命产生的过程与疾病影响人体的过程恰好相反。

请注意看一下认识生命示意图（彩图6）：两精相搏，精卵相受，新生命从此发端，之后化生出肾阴、肾阳，这个过程相对容易理解。但是肾阴、肾阳化生之后的关系较难理解，而通过水火学说的详细讲解有助于我们去理解它。

中医习惯用真火来形容肾阳，用真水来形容肾阴。为什么用真火形容肾阳、用真水形容肾阴？因为人身上除了真火还有客火，除了真水还有客水。真火是指我们身上的阳气，真水是指人体身上的津液；而客火是邪火，客水是邪水（痰饮水湿）。这涉及了主客学说，真火是主、真水是主，客火是客、客水也是客。

真火和真水之间的关系体现为"阳加于阴谓之化"。"阳加于阴"的例子有很多：第一个例子，天气，夏天非常热，太阳的温度作用于地上的山川、湖泊、海洋，通过太阳温度的"阳加于阴"，导致水液被蒸腾变化为气，上升为云，这就是"阳加于阴谓之化"。一开始明明是水，后来就化成了气，这就是阳化气。第二个例子，煮饭，锅内是水，锅外是火，水火一交济，阳加于阴，最后饭就熟了。这个过程没有火，饭不会熟；没有水，饭也不熟。下面火烧着，锅里面的水就化为气，咕咚咕咚不停地冒白气，这就是"阳加于阴谓之化"，化指变化，把水化为气，这就是阳化气。第三个例子，出汗，标本法讲，人体正常出汗的过程，是少阴的阳气作用于太阳的寒水，阳加于阴，汗就出来了。第四个例子，男性的阴茎勃起，阴茎勃起的过程是"阳加于阴"，相火发动，作用于阴器，导致阴茎海绵体充血。以上这几个例子都很好地体现了"阳加于阴谓之化"。

（三）火降血下，气升水布；降已而升，升已而降

我们沿着水火大论图（彩图5）中的营血这条线往左走，火降血下，降已而升。火降血下反映在左手的寸关尺，对应心肝肾。首先，如果阴不制阳会发生客火上炎，出现心肝肾三脏之火、浮游之火，我们用黄连、黄芩、黄柏治疗。其中，心火有余用黄连，肝火有余用黄芩，肾火有余用黄柏，用这3个药来泻心肝肾的客火，也就是邪火。还有一种情况，心血不足用阿胶，肝血不足用白芍，肾的精血不足用地黄。即3个泻火药，3个补血药。我们把脉定在左手的寸关尺，口诀是"火降血下"。火降血下之后，要"降已而升"。

我们再看彩图5，沿着肾气往右走，是气升水布，升已而降。反映在右手的寸关尺，分别对应肺脾肾。按照平脉法，这里右手的寸关尺分别对应麻黄、白术、附子和黄芪、人参、山药。其中，肺为水之上源，故用麻黄，脾主制水而用白术，肾为水之根故用附子。所以，临床上但凡遇到客水泛滥的有余之病，就可以考虑用麻黄、白术和附子，甚至可以把这3个药合在一起用，见效非常迅速。比如肾小球肾炎、肾病综合征和类风湿关节炎等，表现为水湿泛滥之证，我们从寸关尺的

脉象来定麻黄、白术、附子，去治它的有余之水。水液不足的疾病，用黄芪、人参、山药也能够解决问题，比如治疗糖尿病的消渴，就可以用黄芪、人参、山药，这是常见的配伍。

糖尿病病人为什么会口干、口渴？其中的原理可运用取类比象的方法简单来理解，比如烈日炎炎，温度高了就会干。太阳把地表的水蒸腾上去，水化为气，遇到一点冷空气就化为倾盆大雨降下来，这就是升已而降。黄芪、人参、山药蒸腾水液，冷空气就好比处方中的一点黄连。所以我们可以用山药、黄芪、人参、黄连这些药配在一起，治疗消渴。如果热象不重，可以只用一点黄连；如果热象重，也可以大剂量地使用黄连。

彩图5最右边的水是客水，指体内的痰饮水湿。《伤寒论》中关于治疗客水，最常用的药是"三泻"，即茯苓、猪苓、泽泻，来泻客水。

（四）水火大论小结

我们首先讲了阴阳常见的十二种象。"阴阳者，血气之男女也"，如水火大论图所示，血在左边，气在右边，即肾阴和肾阳的关系；关于男和女，我们讲了男子的勃起，女子的月经（参考第一章温阳概论中阴阳制化的内容）。"左右者，阴阳之道路也"，我们讲了左右手的脉。《素问·阴阳应象大论》中专门阐释了"左右"的问题："天不足西北，故西北方阴也，而人右耳目不如左明也。地不满东南，故东南方阳也，而人左手足不如右强也。"书中说"西北方阴""东南方阳"，所以人的右耳目不如左耳目聪明，聪指听得见、明指看得见；人的左手足不如右手足强健，这是用阴阳来解释人体。

"水火者，阴阳之征兆也"，我们讲了真水与真火的关系。郑钦安或者易医学派用坎卦和离卦来讲水火、离中虚、坎中满等，因为他们师承道家，四川的道家对医学的影响很深刻，这一点在郑钦安所写的扶阳三书、黄元御的《四圣心源》等书中都有体现。我们还进行了关于阴阳的其他论述，比如"阴在内，阳之守也，阳在外，阴之使也"，等等。至于火，一般说人身上有三火，君火、命火、气火，还有的认为有第四种火，相火，并反复强调水生木、木生火的关系。脾胃病的治疗也会反复强调水火学说，以土立极治疗脾胃病，这还涉及五行立极的问题，有兴趣者可以去看笔者以前发表的《水火学说在脾胃病的运用》和《再论水火学说在脾胃病的运用》两篇论文。肿瘤六经辨证法也会涉及以土立极来看水火的问题。

形与气也是阴阳的一个象。阴成形、阳化气。阳化气的过程表现为阴得阳化而为气，即以阳化阴；阴成形的过程表现为阳得阴制而成形，即以阴恋阳。这就是阴阳制化，阳加于阴谓之化，水火既济谓之制，这部分内容在温阳概论中已详细讲述。

有关水火学说的内容，笔者讲得并不完善，如果讲得很复杂，容易使大家感到迷惑，笔者只是把最核心、最精华的东西告诉大家。通过对水火大论的讲解，大家能明白几个道理：第一是明白人体的阴阳、气血、水火、男女的关系。第二是明白平脉法的道理。平脉法的原理主要有两个，一个是九九制会，另一个是水火大论，即所谓"阴阳者，血气之男女也"和"水火者，阴阳之征兆也"。左、右手的脉对应的是："气升水布，火降血下，升已而降，降已而升。"这是我们的口诀，出自《素问·阴阳应象大论》。第三是明白医学一统的实质。只有明白了水火大论，才能知道扶阳学派、滋阴学派、温补学派、攻邪学派之间的关系，才会明白这些学派是怎样利用水火理论来指导临床实践的。

四、阴阳研究

中国传统文化把阴阳讲得很深奥，其对阴阳五行的解释，停留在哲学层面，但是哲学与科学是有区别的。如何简单地理解与描述阴阳呢？从功能上来讲，阴阳是生理学上讲的兴奋与抑制。什么原因导致人体的兴奋与抑制？主要是在蛋白质与核酸层面的活化与失活，导致细胞、器官发生兴奋与抑制，从而使人整体表现出兴奋与抑制，即阴与阳的两种状态。

中医认为人体是以气血精津液为基本原料，以经络为通道，通过相互协同、相互制约的五脏，发生气血精津液的运动与变化，这是中医讲的气化。气化活动最终表现为生理功能的兴奋与抑制，即阴和阳的状态，从而完成生命活动与生殖活动。西医认为人体是以氧、糖、脂、蛋白质、维生素、微量元素为基本原料，通过八大系统（运动、生殖、神经、呼吸、消化、循环、泌尿、内分泌）的协同作用，发生物质、能量与信息的转化，最终使细胞与器官功能出现兴奋与抑制状态，从而完成生命活动。

所以中医说的原料是气血精津液，西医是氧和营养物质；中医是以经络为通道，通过五脏发挥作用，西医是八大系统；中医最终发生的是气血精津液的运动与转化，即气化；西医最终是物质、能量与信息的转化，即新陈代谢；中医最终所呈现的是阴与阳的两种功能状态，西医是生理功能的兴奋与抑制。

西医认识人体主要有3个学派：第一是结构学派，主要通过解剖、光学显微镜与电子显微镜，去研究人体的结构。第二是功能学派，从系统、器官、细胞和蛋白质水平上，去了解人体的功能。第三是信息学派，主要研究生物大分子（如核酸、蛋白质、多糖等）是怎样传递生物信息的。例如核酸是三联子编码，是信息的一个主要分子；蛋白质通过量的变化和磷酸化来传递生物信息；多糖也传递生物信息。

我们可以从3个方面去研究阴阳：第一，阴阳的物质基础。基因、蛋白，包括神经内分泌等方面都可以表现出阴阳的某些特性，所以阴阳是有物质基础的。阴阳的物质基础不是某一个物质，而是多个物质都影响机体的生理功能，协同表现为阴与阳的特性。第二，阴阳的功能。比如要研究导致机体的兴奋与抑制的原因，可以从蛋白质、细胞和整体水平上去研究。第三，阴阳的信息。可以从物理学的层面去探讨，比如可以把阴阳理解为人体内物质、能量与信息的两种状态，阴成形是物质、能量和信息的自组织过程，从而形成细胞与器官，构成了"人"这个自组织的生物；我们活着的人需要消耗物质与能量，而阳化气是物质和能量的耗散过程；阴平阳秘是机体的一种自然有序状态，这些是以耗散结构理论为指导的阴阳研究方法。综上所述，研究阴阳一方面可以去寻找阴阳的物质基础，另一方面可以从功能上去寻找阴阳的功能特征。只有把结构与功能有机地结合起来，才能更好地说明阴阳的本质。

（一）阳化气研究

恶性肿瘤的特点是细胞分化低下，细胞的功能缺失。一个分化不成熟的细胞不具备细胞的完整功能，比如肝癌细胞合成白蛋白的功能低下。功能活动指的是气化，阳化气代表人体的功能活动。温阳药物有助于化气，能够促进细胞分化，提高细胞的功能活动，从而逆转肿瘤细胞，使其具有正常细胞的功能。笔者的硕士研究课题是有关附子多糖诱导早幼粒白血病细胞的分化方面的内容，通过研究发现有些效果，但不是很明显。临床上使用附子的剂量要大，需用到病人发热、阳气来复为止，才能见到比较好的疗效。

（二）阴成形研究

痰饮水湿属于阴的范畴，与肿瘤的形成有关系。阳虚阴胜就会导致寒痰凝结，所以我们研究用温化寒痰法治疗肿瘤。结果发现，单用化痰药物治疗痰饮凝结，效果不一定好。因为"病痰饮者，当以温药和之"，当临床中用附子配土贝母、半夏、瓜蒌、天南星等化痰药时，疗效会显著增加。而且研究还发现，单用附子时能够促进肿瘤细胞迁移，单用土贝母、瓜蒌等化痰药物能够抑制肿瘤细胞迁移，但是当附子配瓜蒌或土贝母时，不仅附子促进肿瘤细胞迁移的作用没有了，而且能够增强土贝母等药物的化痰作用。所以"病痰饮者，当以温药和之"，这句话很有道理，既治疗肿瘤不能够单纯化痰，也不能单纯温化，我们做过许多类似的研究。

（三）和阴阳研究

用麻黄治疗肿瘤的代表方为治阴疽的阳和汤，《外科全生集》曰："非麻黄不能开腠理，腠理一开，寒凝一解，气血乃行，毒亦随之消矣。"《神农本草经》亦记载麻黄能抗肿瘤，治疗癥瘕积聚。而用莨菪治疗肿瘤来自《圣济总录》，书中用莨菪配大枣，治疗"冷痃癖气"。莨菪温里，麻黄温表，两者都用来治疗阳虚型肿瘤。

但中医的理论其实很朴素，阴阳在各个层面都有相应的物质基础，交感、副交感神经即为阴阳的物质基础之一。我们研究发现，麻黄含麻黄碱能兴奋交感神经，莨菪含莨菪碱能阻断迷走神经兴奋。交感神经和迷走神经在体内相互拮抗，交感神经兴奋使机体消耗，迷走神经兴奋则使机体储备，在人体表现出类似阴与阳的功能活动。所以我们就用麻黄碱来兴奋交感神经，用莨菪碱来阻断迷走神经，可以导致第二信号分子cAMP、cGMP表达的变化，从而把乳腺癌细胞阻滞在G1期，最终抑制肿瘤的生长。

《伤寒论》用麻黄附子甘草汤治疗少阴病"但欲寐"，即白天瞌睡、困顿，其实为西医所谓迷走神经兴奋；而黄连阿胶汤治晚上失眠，为西医所谓交感神经兴奋。所以中医理论直白化后，操作起来会更简单。通过研究麻黄的抗肿瘤作用，我们已经非常确切地知道它的机制是什么，适用于什么类型的肿瘤。

（四）阴阳应象研究

我们做过季节与卵巢癌的关系研究，发现12月到3月复发的病人中位生存期只有19个月；而4月到11月复发的病人中位生存期是47个月，差了两倍多。卵巢癌12月到3月复发的无疾病进展时间只有8个月；4月到11月复发的是20个月，也差两倍多。

若从传统中医的角度去看，"阳气者，若天与日，失其所，则折寿而不彰"，中医把阳气比喻为太阳，认为人体的寒与外界寒气相通，自然界日照最弱的时候是冬季（这与地球、太阳甚至银河系之间的复杂关系有关），而卵巢癌是阳虚型肿瘤，所以冬天是卵巢癌的高发期，临床亦常用真武汤类似的温阳方去治疗卵巢癌。而通过研究，发现其实机制很简单，因为人体内的一个内源性肿瘤抑制剂是维生素D，维生素D在体内的合成来自于光照，冬天光照低导致维生素D水平低，所以肿瘤容易复发，这是现代科学的解释，揭示了天人相应观落实到卵巢癌上的机制，我们还将研究成果发表在了某西医杂志上。所以，其实不用赤道黄道、天干地支、五运六气等高深莫测的语言，通过揭示现象背后的科学规律，完全可以用更通俗、更直接且人人都可理解的语言来解释为何阳虚型的卵巢癌容易冬天复发，生存期短。

（五）温阳治疗肿瘤的临床研究

"生之本，本于阴阳""少阳相火不可妄动""癥坚之下，必有伏阳""病痰饮者，当以温药和之"，我们要认真思考这几句话的道理。研究发现，用温法治疗的胰腺癌病人生存期最短，没有活过25个月的。临床上有很多胰腺癌病人表现为阳虚，有些表现为乌梅丸证。用乌梅丸可以显著改善病人的症状，但是很多病人的肿瘤却在进展。由此可见，辨证论治的优缺点值得进一步深思。

通过对胃癌的研究也发现：温法治疗的晚期胃癌病人生存期最短，很多都小于12个月。事实上，这些病人临床上使用温阳药物后，怕冷、乏力、消瘦、纳差、腹胀的症状改善很快，但是生存期大多较短。

用温法治疗肿瘤，里面有很多诀窍。我们对病人进行了多年随访，并经过现代科学研究之后，对温法治疗肿瘤的认识有了很大改观。研究了温法的机制后，我们虽然也用温法治疗肿瘤，但是处方用药与传统的温法相比有了明显变化，配伍上也有很多讲究。这个过程经历了从临床到动物实验，再到细胞研究，找到方法以后又回到临床。

比如温法可以促进细胞生长，但是把温法和化疗药物同时使用，先用人参把细胞阻滞在S期，然后用卡培他滨这类化疗药治疗。一个促进细胞生长，另一个杀灭细胞，这就是寒温并用、中西汇通的思想。

举一个病例，一位卵巢癌病人，肿瘤大概四五厘米，我们用大黄䗪虫丸这类处方，稳定了病情，控制住了肿瘤生长。她同时在做介入治疗，所以不能说完全是中药的效果。由于挂不上号，她找了另一个中医大夫治疗，用了十全大补汤，不到3个月，肿瘤长到了14～15厘米，腹大如鼓，全身衰竭，人很快就去世了。对于我们的治疗，有人会质疑：病人全身状况很差，为什么还要用大黄䗪虫丸？从这个病人的治疗经过中，我们需要深入思考此问题。

五、答疑

学生问："左为阳，右为阴"的概念是从哪里来的？有依据吗？

吴老师答：有依据。《素问·阴阳应象大论》中就提出了"左为阳，右为阴"，"左右者，阴阳之道路也"。还说："天不足西北，故西北方阴也，而人右耳目不如左明也。地不满东南，故东南方阳也，而人左手足不如右强也。帝曰：何以然？岐伯曰：东方阳也，阳者其精并于上，并于上则上明而下虚，故使耳目聪明而手足不便也。西方阴也，阴者其精并于下，并于下则下盛而上虚，故其耳目不聪明而手足便也。故俱感于邪，其在上则右甚，在下则左甚，此天地阴阳所不能全也，故邪居之。"这些内容与我们民间的好多说法很相似，比如男左女右等。读了这段话，我们就能明白"左为阳，右为阴"，《黄帝内经》中已经说得很清楚。

学生问：吴老师，请问形与气的关系能不能再给我们讲一下？

吴老师答：有关形与气是出自于《素问·阴阳应象大论》。原文说的是"味归形，形归气；气归精，精归化。精食气，形食味；化生精，气生形"，讲的是精、气、形、化的关系。之前我们讲过形、气、神，也讲过精、气、神。这段文字就是讲形气与精的问题，应该是从"形归气，气归精，精归化"这里把它断开。"味归形"是说味重的东西，能够补形，所以叫作"形食味"。倒着来推，由于"气归精"，所以说"精食气"。"精食气，形食味"与"味归形，气归精"是对举的。"精归化""化生精"与"形归气""气生形"也是对举的。我们要弄清楚，"味归形，形归气，气归精，精归化"，这是前面四句，后面相对称的是"精食气，形食味，化生精，气生形"，把顺序颠倒一下，意思就出来了。

学生问：老师，您说痰饮是客水和阴邪，它到底是伤气还是伤形呢？

吴老师答：这个提问非常好，痰饮水湿是病理产物，它应该是伤气还是伤形？我们认为它的损伤是初在气，日久损及形质。前一个问题提到《黄帝内经》的那一段话，就讲了形与气的关系，形和气之间的关系，不是完全孤立的。

第四章 桂枝法

一、桂枝五证

1. 中风

桂枝温卫、芍药和营，两药合用治疗太阳中风表虚证，代表处方是桂枝汤。桂枝汤既可治疗太阳病，又可治疗太阴病。

2. 虚劳

桂枝走心，附子走肾；桂枝通任，附子温督；桂枝还可平冲。《金匮要略·血痹虚劳病》主要就讲了桂枝证和附子证，后者如肾气丸。文中讲到虚劳病常见沉迟脉，又讲："虚劳腰痛，少腹拘急，小便不利者，八味肾气丸主之。"笔者体会肾气丸的脉多是沉迟脉，但即便是沉迟脉，有人吃了仍然上火。原因是肾气丸中三泻的力量不够，所以可再加牛膝、车前子，就成了济生肾气丸，其中牛膝既补肾又引血、引热下行，车前子既补肝肾又利湿热。

3. 任脉病

桂枝走任脉，有提高心率的作用。《黄帝内经》曰："任脉为病，男子内结七疝，女子带下瘕聚。"故蓄血证多用桂枝。桂枝的作用在心入任脉，任脉自上而下交于督脉；附子的作用在肾入督脉，自下而上交任脉，一个在上、一个在下，一个走任、一个走督。桂枝走任脉，常配芍药、大枣；附子走督脉，常配麻黄（如麻黄附子细辛汤）、鹿茸（《温病条辨·下焦篇》鹿附汤）。附子走肾，腰痛为其独证，故"虚劳腰痛，少腹拘急，小便不利者，八味肾气丸主之。"肾气丸证如果服药前腰不痛，服药后可能会出现腰痛，因为药物作用于某经，服药后该经特定的几个穴位，可能会出现不舒服的症状。

任脉总任诸阴，身体前正中线，或与正中对称的疾病，多从任脉治疗，且多受激素的影响。心脏在任脉上，主血脉，所以桂枝汤可以温心阳。女性雌激素撤退后心脏病的发生率增加，补充雌激素可以降低心脏病发生的概率。奔豚气上冲胸多见于更年期，也可以用桂枝类方；如果病在少阳伴有往来寒热的，是奔豚汤证。

桂枝可平冲也与任脉有关系，因为冲任两脉的关系很密切，冲脉的很多病都与任脉的激素低有关系。比如女性在更年期雌激素水平低，容易表现为更年期综合征，出现潮热、心烦、汗出等症，这些神经官能症与奔豚类似，治疗需平冲，可以用桂枝汤治其潮热汗出。冲脉隶属于阳明经，代赭石也能平冲。厥阴肝寒上冲的吴茱萸汤证，风火上冲的天麻钩藤饮证，都与冲脉有关系。

4. 水饮

桂枝能温阳化饮，治疗太阳蓄水的代表处方是五苓散，兼少阳病可用茵陈五苓散，水饮上冲者可用苓桂术甘汤。水饮之所以会上冲，是因为心阳虚。乌梅丸证的气上冲胸也是这个原因，但是病位在厥阴经，所以治下面的病有川椒，治上面的病有桂枝。五苓散证有一个特点是咳而遗尿，即《黄帝内经》所谓膀胱咳，如见到咳而遗尿直接就可以用五苓散。如果兼有气虚，加人参或党参，即为春泽汤。如果病人不说咳而遗尿，也可通过抓独来确定，舌淡津润而尺长者，即为五苓散证。

5. 瘀血

有的蓄血证可用桂枝剂，如桂枝茯苓丸、桃核承气汤。但瘀血入络者为干血，此即叶天士所说的久病入络，就不用桂枝，而要用虫类药，如下瘀血汤、大黄䗪虫丸等。

二、桂枝药理

现代医学研究认为桂枝有以下作用，可与中医学中的桂枝作用进行对比。

1. 扩血管作用

治疗血管收缩，脉细欲绝，代表方剂如当归四逆汤。

2.强心，增强心率

桂枝甘草汤可治疗心悸，病窦综合征可用30克桂枝或肉桂。阳虚无水湿的病人，有的用了大剂量的麻黄会出现心悸，而用桂枝则不会出现心悸。

3.通经作用

能够促进排卵，促进女性月经提前，调整月经后期，治疗不孕，如温经汤含有桂枝可治疗不孕。

4.活血作用

改善高凝状态，太阳蓄血证用桂枝，如桂枝茯苓丸、桃核承气汤。

5.利水作用

此作用与其强心和扩张血管有关，通过扩血管引起肾小球血管扩张而利尿，代表处方如苓桂术甘汤。

6.发汗作用

桂枝的发汗作用是间接的，是通过扩张血管来帮助发汗药物发汗，如麻黄汤中，桂枝扩张血管帮助麻黄发汗。

三、桂枝脉象

《金匮要略·血痹虚劳病》中论及了12个桂枝脉象。

1.芤脉、微脉

芤脉是浮取中空，与浮大脉相似。芤脉是中医所谓的血虚，可以用当归、川芎，如四物汤；也可以用桂枝汤来治疗，因为桂枝汤中有芍药、大枣，方中大枣的量宜加大。微脉是脉没有力气，《金匮要略》中见微脉要加黄芪、人参，如黄芪桂枝五物汤治疗"血痹脉阴阳俱微，寸口关上微，外证身体不仁，如风痹状"；又如《备急千金要方》云："虚劳里急，诸不足，黄芪建中汤主之。"又加人参二两。所以脉微、脉力不够者，加人参或黄芪；芤脉、血容量不足者，加当归、川芎、芍药、大枣之类的补血药。

2. 浮脉、大脉

浮脉和大脉也可以用桂枝。"男子脉大为劳，极虚亦为劳""脉浮者里虚也"，浮大的脉可用桂枝汤或桂枝加龙骨牡蛎汤一类的处方。因为浮大脉是脉管扩张，要用芍药收敛，山茱萸也可收敛，如借鉴张锡纯的办法，可用山茱萸30～60克。

3. 沉脉、迟脉

与浮大脉相对的脉是沉迟脉，沉迟脉也是虚劳脉的一个代表。沉迟脉表现为脉位下沉、脉率延后，这类脉可以用金匮肾气丸，附子、肉桂是主药，但要在补肾填精的基础上使用。

4. 细脉、涩脉

"男子脉浮弱而涩，为无子，精气清冷"，此伤及肾精，所以此类脉的主要药物是熟地、山药等补肾填精药。至于厥阴病的脉细欲绝，需用当归四逆汤。

5. 结脉、代脉

脉来缓而时一停，治疗的代表方剂是炙甘草汤，又名复脉汤。

6. 弦脉、紧脉

弦脉通常认为是肝脉，紧脉一般认为是寒，但在《金匮要略·血痹虚劳病》中可以见到弦紧脉。弦紧脉表现为血管收缩、张力增加，故可用桂枝扩血管。《金匮要略·血痹虚劳病》曰："脉得诸芤动微紧，男子失精，女子梦交，桂枝加龙骨牡蛎汤主之。""脉弦而大，弦则为减，大则为芤；减则为寒，芤则为虚，虚寒相搏，此名为革。妇人则半产漏下，男子则亡血失精。"此处的弦紧脉是弦大无力，或微紧无力的脉。

治疗虚劳病时，有两对脉需要特别注意：浮大脉和沉迟脉。这两对脉的治疗思路是非常不同的，一个是以桂枝汤类方为主，一个是以金匮肾气丸类方为主；浮大脉常常兼有芤脉和微脉，分别是血不足和气不足；沉迟脉往往兼有细涩脉，这是因为阴阳互化，阴中求阳，阳中求阴。所以，芤脉是血管容量不足故中空，用当归、川芎、芍药、大枣之类的补血药；微脉是脉力不够，可用黄芪、人参补气；浮大脉用芍药、山茱萸收敛；沉迟脉用附子、肉桂温阳；细涩脉为精血不足，以熟地、山药填精补肾；结代脉用炙甘草汤；弦紧脉用桂枝扩血管通经。

四、太阴外证

太阴病分太阴外证和太阴内证。"太阴之为病，腹满而吐，食不下，自利益甚，时腹自痛。"讲的是太阴内证，为消化道的症状。太阴外证则指的是躯体的症状，因为脾主肌肉，所以骨骼肌疾病为典型的太阴外证。比如感冒后容易出现肌肉酸痛者大多为脾虚之人，如果脾虚之人用了发汗药，出现一身肌肉疼痛，常用的处方为桂枝加芍药生姜各一两人参三两新加汤。

风湿性疾病表现在外证，可有皮、肉、骨、脉等不同部位的病变。如果表现为肌肉疾病，需要用桂枝或白术健脾，所以一身肌肉疼痛的风湿类疾病，需要用桂枝汤这类处方。但如果表现为肌肉萎缩，如《金匮要略》所谓"肉极"，多指现代医学中的运动神经元病导致的肌肉萎缩，其代表方为越婢加术汤。越婢加术汤由麻黄、石膏、生姜、大枣、甘草、白术组成。方中的生姜、大枣是健脾药；石膏能够抑制炎症反应；小剂量甘草有健脾的作用，因为甘草具有拟皮质激素样作用，而皮质激素能刺激食欲，同时皮质激素也能抑制自身免疫性疾病的炎症反应；而麻黄在这里具有双重作用，其有效成分麻黄碱不仅是一个免疫抑制剂，还是一个神经兴奋剂。因为运动神经元的疾病需要用麻黄碱来刺激神经系统，这与针刺的原理相似，所以续命汤治疗中风也用麻黄。中风后期遗留肢体活动不利，需要通过刺激神经系统来恢复其功能，如果不用续命汤等内服法，还可以用针灸去刺激神经系统；因为是肌肉的疾病，方中还有白术健脾。但是越婢加术汤治疗肌肉疾病，健脾为何不用桂枝？因为如果桂枝配麻黄会发汗，而内伤的中风病一般无须发汗。

太阴外证表现为肌肉疾病，除了指感冒后一身肌肉疼痛、运动神经元病变导致的骨骼肌疾病外，还包括心肌、全身各个部位的平滑肌疾病，这类疾病都可以用桂枝。比如增强膀胱括约肌的功能，可用五苓散，桂枝配白术健脾，夹饮，用茯苓、猪苓、泽泻利尿；治疗子宫平滑肌的疾病，可用桂枝茯苓丸；桂枝还能增强心肌和血管的收缩力，从而治疗低血压，代表方如桂枝甘草汤；而且桂枝也能作用于胃肠道平滑肌，因为其有效成分桂皮醛是挥发油，属于胃肠道的疏风药，其能增强胃肠道平滑肌的肌力，促进胃肠道蠕动，所以桂枝汤可以用来治便秘，而且方中的芍药也有通便作用。

总之，桂枝治疗诸类疾病，主要是影响肌肉，增强肌力。比如临床有一个病人，舌淡苔白，脉搏没有力气，太阴脾虚，但他不是理中汤证，而是桂枝加芍药生姜人参新加汤证。因为他是胳膊上长有肌肉瘤，脾主肌肉，属于太阴外证，非太阴内证，用的是以桂枝汤打底的新加汤。由于表现为疼痛，所以加芍药；脉搏没有力气，所以加人参，新加汤就能治疗这种"发汗后，身疼痛，脉沉迟者"。宁失其方，勿失其经，实则开理中丸也是辨在太阴经，大方向也没问题，病人服用后会有点效，毕竟他脉搏没有力气，消化功能差，基础代谢偏低，用理中丸帮助消化，总能起到一定作用，但处方的针对性相对较差。

五、心悸案

【处方】北柴胡25克，黄芩10克，桂枝10克，白术10克，茯苓5克，猪苓10克，泽泻10克，三七2克，醋商陆9克，猫爪草10克，生牡蛎30克，浙贝母10克，炒白芥子10克，炒莱菔子10克，紫苏子30克，甘草3克，干姜10克，夏枯草10克，瓜蒌30克。

这是一位甲状腺肿瘤的病人，她心慌的症状很明显，笔者给她开的是柴苓汤，即小柴胡汤合五苓散。中医对某一个疾病的认识往往很复杂，比如治疗心悸病的处方就有很多。但简单来看，上半身阳虚之人容易表现为心悸，治疗心悸的一个代表药为桂枝。中医认为太阴包着少阴，人的上半身前面是胸腺，后面是至阳穴，两侧是肺，胸腺属于太阴脾，藏着胸中大气，两侧肺是太阴肺，后面至阳穴也是太阴脾，中间包着少阴心。所以治疗这位病人，前曰广明，用太阴经的药，白术、茯苓；两侧是显明，用少阳经的药，柴胡、黄芩；后曰太冲，太冲冲上去是少阴心，用少阴经的药，桂枝。少阴心再往上是太阳经，下面是少阴肾。中医根据取类比象的思维，认为上半身法天，温阳需用植物的树枝，代表药为桂枝；下半身法地，需用树根，代表药为附子。

一旦明白了上半身的阳气根于心阳，我们就会理解很多处方的配伍原则。若背寒如巴掌大，用苓桂术甘汤，因为太阴包着少阴经，所以用白术去配桂枝。小青龙汤治心下有留饮，也用桂枝温心阳，当然小青龙汤证有外寒，有人认为桂枝主要用来解表散寒。但它方后有一加减法，治疗噎膈，即食管癌的病人，可以用小青龙汤去麻黄加附子，并无外寒，还是用桂枝。治疗乳腺疾病的阳和汤用的是肉桂，古时肉桂、桂枝不分，实则也是用桂枝。《金匮要略》中用竹皮大丸治疗妇人乳中虚，可用于哺乳期感染所致的乳腺炎，方中亦有桂枝。另有小陷胸汤的对方瓜蒌薤白半夏汤，可用来治疗寒中的贲门炎等。把这些处方的配伍原则全都贯通起来看，我们就会发现一个基本特点，即治疗上焦心阳虚的疾病，都要用桂枝。上焦心阳虚可以引起整个胸腔内的疾病，包括胸腺、肺、食管、乳腺等部位的疾病。如果用桂枝效果不好，还可以加附子，因为人生于地，悬命于天。上半身阳虚者用桂枝，下半身阳虚者用附子，比如用小青龙去麻黄加附子汤治疗形质损伤的食管癌，即为桂枝、附子合用。

临床采用辨证论治的方法时，很多时候无法准确辨出使用某味药的指征。比如泽漆汤用桂枝配黄芩，从抓独法的角度，可以认为摸着手心有汗，所以用桂枝。但是如果不学抓独法，就很难理解治疗咳而脉沉的肺癌为何要用桂枝。而一旦明白胸中阳气不足时，温心阳由桂枝所主，就能理解这些处方的配伍原则，才能更好地去抓独。如果不明白疾病背后的病机，就不知如何去观察疾病特殊的外在表现，抓独也抓不住独证。

　　阳和汤治疗乳腺癌，用桂枝还有诸多化裁。乳腺癌长在胸壁上，病人经常心慌、心悸，所以需要用桂枝温心阳，应"悬命于天"。而"人生于地"，乳腺癌还会涉及少阴肾，当桂枝解决不了问题时，还可以加附子，方中也有地黄、鹿角霜温肾。如果病人伴有腰痛，说明有少阴肾的问题，就可以用地黄、鹿角霜、附子之类的药物。乳腺癌长的位置很特殊，与多条经有关联。第一，它长在皮下，与太阳有关；第二，它长在胸中，膻中穴的位置就与少阴心有关；第三，中医讲前曰广明，后曰太冲，它长在身体的正前面，那是一个广明病，和太阴有关，所以阳和汤中有姜炭，我们的实验研究发现姜炭能够延长乳腺癌病人的生存时间。前曰广明，乳腺癌是一个广明病，但它表现为典型的阳虚，这是因为后曰太冲，后面太冲的气血冲至百会，才会降下来到达前面，所以需要温太冲。太冲下面是少阴肾，上面是太阳，两侧是显明，即厥阴少阳，所以治疗乳腺癌还要用青皮、川楝子等药治显明。相应地，在六经为病欲解时中，在厥阴少阳之后，才出现太阳阳明。后半夜到天亮，厥阴少阳所主，经气的运行先至厥阴经，再至少阳经，再至太阳经，最后至阳明经。所以我们只有将这些知识全都结合起来，清晰地认识人体的构造机制，才能更好地用药。

第五章　干姜法

抓独法讲"自利不渴属太阴"，指出使用太阴经的干姜有个重要的指征，即口不渴，因为干姜能够抑制腺体的分泌。其抑制腺体分泌的作用，可用来治疗很多疾病。

第一，自利。干姜能使肠道的肠液分泌减少，液体吸收增加，从而用来治便溏，所以干姜的独证为便溏。我们在使用干姜之前，一定要问病人是否有大便不成形、大便稀溏、腹泻之症，这三种大便情况是递进的关系。只要病人便溏就可以使用干姜，若有热，加栀子，成栀子干姜汤。"凡用栀子汤，病人旧微溏者，不可与服之"，指大便素来不成形者，不能用栀子豉汤，非要用栀子，就加干姜，成栀子干姜汤。但是大便溏而不爽，难解难出者，不能用干姜，因为那是痰秘，是瓜蒌的独证。肛门火烧火燎，大便稀而难解，不是真正的寒性便溏。

第二，口中多涎沫。干姜的适应证为口不渴，口渴是它的禁忌证，口渴之人一般不单用干姜，因为干姜抑制唾液腺的分泌，吃了后容易口干舌燥。所以理中丸能治腹泻，治"大病瘥后，喜唾，久不了了"，病人大病愈后，老是在那吐口水，令人很恼火，这是因为他脾阳虚。若口渴之人非要用干姜，需要加其他监制的药物，比如乌梅丸治消渴，用乌梅配干姜。

第三，鼻流清涕。过敏性鼻炎的病人经常打喷嚏，鼻涕源源不断地流下来。这时可以用干姜温太阴，太阴包括肺与脾，温太阴肺就能治疗鼻流清涕，如水流漓，代表方如甘草干姜汤。当然这是个过敏性疾病，还可以用麻黄附子细辛汤或者麻黄附子甘草汤等抗过敏。

第四，痰多清稀。有的病人一吐痰，出来的都是清稀的白色泡沫痰，这时可以用干姜抑制痰液分泌。比如食管癌的病人食管梗阻以后，呕吐出大量黏液，就像痰一样，就可以用干姜，代表方如小青龙去麻黄加附子汤。之所以要去麻黄，是因为麻黄抑制胃肠道的蠕动，会促进食物的反流，加重吐痰。干姜还能盖火，甘草干姜汤用大剂量的甘草配干姜，反而能够退热，这是它的另一个使用特点。甘草干姜汤温太阴包括温太阴肺和脾，咳痰清稀属于太阴肺，下利属于太阴脾。

　　所以治疗痰液清稀，鼻流清涕，口吐涎沫或大便稀溏，都是干姜的用药指征。干姜是抑制腺体分泌最有代表性的药物。除了干姜，还有两个药物（彩图7）值得关注：一个是半夏，半夏也能抑制腺体分泌，能燥湿化痰，所以小柴胡汤加减法有一条，"渴者，去半夏加天花粉"；另一个是吴茱萸，吴茱萸也能显著地抑制腺体分泌，所以四神丸用吴茱萸来治疗腹泻。吴茱萸还能治口吐清涎，抓独法讲"吐而冲逆属厥阴，痛烦胸满吐涎清"，干姜治在太阴经，厥阴经的口吐清涎需要用吴茱萸抑制唾液腺分泌。所以治厥阴的消渴不用吴茱萸，厥阴消渴方乌梅丸用的是川椒。如果腹泻伴有明显口干者，要用乌梅丸，而不用四神丸。

第六章 附子法

一、四逆法

（一）四逆汤与麻黄附子甘草汤

四逆法的代表处方是四逆汤（彩图8）。少阴病的特点有夹饮证和不夹饮证，其中治疗寒化不夹饮的处方是四逆汤，治疗寒化夹饮的处方是真武汤，治疗热化夹饮的处方是猪苓汤，治疗热化不夹饮的处方是黄连阿胶汤。《伤寒论》中讲麻黄附子甘草汤"以二三日无证，故微发汗也"，"无证"是指太少两感，且仅仅是表证，没有里证。四逆汤证与麻黄附子甘草汤证的区别是：四逆汤证有呕吐、下利等里证，所以一个用麻黄，一个用干姜；麻黄是解决表证的问题，干姜是解决里证的问题；而附子、甘草是两方共有的，对于附子而言："助阳用甘草，敛阴用芍药。"

（二）四逆汤与白虎汤

我们分析四逆汤和白虎汤的关系，四逆汤证是少阴寒化证，由干姜、附子、甘草3味药组成。白虎汤证是阳明经热证，其实它的组方结构和四逆汤很相像，其主要的药味也是3味，即石膏、知母、甘草。还有一味粳米，它是一个助溶剂，因为石膏不溶于水，水煎时它的溶解度很低，加粳米则能使药液呈混悬状态，帮助石膏溶解。当然粳米还能补充一点能量，比如我父亲有一个治发热的方，叫阿司匹林白糖米浆汤，即把西药阿司匹林，用白糖兑上米汤送下去，相当于桂枝汤的啜热粥。给一点能量，再吃阿司匹林，病人就容易发汗。

抛开白虎汤的粳米，我们来看四逆汤和白虎汤的药物组成，少阴病的主药是附子，温少阴之寒，内源性刺激皮质激素分泌，甘草是一个外源性的补充皮质激素的药物，知母是一个保护肾上腺皮质的药物。肾上腺皮质功能的紊乱表现在两方面：一方面是激素水平低下，一方面是昼夜节律紊乱。肾上腺皮质激素是人体非常重要的一种激素，和昼夜节律密切相关。早上太阳出来，树儿发芽，鸟儿鸣叫，这时人体肾上腺皮质的第一个高峰就来了，人们就起床，吃饭，上班。然后到了晚上太阳下山，人也要合眼睡觉，这时肾上腺皮质激素的水平低下去，人就开始休息，恢复体能。如果人体皮质激素的昼夜节律改变就会出现晚上潮热、盗汗、睡不着觉，这就是中医讲的阴虚。这时知母就能保护肾上腺皮质，帮助恢复人体的节律。所以四逆汤是附子配甘草，白虎汤是知母配甘草，一个是内源性刺激激素分泌，一个是内源性调整肾上腺皮质的功能；一个是治阳虚，一个是治阴虚。

四逆汤治少阴寒化用干姜配附子，因为三阴是递进关系，治少阴病首先要用太阴经的药，在太阴经药的基础上再加少阴的药，所以四逆汤用的是太阴经的干姜配少阴经的本药附子。因为附子无姜不热，干姜能增强心血管系统的功能，增强胃肠道蠕动。单用附子其实是不热的，但一配上干姜温阳作用就大大增强。而白虎汤用石膏配少阴经的知母，石膏是一个解热镇痛剂，知母配上石膏后，石膏的解热作用也能大大增强。所以两方都用甘草配少阴经的药，只不过是一寒一热。四逆汤是里有寒，再用干姜配附子；而白虎汤外有热，再用石膏配知母。

用干姜去配附子，处方的热性强，容易上火，但是干姜配上甘草后就不容易上火，所以四逆汤是从甘草干姜汤化裁而来。如果病人平时容易上火，甘草用量要大于干姜，两者可达2∶1。如果平时不容易上火，用至1∶1即可，这样能使附子配干姜后易上火的副作用大大减轻。上火大部分表现的是一个无菌性炎症的症状，而甘草是个外源性的皮质激素，恰好能够缓解无菌性炎症，所以李东垣在《脾胃论》中讲甘草能够除大热。不仅四逆汤中用甘草能发挥重要的作用，白虎汤用甘草也很有意义，方中石膏、知母大剂量使用时，处方比较寒凉，会抑制消化道功能，中医讲寒凉伤胃，而小剂量的甘草能促进胃肠道功能，拮抗石膏、知母的寒凉之性，与四逆汤中甘草拮抗干姜、附子的温热之性作用相似，都能拮抗处方中两个重要药物的副反应。所以干姜配附子加甘草为四逆汤，石膏配知母加甘草就成了白虎汤，不过后者还多粳米这个助溶剂而已。

白虎汤治阳明实热，用石膏配知母，石膏若要配一个凉药，可配黄芩、黄连、黄柏、栀子，任意一个都可以，为什么它偏偏配知母？这是因为病邪之所以容易转阳明，是因为病人内有阴虚。有少阴内热在先，所以患病后容易转阳明经。中医讲的阴虚为肾上腺皮质功能的昼夜节律紊乱，而知母恰恰是一个能保护肾上腺皮质功能的养阴药物，且它最大的优点在于既能除实热，又能除虚热。阴虚的人感染之后容易转化为火热证；而火热久了又伤阴，如温病久了以后会导致下焦阴虚。所以火热和阴虚相互影响，虚火、实火相互为用，白虎汤用知母来配石膏的道理就在这里。

疾病发展至阳明经，它的发热往往是持续的，而且容易在下午加重，所谓日晡潮热。这种持续的发热，机体需要动员并分泌大量激素，而持续24小时不断增加激素的分泌，很容易导致昼夜节律的紊乱。所以当阳明热退以后，病人就会出现阴虚的症状。正常情况下，皮质激素的水平是白天高，晚上低，现在由于持续对抗炎症，肾上腺皮质激素分泌不断增加，从而导致出现了紊乱，晚上该低时不低，反而出现潮热、盗汗、失眠等症。所以说温病容易伤阴，这时用石膏配知母，还有截断的意思，能先行截断少阴火化。《伤寒论》中很多配伍都体现了截断的思想。

（三）人参、茯苓配四逆汤

四逆汤是少阴病的处方，如果少阴寒化证兼有亡血，就要用四逆加人参汤。《伤寒论》曰："恶寒，脉微而复利，利止亡血也，四逆加人参汤主之。"这里的亡血是指呕吐下利导致的血容量不足，脉微没有力气，芤脉也是血容量不足的典型脉象，这时就要用四逆加人参汤。四逆加人参汤治疗的亡血与黄土汤治疗的亡血不同，黄土汤证的脉可以见到洪数脉，不一定是微脉。因为黄土汤证有活动性出血，而四逆加人参汤证没有活动性出血。"利止"指霍乱吐利都已经止了，脉没有力气或脉芤，这时用四逆加人参汤。而活动性出血一般不用四逆加人参汤，因为四逆加人参汤对活动性出血没有截断的作用，如果活动性出血用了四逆加人参汤，可以导致疾病转入厥阴。而黄土汤中的黄芩配生地对活动性出血有截断作用，而且一个是脉数，一个是脉微、脉芤，两者的脉也不同。

如果病人兼有烦躁，需要加茯苓，在四逆加人参汤的基础上再加茯苓，就成了茯苓四逆汤。

如果伴有面赤，就是有格阳了，要倍加干姜，就成了通脉四逆汤。如果脉微，就要用白通汤。

（四）白通加猪胆汁汤

假如脉微欲绝，或者根本摸不到脉的人，需要用白通加猪胆汁汤，这是厥热胜复救逆方。病人的症状可以伴有呕、心烦、四肢拘急等，但是主要的辨别点是脉微欲绝，指基本上摸不到脉了，这是一个非常典型的休克病人。白通加猪胆汁汤是一个厥阴病的处方，猪胆汁是用于厥阴病的胆汁类药物，里面含有去氧胆酸，类似的药物都可治疗感染的高热，如牛黄、熊胆等。之所以把白通加猪胆汁汤的内容放在少阴篇，是因为《伤寒论》经常把有相似症状的几个经的病写在一起，而且用一个经来命名，主要用来相互辨别。

我们反复强调三阴是递进关系，白通加猪胆汁汤是在白通汤的基础上加猪胆汁，就变成了厥阴病的处方。这里有非常重要的一条："服汤，脉暴出者死，微续者生。"这是在讲休克状态下的厥热胜复关系，当厥去热回，脉慢慢出来，病人就有生机；如果脉暴出，病人就会阴阳离决而亡。脉暴出的时候，病人往往是有好转的，这种情况多见于老百姓讲的"回光返照"，有的病人甚至可以从休克中清醒过来，但持续不了多长时间。西医的解释是下丘脑-垂体-肾上腺皮质和交感肾上腺髓质系统的最后挣扎，病人在临死之前出现激素大量地分泌，这时如果病人不能缓解，就会很快死亡。

（五）当归四逆汤

厥阴病"手足厥寒，脉细欲绝"是当归四逆汤证，如果"内有久寒"用当归四逆加吴茱萸生姜汤。"少阴之为病，脉微细，但欲寐"，微为阳微，细为阴细，细脉是少阴阴虚热化证。还有一种情况是阳虚也可以见细脉，阳虚有寒，寒性收引表现为细脉。少阴病的细脉不同于厥阴病的细脉，厥阴病的细脉是微细欲绝，甚至摸不到脉。

（六）阴证四逆与阳证四逆

少阳的四逆散证出现在少阴篇，可兼有咳嗽、心悸、下利、腹痛、小便不利等症状。临床辨证时，这些兼证可以不用管，只需辨别少阳经病引起的四逆证。为什么少阳经会有四逆证呢？因为水生木，木生火，如果少阳肝气不舒，木失条达生发之性，不能够滋生心火，阳气闭在里面，外面就冷，就会产生少阳病的四逆证。

辨别四逆证的归经并不难，首先从症状上辨别，太阴病四肢不冷，手足自温是在太阴；如果太阴病兼见四肢冷，就到了少阴，要在太阴药的基础上加附子；厥阴病的四逆证更严重，甚至部位过肘、膝。其次从脉象上辨别，少阴病的脉是微细，厥阴病的脉是微细欲绝，甚至到后来表现为没有脉。另外从阴阳上辨别，阴证的手足冷在少阴、厥阴，阳证的手足冷在少阳。少阳病的手足冷是由于阳气郁闭，可以用四逆散；如夹湿可以用龙胆泻肝汤。有的人夏天穿棉大衣，用了附子不见效，用龙胆泻肝汤就很有效，取效的关键在于辨证，而不在于症状。

（七）干姜附子汤与甘草干姜汤

干姜附子汤证"昼日烦躁，不得眠，夜而安静……脉沉微"，这是阳虚型的烦躁，表现为昼烦夜安。把附子变成甘草，就成了甘草干姜汤，治疗咽干、烦躁、吐逆。甘草干姜汤证和干姜附子汤证的相同特点是烦躁，甘草干姜汤证独有的特点是咽干和吐逆。因为甘草干姜汤是太阴寒化的代表性处方，由于伴有咽干和烦躁，所以用甘草，而且甘草的剂量是四两，比一般的甘草剂量要大。甘草在桂枝汤里用了二两，在小建中汤里用了三两，在甘草干姜汤中却用到了四两。大剂量甘草可以监制温阳药的副作用，避免上火和虚阳上逆，这也是四逆汤里用甘草的原因之一。所以，短期使用大剂量的炙甘草没有问题，可用到10～30克。

太阴病的主方是甘草干姜汤，加上人参、白术即为理中丸；如果兼有表证，表里双解时可加桂枝，即为桂枝人参汤。这里总结一下太阳病发汗误治的救逆法，何谓汗？"阳加于阴谓之汗"，发汗既要有阳，需要少阴的阳气蒸腾气化；又要有阴，因为汗是水，所以要有阴，要有津液；阳气加于津液，一蒸腾就会出汗。所以误汗的危害一是伤阳，二是伤阴，《伤寒论》四逆法里有几个处方可治太阳病发汗太过。

第一，如果误汗伤阳引起咽干、烦躁、吐逆，可用甘草干姜汤救逆。

第二，误汗以后引起恶寒，那是虚的缘故。因为少阴阳虚，本不应该大发汗，应该用麻黄附子甘草汤这类处方微发汗，误用麻黄汤以后，反而导致了病人明显的恶寒，这时可用芍药甘草附子汤救逆。方中的芍药甘草汤可以敛阴，附子可以回阳。

第三，误汗以后引起四肢拘急、屈伸不利，可用芍药甘草汤来缓解。芍药甘草汤和甘草干姜汤的区别在于将干姜换成了芍药。

第四，如果发完汗之后，病人还汗出不止，就用桂枝加附子汤救逆。

桂枝加附子汤证与芍药甘草附子汤证的区别在于：一个是桂枝汤加附子，一个是芍药甘草汤加附子。

通过方剂对比分析，可以推出桂枝加附子汤证的特点：一是见到恶风、恶寒就加附子，这是用附子的一个指征；二是漏汗，汗多就用桂枝汤；三是可以见到肢体屈伸不利，因为方中含有芍药甘草汤。所以，桂枝加附子汤证的3个症状是出汗、拘急、恶风或者恶寒，这些症状一推就可以推出来，因此就不需要再背《伤寒论》的条文了。

二、附子与六经配伍

附子是少阴寒化证的主药，但是六经都可以配附子（彩图9）。平脉辨证法把附子定在左手的尺脉，尺沉无力即为附子证，同时附子对应人体的腰阳关穴，可以通过局部的症状直接去定附子证。

（一）三阳药配附子

1. 麻黄配附子

治疗太少两感证有两个办法：有汗配桂枝，无汗配麻黄，一个是用麻黄配附子，一个是用桂枝配附子。其中，麻黄配附子的代表处方是麻黄附子甘草汤和麻黄附子细辛汤，一个用甘草，一个用细辛，区别在于有没有发热。

2. 桂枝配附子

桂枝配附子多用于治疗有汗的病人，代表处方是桂枝加附子汤、桂枝附子汤。桂枝附子汤与桂枝加附子汤的区别是：前者重用了桂枝，把桂枝的量增加至四两，用来治疗风湿。两个处方的特点非常近似，前者多了一个风湿在表的症状，肢体疼痛比较明显，出汗、怕冷、脉浮虚无力等其他的症状都一样。

把桂枝附子汤中的干姜、大枣、甘草去掉，加白术和龙骨，即为天雄散，是一个治疗虚劳失精的纯阳方。如果是单纯的失精，不伴浮热、汗出等症状，可用桂枝加龙骨牡蛎汤。如果兼有浮热、汗出等症状，可用二加龙骨汤。

桂枝加附子汤证，如有脉促，去芍药，就成了桂枝去芍药加附子汤。脉促是指脉数而有停顿，指快速型心律失常。《伤寒论》中凡是出现这种情况，都不用芍药。桂枝加附子汤中含有桂枝汤，治证必然会有出汗，在此基础上，若病人有怕冷之症，就可加附子；或病人不怕冷，但手脚冰冷，也可加附子；或辨尺脉为尺沉无力，即尺脉微，也说明可加附子；或者问病人是否有腰痛，附子证定位在腰阳关穴。由此可见，无论从哪个角度去思考，都能确定是否应加附子。

临床很多处方的症状都可以推出来，有时没有必要熟背《伤寒论》的条文。比如有一次笔者在门诊给一个病人开桂枝加附子汤，整个诊病的过程进行得很快。首先是平脉，按脉时先过手，手背是凉的，手心是潮的。手心潮是自汗出，为桂枝汤证，手背凉要加附子。唯一需要辨别的是手背凉还可能在厥阴，或在少阳。脉细欲绝是在厥阴，脉弦是阳气郁闭，病在少阳。还可以通过问腰痛不痛，来确定是否用附子。这样看个病人，整个过程十几秒钟就结束了。这里需要和大家说明桂枝和附子的区别：附子可强心，增加脉力，脉力不够就可以用附子。桂枝能增加心率，所以桂枝治疗脉缓。如果要增加病人脉搏的次数用桂枝，如果要增加病人脉搏的力量用附子。一定要记住一句话：脉实不用附子，脉数不用桂枝。当然这是指只考虑单一因素的一般情况，如果桂枝配合其他药物也可以出现脉数，比如白虎加桂枝汤证就可以见到脉数。

3. 知母/石膏配附子

桂枝加附子汤是怎么变成桂枝芍药知母汤的呢？麻黄附子甘草汤合桂枝加附子汤，去大枣，加白术、防风、知母，就成了桂枝芍药知母汤，可以治疗历节病。麻黄附子细辛汤合桂枝去芍药加附子汤，就成了桂枝去芍药加麻黄附子细辛汤。

简单地说，附子配伍的第一个原则，是太少两感证有汗的用附子配桂枝，无汗的用附子配麻黄。第二个阳明少阴合病有两个配伍原则，一个是石膏配附子，素体阳虚者发生感染后出现发热持续不退，用中西退热药效果不好时，可用石膏配附子，如越婢加术附汤。越婢加术附汤治疗热痹伴恶风，就用石膏配附子解热，此方治疗阳虚发热效果很好。另一个是下面要讲的大黄配附子。

4. 大黄配附子

大黄附子汤与附子泻心汤都有大黄配附子，两者的区别在于，一个有细辛，治证有发热疼痛；一个是泻心汤法，用黄芩配黄连清热，治证有痞证和汗出。如果病位在升结肠，用大黄附子汤；如果病位过了结肠肝曲往上走，在横结肠，就可以用附子泻心汤；慢性阑尾炎可以用薏苡附子败酱散，这些病位就决定了要用附子，大便停留就加大黄。

5. 黄芩配附子

少阳少阴合病可用黄芩配附子，但这个办法很少用。黄土汤是典型的黄芩配附子，附子泻心汤也有黄芩，因为木生火，这里用黄芩清肝，是为了清心。

《伤寒论》的原方除了四逆散加减法有一条讲"腹中痛者，加附子一枚"外，一般不用柴胡配附子。柴胡配附子主要用于外感引起的发热，但笔者常用细辛换附子，以柴胡配细辛治疗这种外感发热。如果是纯粹的厥阴内伤发热，就要用乌梅来退热，而不能用柴胡配附子。内伤发热或者温病后期的发热不退，用30克乌梅就能退烧。但随着现代医学的发展，这种持续温病最后伤及厥阴的疾病已不多见。

（二）三阴药配附子

1. 干姜配附子

这里的干姜配附子是指附子配太阴经的药，不是指干姜配附子用于病在太阴。也就是说附子可以配太阴经的药，但不是说干姜配附子用于治疗太阴病。三阴是递进关系，所以干姜配附子是少阴经的用药。

麻黄附子甘草汤与四逆汤对比，两者的区别在于四逆汤有里证腹满下利，麻黄附子甘草汤无里证，把干姜换成了麻黄。四逆汤的附子增强内源性激素分泌，甘草是外源性的皮质激素，干姜能促进甲状腺激素分泌、增强基础代谢，共同治疗四肢逆冷。"附子无姜不热"，是因为有干姜之后，基础代谢增强。

2. 人参配附子

利止、亡血、见芤脉者，用四逆加参汤，即合参附汤，与附子汤同法。真武汤和附子汤的区别在于附子汤有背寒，平脉法讲背寒是人参证。平脉法用药物去对应人身上的一个穴位，腰痛是附子证，背寒是人参证，腰痛又背寒用附子时就要加人参。

3. 茯苓配附子

由四逆加参汤演变为茯苓四逆汤，可看出附子还可以配茯苓，真武汤、附子汤也是茯苓配附子。

四逆加参汤充分体现了《伤寒论》的特点是重在调气化，不重在复形质。《伤寒论》的用药特点是见效快、快速取效。加人参可以快速补充血容量，防止休克，但是要恢复亡血，还需要复形质的药物。比如对大量出血的病人用独参汤就可以抗休克，但是用了独参汤之后，不能度过急症就不管它了，还是要继续补血。由此可见，《伤寒论》的特点是强调调气化，调气化的特点是见效快。

4. 白术配附子

治疗风寒湿，可用甘草附子汤。白术附子汤也治风湿，它有一个特点是治疗大便硬，因为方中大剂量的白术可以通便。脾主肌肉，白术配附子可补中暖肌，我们常从这个角度去治疗肌肉的肿瘤，看似处方比较平和，其实有一些效果。白术附子汤加麻黄、石膏，即为越婢加术附汤。

干姜配附子偏温，白术配附子偏燥，有饮邪的用茯苓配附子温阳化饮。如果津液不足，血容量不足、亡血、休克者，用人参配附子，用附子强心、人参补充血容量。

5. 芍药配附子

芍药有利尿的作用，用芍药配附子既有助于敛阴和阳，又有助于利尿。敛阴和阳的代表方是芍药甘草附子汤和二加龙骨汤，利尿代表处方是真武汤和附子汤。

6. 地黄/山药配附子

地黄配附子的典型方剂是黄土汤和金匮肾气丸；山药配附子的代表方剂是金匮肾气丸和瓜蒌瞿麦丸，其中瓜蒌瞿麦丸是由真武汤衍生而来，可治小便不利。

瓜蒌瞿麦丸与猪苓汤的共同点都治小便不利，都治渴。但区别也很明显：猪苓汤用于少阴热化证，能够治疗烦躁不眠，这是与瓜蒌瞿麦丸的主要区别。

黄连阿胶汤和猪苓汤的共同点是都为少阴热化证，都有阿胶。黄连阿胶汤用黄芩、黄连来清热、清心，猪苓汤因治小便的问题而用滑石清热；黄连阿胶汤用芍药养阴敛阴，猪苓汤用茯苓、猪苓、泽泻利尿。

再比较黄连阿胶汤和附子汤，黄连阿胶汤用黄芩、黄连清热，附子汤用茯苓、白术化饮；黄连阿胶汤用阿胶养阴，附子汤用人参、附子温阳，两方都用一个药——芍药。

从这两条我们可以看到少阴本经病，常用芍药配附子和地黄、山药配附子。芍药配附子可以增强附子的利尿作用，所以少阴寒化夹饮证都配芍药来利尿，如真武汤、附子汤。芍药可以敛阴，比如芍药甘草附子汤和二加龙骨汤即是用芍药敛阴。火神派用附子的一个特点是加芍药防止上火。无论是地黄配附子还是山药配附子，都强调复形质的作用，比如金匮肾气丸、瓜蒌瞿麦丸，方中的地黄配附子、山药配附子都是复形质。还有一种情况，当生地单纯用于急性出血时，是一个反制的用药，用来截断少阴火化，代表方为黄土汤。

7. 蜀椒配附子

治疗厥阴病用附子配蜀椒。厥阴病的代表处方乌梅丸，就用了太阴病的药——干姜、少阴病的药——附子以及厥阴经的药——蜀椒。

三、附子的药理作用

从现代药理学的角度来讲，附子主要有16个作用。这16个药理作用也对应着临床上附子常见的16种基本配伍。

（一）强心

附子能够增强心肌收缩力，增加心排血量，加快心率，增加心肌耗氧量。附子强心的主要成分是去甲乌药碱，此外氯化甲基多巴胺、去甲猪毛菜碱等也有强心的作用。我们都知道多巴胺经常用来维持休克病人的血压。去甲乌药碱是β受体的部分激动剂，它的强心作用是兴奋β受体，类似于西医的异丙肾上腺素，能与心得安相对抗，相当于心得安的拮抗剂。

　　了解了附子的强心作用，《伤寒论》里的很多内容就会变得简单明了。比如"少阴之为病，脉微细，但欲寐也"，微为阳微，指的是心阳虚。西医认为心肌收缩力降低，心排血量降低，脉搏会变微，摸起来没有力气，这种微脉可以用四逆汤治疗。如果心阳虚导致心肌收缩力降低，心排血量降低，并引起了心衰，那就是少阴寒化夹饮证，可以用真武汤治疗。

　　要注意，流出道梗阻的心脏病要慎用附子。肥厚型梗阻性心肌病导致的流出道梗阻，如果用附子强心，加强心肌的收缩，病人会非常难受，还会加重心衰。因为附子虽然促进了心脏的收缩，但是由于流出道梗阻，心脏无法顺利射血，反而会加重病人的症状。这种流出道梗阻的心衰，用强心药无法解决心衰问题，西医也认为不能使用洋地黄类的强心药，甚至要用心得安。西医对这类疾病的处理非常困难，而中医用加味鸡鸣散，有时会收到意想不到的效果。

（二）扩血管

　　附子对血管和心肌的活性同属对心血管系统的作用，所以两者可以结合起来看。附子具有扩张血管、增加血流量、改善血液循环的作用，能明显增加心的排血量、冠状动脉的血流量、脑的血流量和股动脉的血流量，使血管阻力降低。前文已讲过附子兴奋β受体，而心得安是β受体阻滞剂，上述附子扩血管的作用可以被心得安阻滞。《伤寒论》曰："少阴之为病，脉微细，但欲寐也。"微为阳微，细为阴细，阴虚的人可以有细脉，有寒的人也可以有细脉。附子能够扩张血管，增加血流量，阳虚、有寒的细脉，可以用附子。

　　附子的扩血管作用，能增加冠状动脉的血流量，同时具有心肌保护作用，可治疗冠状动脉粥样硬化性心脏病。ST段抬高是冠心病心电图的一个临床表现，附子能改善ST段，可以使ST段下降。《金匮要略》讲胸痹，给了3个含有附子的方：薏苡附子散、乌头赤石脂丸和九痛丸。薏苡附子散治胸痹缓急，薏苡仁可以降低肌紧张，附子可以扩张血管，对寒凝收缩的冠心病，有胸痹缓急的作用。

另外有一种冠心病，受环境温度的变化，导致心脏负荷增加而发作心绞痛。比如当气温变化，尤其冬天从房间里出来到室外，温度降低，心脏负荷增加。这就是由于寒邪导致的血管收缩，可以用薏苡附子散。《金匮要略》中另两个含附子治疗冠心病的处方为乌头赤石脂丸和九痛丸，其中九痛丸治疗真心痛，类似于心肌梗死。

（三）调节血压

附子对血压的影响比较复杂，既升压又降压。比如去甲乌药碱有降压的作用，既兴奋β受体，同时又阻断α受体；而氯化甲基多巴胺是α受体激动剂；去甲猪毛菜碱对β受体和α受体都有兴奋作用。简单地讲，附子中既有升压的成分，又有降压的成分，去甲乌药碱有降压的作用，氯化甲基多巴胺有升压的作用。

西医常用多巴胺维持血压来抢救休克病人，中医发挥附子升压作用的代表方是参附汤，也能用来抢救休克。独参汤也可以升高血压，如在独参汤的基础上加附子，作用会显著增强。附子也可以降压，可以治高血压，代表方剂是济生肾气丸。济生肾气丸是在金匮肾气丸的基础上，加牛膝、车前子引血下行，气升水布，火降血下，可以治疗上热下寒、心肾不交导致的高血压。高血压需要利尿，车前子可引上焦的浮游之火下行，既利尿又补肝肾，所以阳虚型高血压、上热下寒心肾不交型高血压，用济生肾气丸治疗有效。

再讲附子对心肌的作用，附子强心能增加心肌的耗氧量，可以治心衰，同时还可扩张血管，增加心肌的血氧供应，能够治疗冠心病。看似矛盾，实为双向调节。前者增加心肌耗氧量，看似对冠心病不利（因为冠心病需要降低心肌的耗氧量），而后者又能拮抗前者的作用，使附子能够在冠心病中灵活应用。有的冠心病病人会告诉我们，冬天会发作，受凉会发作，这样的病人用附子有效。

（四）抗休克

休克通常伴有四肢逆冷、脉微欲绝等心肾阳虚之证。其最基本的病理改变是血压下降，当血压过低时，可以导致脉微欲绝，提示疾病深入厥阴。而附子回阳的功效主要体现在两方面：一是强心，二是抗休克。附子中的去甲乌药碱、去甲猪毛菜碱兴奋β受体、α受体，能强心、收缩血管、升高血压。所以参附汤、四逆汤都能够提升血压，都可以抗休克。

休克可在少阴，也可在厥阴。休克早期是脉微，甚至还有点脉数，因为休克早期可通过增加脉搏次数、收缩血管，来维持血容量。如果休克没有得到治疗，随后血管扩张，脉微欲绝，甚至是无脉，这就到了厥阴。而且休克病人在抗休克治疗后，会表现为"脉暴出者死，微续者生"。《伤寒论》用白通加猪胆汁汤治疗厥阴的休克相对比较安全，因为方中有童便引入少阴，有猪胆汁治厥阴转出少阳。如果单用四逆汤，有的休克病人阳气来复，病情会加重，甚至脉暴出者死。中医认为童便能引血下行，比如曾经有一位食管癌病人发生了消化道大出血，这个病人是中医医生，当时农村有尿桶，他就直接跳到尿桶里，把自己泡起来，出血很快就停止了。

（五）抗心律失常

附子具有抗缓慢性心律失常的作用。它的强心作用与洋地黄有区别，洋地黄是正性肌力、负性频率；附子是正性肌力、正性频率，还能治疗缓慢性心律失常。附子中的去甲乌药碱，第一能增加心率，第二能恢复窦性心律。因为心律失常，很多是在异位起搏点，而附子具有恢复窦性心律的作用。但是如果附子剂量过大，可以导致心律失常。治疗心律失常的药物，不管中药、西药，如使用不恰当，都可以导致或者加重心律失常。缓慢性心律失常，在中医来看是迟脉。脉迟、阳虚，代表处方是麻黄附子细辛汤。方中的附子恢复窦房结的自律性，改善窦房结的传导，加快心率；麻黄主要含麻黄碱、伪麻黄碱、次麻黄碱，具有拟肾上腺素作用。而肾上腺素的作用是增强心肌的收缩力，增加心排血量，兴奋中枢神经系统，增快心率，可以用来治疗缓慢性心律失常。比如，当你知道别人要打你的时候会有一系列表现，如握紧拳头，睁大眼睛，心跳加速，发热出汗，这就是肾上腺素的作用。而麻黄兴奋心脏、加快心率，附子也兴奋心脏。还有一个药细辛也兴奋心脏，细辛使心肌收缩力增强，心率加快，正性肌力，正性频率，所以可用来治疗缓慢性心律失常、病窦综合征。

麻黄附子细辛汤证又叫太少两感证。太少两感证，不见得只是感冒。很多病都表现为太少两感证，肾科、皮肤科都有。太少两感证在《伤寒杂病论》中还有其他处方，比如桂枝去芍药加麻黄附子细辛汤，治疗身痛，脉迟涩，腹满。因为腹满，去芍药；脉迟，用麻黄附子细辛汤；脉涩是血不足，用生姜、大枣；身痛用桂枝。在这里，桂枝不只治身痛，桂枝证的特点是脉缓，所以还可以治疗脉缓。治疗病窦综合征时，桂枝可用30～60克，还可再加3～15克肉桂。很多人知道治疗病窦综合征用麻黄附子细辛汤，很少有人用桂枝去芍药加麻黄附子细辛汤，其效优于麻黄附子细辛汤。

（六）抗寒冷、提高耐缺氧能力

附子温阳，具有抗寒冷，升高体温，提高耐缺氧能力的作用，可治疗手脚冰凉。附子通过强心、扩血管、增加血容量，提高人体对缺氧状态的耐受力。阳虚的人冬天容易生冻疮，可以用麻黄附子细辛汤治疗。自身免疫病经常合并雷诺综合征，表现为手脚冰凉，也可用麻黄附子细辛汤。但是如果患雷诺综合征或冻疮的病人伴汗多之症，一般不用麻黄附子细辛汤，而用桂枝加附子汤，因为桂枝加附子汤治疗漏汗而畏寒之人。

麻黄附子甘草汤也治疗太少两感证，病人感冒后恶寒，但是不发热，体温不升高，使用附子后，病人可能会发热，热退身凉，汗出而解。这种病人的感冒迁延持续，反复发作。麻黄附子细辛汤治疗"反发热，脉沉者"，方中有细辛解热，所以治发热；因为很多太少两感证不发热，所以叫"反"发热。

（七）抗疲劳

动物实验证明，附子能使老鼠负重游泳的能力增加。"少阴之为病，脉微细，但欲寐也"，"但欲寐"即是指疲劳，这种人少阴阳虚，必须睡足了觉，否则很难受，治疗代表方是麻黄附子甘草汤。方中的麻黄含麻黄碱，具有兴奋作用，而甘草有类皮质激素样作用，所以此方其实为肾上腺素加皮质激素，再加一个强心药，是一个抗疲劳、兴奋的药物。所以，运动员在比赛期间不能服用麻黄附子甘草汤。

（八）抗炎

附子有抗炎的作用，能够刺激下丘脑，通过下丘脑-垂体-肾上腺皮质轴发挥抗炎作用。下丘脑的室旁核释放促肾上腺皮质激素释放激素，也就是说附子刺激下丘脑，下丘脑刺激垂体，垂体引起肾上腺皮质分泌激素增加。肾上腺皮质激素具有抗炎作用，发炎后如果发热，赶快用点激素可以缓解症状。西医这样做对控制感染不一定有益，但是能够很快地缓解症状。这是皮质激素依赖性的抗炎作用，是附子最主要的作用之一。

还有的研究发现，附子具有抗炎作用。这就是肾上腺以外的抗炎作用，可能具有非皮质激素样的抗炎作用，或者自身就有拟皮质激素样作用，但这方面的实验结果很少，还需进一步证实。很多炎症到了后期是阳虚型炎症，需要用附子才能够得到彻底缓解，比如薏苡附子败酱散，可以治疗慢性阑尾炎。再比如麻黄附子细辛汤加味也可以治疗炎症，此方擅长的是治疗非感染性炎症，或者由感染引起的变态反应。变态反应是一种炎症，会释放大量的炎性递质，部分变态反应用麻黄附子细辛汤治疗就有效，如伴有持续高热，可在此方的基础上加黄芩。

皮质激素有抑制白细胞的数量的作用。而炎症的一个典型表现即为白细胞的数量增加，中性粒细胞和嗜酸性粒细胞都会增加，其中嗜酸性粒细胞增加的人是过敏体质。所以看化验单也能开中药，根据他的体质偏寒、偏热，就可以开处方。如果病人是小孩，再看看有没有厥阴蛔厥证，如乌梅丸吐蛔等。阳虚的人，尿17-羟类固醇是降低的，看到这样的化验单，马上就知道下丘脑-垂体-肾上腺轴功能低下，就可以考虑是否要用附子。

（九）镇痛

附子能镇痛，主要是乌头碱的作用。乌头碱比较特殊，既是毒性成分，又是有效成分，值得深入研究。当把乌头碱破坏变成次生物碱以后，镇痛作用就减轻了，所以生附子比炮制过的附子镇痛作用强。也可以用生川乌，可以保有乌头碱的含量。但生用要保证安全，这方面火神派有独特的煎煮方法，比如加蜂蜜、加甘草、久煎、只能加开水不能加冷水等。

附子镇痛的代表处方很多，比如九痛丸、桂枝芍药知母汤和桂枝去芍药加麻黄附子细辛汤。附子与其他药物配伍，可以更好地发挥镇痛作用，如《伤寒论》中讲"附子、术，并走皮内"，附子可以配苍术或白术。附子还可以配芍药，如真武汤。方中的芍药也是个镇痛药，也有抗炎作用。虽然真武汤的药味少，但是配伍很复杂。此外，火神派对附子的配伍，还有很多诀窍。扶阳派是一个很深奥的中医流派，但如果中医学得不够深入，难以深入理解扶阳派。初学者往往会一知半解，临床使用起来容易出问题。

（十）对阴虚、阳虚的影响

肾虚病人主要表现为两个特点：一是阴虚的人表现为交感神经系统兴奋，β受体-cAMP系统功能亢进；二是阳虚的人表现为副交感神经系统兴奋，M受体-cGMP系统亢进。简单来讲，如果有人要打你，你眼睛睁大，发热冒汗，心率增加，这是实证。这种情况阴虚者还会出现手足心热、潮热汗出、脉细数等症状，是交感神经兴奋；阳虚者出现但欲寐、没有精神、基础代谢低等症状，是副交感神经兴奋。

阴虚、阳虚的病人也会出现下丘脑–垂体–肾上腺皮质轴的改变，其中阳虚的人下丘脑–垂体–肾上腺皮质轴功能低下；阴虚的人下丘脑–垂体–肾上腺皮质轴节律紊乱。而且这些改变还与脑中去甲肾上腺素（NA）和多巴胺（DA）的含量有关。阳虚之人外周表现为交感神经功能低下，其下丘脑–垂体–肾上腺皮质功能是低下的，脑中去甲肾上腺素和多巴胺的水平也是低下的。多巴胺能引发人出现愉悦感，比如恋爱的感觉，若脑中多巴胺的水平低下，人的兴奋性就低。所以阳虚之人脑中去甲肾上腺素、多巴胺水平低下，5–羟色胺水平升高，表现为但欲寐、精神萎靡，总感觉生活没有乐趣。

总的来讲，阴虚和阳虚的区别：第一是下丘脑–垂体–肾上腺皮质功能轴的改变；第二是交感、副交感神经的改变；第三是脑中的去甲肾上腺素、多巴胺和5–羟色胺的改变。附子可纠正阳虚型的改变，增加脑中去甲肾上腺素和多巴胺的水平，降低5–羟色胺含量，兴奋交感神经系统，恢复下丘脑–垂体–肾上腺皮质的正常功能，这就是附子治疗肾阳虚的机制。如果是肾阴虚的人吃了附子，症状就会加重。

肾气丸为补肾气的一个代表方，肾气的背后还涉及肾精和形质的问题，后世从中化裁出很多处方，如张景岳、叶天士等皆有所化裁。

（十一）对消化系统作用的影响

附子可抑制胃排空，却也能兴奋肠的收缩。其中对肠的收缩作用可以被阿托品阻断，由此可见附子能兴奋胆碱能神经。附子抑制胃排空，兴奋肠收缩，说明了阴土所生在相火。这里的相火指的是命火（有的中医古籍没有把相火和命火分开），所以治疗阴土病要用附子。附子能抑制胃排空，兴奋肠道收缩是由于胃实而肠虚，肠实而胃虚。

阳土所生在君火，治疗阳土病要用桂枝。因为单用附子是抑制胃排空，而桂枝的挥发油能促进胃排空。如果用附子治疗胃病，要配伍其他的药来促进胃排空，否则胃排空会减慢。所以，温胃要用桂枝温心，温脾要用附子温肾。附子兴奋肠排空，能够治疗腹满。四逆汤证就有腹满，大黄附子汤、附子泻心汤也都与兴奋肠道有关系。

（十二）镇静

附子有镇静作用，这是因为附子对阳虚萎靡不振的人有兴奋作用，对阳虚导致的失眠有镇静作用。比如附子能够抑制老鼠的自发活动，能够延长戊巴比妥的睡眠时间。《伤寒论》曰："昼日烦躁不得眠，夜而安静……脉沉微。"脉微是心阳虚；昼烦，指白天烦躁不能睡觉。可以用干姜附子汤治疗，它有镇静作用，能够治疗阳虚烦躁。如果是阳虚性的萎靡不振，可以加甘草，就成了四逆汤。因为甘草有皮质激素样作用，有兴奋功能，在肿瘤科工作的医生就会清楚化疗时加激素，有的人反而食欲好，又兴奋，不睡觉。

（十三）麻醉

附子有麻醉作用，这方面中医外科用得较多，如贴药中用附子。刚开始是刺激皮肤，局部皮肤的末梢神经兴奋，产生瘙痒与灼热感，兴奋后继而麻醉，丧失知觉。乌头的麻醉作用更强，还可以配蟾酥等其他中药，中医外科在这方面的经验很多。

（十四）调节免疫

附子能够抑制体液免疫，活化细胞免疫。附子抑制体液免疫，所以能够治疗多种过敏性疾病、变态反应性疾病。附子活化细胞免疫，所以能治疗反复感冒、肿瘤等疾病，代表方是麻黄附子细辛汤。皮质激素低的人体液免疫活化，外周性淋巴细胞增加，而附子就有抑制体液免疫、活化细胞免疫的作用。如果不知道麻黄附子细辛汤，有人会说这方治过敏又治体虚易感，体虚易感是免疫力低下，过敏是免疫力亢进，一个处方怎么能治两种病呢？其实体虚易感是细胞免疫力低下，而导致过敏的变态反应，包括其中的Ⅰ型变态反应、Ⅱ型变态反应、Ⅲ型变态反应，这些都是体液免疫亢进。

附子的免疫调节作用与剂量有关，小剂量的附子是免疫活化剂，大剂量的附子是免疫抑制剂。前者常常用到3～30克，后者常常用到

30克以上，有人用到300克，甚至700克。附子还可以使免疫系统先活化、后抑制。像曾升平老师把附子用到了极致，让免疫系统先活化、后抑制，然后敲除表达特异性BCR与TCR的淋巴细胞克隆，从而能够治愈自身免疫性疾病。他在这方面做了很多研究，有很好的效果。

（十五）抗肿瘤作用

附子具有抗肿瘤作用。举个食管癌的例子，《神农本草经》讲附子治噎膈，《伤寒论》小青龙汤加减法内容中，"若噎者，去麻黄，加附子一枚"。附子还具有诱导肿瘤细胞分化的作用（这也是我读硕士研究生时做的课题）。《黄帝内经》讲"阳化气，阴成形"，认为"阳"参与了人体的气化过程。气化微观上，指的是人体的组织细胞的功能活动。细胞要完成功能活动，就必须组织特异性基因表达，即成熟的细胞才有相应的特异性功能，不成熟的细胞功能低下或者没有相应功能。肿瘤就是一种不成熟的细胞，所以温阳药物可以促进肿瘤细胞分化成熟，从而使一些肿瘤细胞向正常细胞逆转，具有正常细胞的功能或者部分功能。笔者的研究是温阳药物对早幼粒白血病确实有效果，但是它的作用强度不是很高，在30%左右。所以附子不能够治愈肿瘤，只能说有一些效果。

有人说附子不能治肿瘤，因为附子促进肿瘤生长与转移，也有人说附子可以治肿瘤，还可举出例子来。实际上两种说法都不准确，附子能不能治疗肿瘤，一方面取决于肿瘤的种类与证型，另一方面也取决于配伍。当然，附子治疗肿瘤的机制很复杂。"痞坚之下，必有伏阳""阳化气，阴成形"，促进气化，就有可能促进肿瘤细胞的生长。"阴静而阳躁"，阳躁就可以促进肿瘤细胞转移。我们做中西汇通的研究发现附子确实有促进肿瘤生长转移的作用，但在中医理论的指导下配伍使用，反而具有抑制肿瘤生长转移的作用。因为"病痰饮者，当以温药和之"，我们还专门研究了附子的配伍，用附子配土贝母、附子配瓜蒌、附子配南星等，会增强治疗肿瘤的疗效，代表方如火神派的复方三生饮，且对配伍的剂量、比例都有一些心得。

（十六）抑制脂质过氧化反应、延缓衰老等作用

附子还有抑制脂质过氧化反应、延缓衰老的作用，这是附子的常见作用之一，例如金匮肾气丸就可以抗衰老。实际上人参也能抗衰老，其抑制脂质过氧化反应的作用也很明显。但是使用人参有个问题，如果过量使用人参、完全靠人参来提气，会导致早衰。人参皂苷能使人兴奋，改善人的体力与精力，但是过量或长期服用，却容易导致人早衰、油尽灯枯。所以兴奋性药物都要合理使用。

人参和黄芪的区别很大，人参主要是适应原样作用，可以促进代谢；黄芪走肌表、利水湿，主要是免疫活化作用。已故国医大师郭子光教授曾经提出一个观点，炎症时如果不恰当地使用人参，有可能促使炎症慢性化。笔者治疗慢性炎症，一般用黄芪、附子，很少用人参。除非这个病人合成代谢不足，导致伤口不愈合，脓液清稀，才会用人参。人参本身促进炎性反应，可以配一些清热解毒的药物。但并不是所有清热解毒的药物都是免疫抑制剂，比如白花蛇舌草有免疫增强作用，它对免疫系统的作用与剂量有关，小剂量使用可增强免疫，大剂量使用反而抑制免疫。所以，学习中医要落实到药上，每种药都有它的特性，要深刻认知每种药物的特性。

四、附子的剂量研究

（一）桂枝配附子

从《伤寒论》使用附子的一些方中，我们可以看到它的使用规律。

"太阳病，发汗，遂漏不止，其人恶风，小便难，四肢微急，难以屈伸者，桂枝加附子汤主之。"太阳病不恰当地发汗会造成亡阳，从而卫气失于固表，出现漏汗不止。需要注意，《伤寒论》讲的亡阳并不是真正的阳气消亡，而是指伤阳，阳气受损。这时可以用桂枝加附子汤敛汗，桂枝汤治其自汗出，桂枝用的是三两；由于阳气受了伤，故加炮附子一枚，使用剂量较小（表1）。

表1 桂附方

方名	组成				
桂枝加附子汤	桂枝三两 芍药三两 炙甘草三两 生姜三两 大枣十二枚 **炮附子一枚**				
桂枝加龙骨牡蛎汤（二加龙骨汤）	桂枝三两 芍药三两 生姜三两 甘草二两 大枣十二枚 龙骨三两 牡蛎三两（去桂加白薇三分 **附子三分**）				
桂枝附子汤	桂枝四两 **炮附子三枚** 生姜三两 大枣十二枚 炙甘草二两				

"夫失精家，少腹弦急，阴头寒，目眩（一作目眶痛），发落，脉极虚芤迟，为清谷，亡血，失精。脉得诸芤动微紧，男子失精，女子梦交，桂枝加龙骨牡蛎汤主之。《小品》云：虚羸浮热汗出者，除桂加白薇、附子各三分，故曰二加龙骨汤。"由条文可知，二加龙骨汤由桂枝加龙骨牡蛎汤去桂枝加白薇、附子组成，用来治疗阳虚所致的浮热汗出。如果发热汗出在太阴，为气虚生大热，需要用桂枝汤、小建中汤或补中益气汤类方；在少阴，为阳虚发热，则用二加龙骨汤。二加龙骨汤只用附子三分，与桂枝加附子汤相似，都用的是小剂量的附子。两方都治疗出汗，区别在于是否发热，二加龙骨汤主要是治发热伴有汗出，而桂枝加附子汤可以不伴发热。

但桂枝附子汤和上述两方使用附子的剂量有所不同。"伤寒八九日，风湿相抟，身体疼烦，不能自转侧，不呕不渴，脉浮虚而涩者，桂枝附子汤主之。"桂枝附子汤是桂枝汤去芍药加炮附子，用桂枝配附子温经、通络、发表，治疗风湿在表。且祛在表之风湿，需令微汗出，若大汗，则风气去，湿气不去。《重订伤寒杂病论·大字诵读版》第127条："病形象桂枝，因加附子参其间，增桂令汗出。"所以桂枝附子汤用附子配桂枝，增桂令汗出，治疗风湿在表。它的剂量是桂枝用四两，炮附子用三枚，使用剂量较大。可见小剂量的附子和大剂量的附子，作用有所不同：小剂量的附子以补为主；而大剂量的附子以温为主。

由此可知，桂枝配附子温经通络，双向调节汗液的分泌：对于无汗者，可以增桂令汗出，代表方为桂枝附子汤，用大剂量的附子发挥温的作用；对于漏汗、多汗者，又能够止汗，代表方为桂枝加附子汤、二加龙骨汤，用小剂量的附子发挥补的作用。

（二）附子与免疫

"少阴病，得之二三日，麻黄附子甘草汤微发汗，以二三日无证，故微发汗也。"无汗用麻黄，有汗用桂枝。有汗用的是桂枝加附子汤，无汗用的是麻黄附子甘草汤或麻黄附子细辛汤。麻附甘和麻附辛的区别在于是否有发热，不发热用甘草，发热用细辛。两方的特点是都用小剂量的附子，用的是炮附子一枚（表2）。

表2　附子调节免疫方

方名	组成
麻黄附子甘草汤/麻黄附子细辛汤 （增强细胞免疫）	麻黄二两　**炮附子一枚**　炙甘草二两/细辛二两
桂枝附子汤 （抑制体液免疫）	桂枝四两　**炮附子三枚**　生姜三两　大枣十二枚　炙甘草二两

桂枝加附子汤和麻黄附子甘草汤的区别在于一个有汗，一个无汗。而桂枝附子汤与麻黄附子甘草汤最大的区别在于使用附子的剂量不同。桂枝附子汤治疗风湿性疾病，使用大剂量的附子，能够抑制机体的体液免疫，主要发挥温的作用；而麻黄附子甘草汤治疗反复不愈的感冒，使用小剂量的附子，能够增强细胞免疫，主要发挥补的作用。

（三）麻黄配附子

麻黄附子甘草汤用麻黄配附子，用麻黄二两，炮附子一枚微发汗（表3）。治病有治标、治本、治中之分，太阳本寒标阳，中见少阴，正因为中见之少阴热化不足，才发生太少两感证，所以用附子治中，发挥补少阴的作用。

表3　麻附方

方名	组成
麻黄附子甘草汤/麻黄附子细辛汤	**麻黄二两**　炮附子一枚　炙甘草二两/细辛二两
麻黄附子汤	**麻黄三两**　甘草二两　炮附子一枚
越婢加附汤	**麻黄六两**　石膏半斤　生姜三两　大枣十五枚　甘草二两　炮附子一枚

如果麻黄配附子是为了发表行水，与麻黄附子甘草汤的使用剂量又有所区别。"水之为病，其脉沉小，属少阴，浮者为风，无水虚胀者为气。水，发其汗即已。脉沉者，宜麻黄附子汤。"麻黄附子汤与麻黄附子甘草汤的药物组成完全相同，但麻黄附子汤的配伍是重用麻黄三两发表行水。

再如"风水恶风，一身悉肿，脉浮不渴，续自汗出，无大热，越婢汤主之"。麻黄杏仁甘草石膏汤也治自汗出，无大热。但越婢汤治水，所以重用麻黄六两，恶风是伴阳虚，故可加炮附子一枚。所以用附子配麻黄发表行水时，需重用麻黄。

麻黄附子细辛汤和麻黄附子甘草汤治疗太少两感证，麻黄只用二两，剂量较小。而麻黄附子汤治纯寒证，麻黄用三两，越婢加附子汤治寒热错杂证，麻黄用六两，两方都用附子配麻黄发表行水，麻黄都是重用。而且还要注意，用麻黄配附子发表行水时，方中的甘草要生用，不宜炙用。

（四）白术配附子

《近效方》术附汤："治风虚头重眩，苦极，不知食味，暖肌补中，益精气。"术附汤又叫补中汤，方用白术二两，炮附子一枚半，炙甘草一两，加五片姜，一枚枣（表4），从方药用量看，术附汤的剂量使用很小。

表4　术附方

方名	组成				
近效术附汤	白术二两	**炮附子一枚半**	炙甘草一两	姜五片	枣一枚
去桂加白术汤	**炮附子三枚**	白术四两	生姜三两	炙甘草二两	大枣十二枚

术附汤实则为四逆汤去干姜，用白术。两方都有附子、甘草，四逆汤用干姜，补中汤用白术。四逆汤用干姜，是因为附子无姜不热，干姜可以增强附子的温肾作用；而在术附汤中，是用附子去增强白术的健脾作用。附子能促进雄激素分泌，而雄激素有蛋白同化作用，能促进肌肉及骨骼的生长，还能影响人的性欲和食欲，所以男性雄激素水平高，食欲比女性旺盛，肌肉比女性强壮，这是术附汤用白术配附子能"暖肌补中，益精气"的机制所在。所以四逆汤与术附汤实则是个对方，前者是急温之，后者是缓补之；前者是温肾，后者是补脾。

去桂加白术汤由桂枝附子汤去桂加白术组成，两方都用来治疗风湿在表。去桂加白术汤的组成与术附汤完全相同，但剂量却翻了一倍。所以附子、白术小剂量暖肌补中，益精气，是补法；而大剂量附子、白术并走皮内，逐水气，是温法。这是术附汤和去桂加白术汤最大的区别。

（五）四逆汤与金匮肾气丸

前文已讲四逆汤与术附汤的区别，两方均用附子、甘草，术附汤补脾用白术，四逆汤温肾用干姜。有人说《伤寒论》的四逆汤附子用的是一枚（表5），剂量比较小，很难发挥出回阳救逆的作用。但原方用的是生附子一枚，干姜用的是一两半，并强调"强人可大附子一枚，干姜三两"。实际生附子的温阳作用大大强于熟附子，再加干姜，处方的温性进一步加强。但临床在使用生附子、生乌头时，为防止中毒，其煎煮法有很多注意事项，如需要先煎、煎透、加热水不加冷水等。

表5　附子的温与补

方名	组成
四逆汤	炙甘草二两　干姜一两半　**生附子一枚**/强人可干姜三两　大附子一枚
金匮肾气丸	干地黄八两　山茱萸、薯蓣各四两　泽泻、茯苓、牡丹皮各三两　桂枝一两　**炮附子一两**

　　而八味肾气丸是在六味地黄丸的基础上加附子、桂枝，用的是炮附子一枚。所以两方的区别在于四逆汤急温之，用生附子大辛走窜，再加干姜，附子无姜不热；肾气丸缓补之，用熟附子加地黄，运柔成刚。

　　而且金匮肾气丸各药的使用剂量值得考究，方用地黄八两，山茱萸、山药各四两，所加桂枝、附子各一两，可见地黄配附子的比例是8：1，若用30克地黄，附子大约才用3克。而重剂温而不守，火性销铄，属于"急温之"之法，不适合与虚人久服，所以不建议阳虚之人长期、大剂量服用四逆汤。既然说四逆汤是急温之，若已服三年四逆汤仍"急"温之，这必然有问题。若不急温之而缓补之，需运柔成刚，用地黄配附子8：1，此为肾气丸法。所以我们需潜心研究张仲景学术思想的真正核心，并将其书中每一句话落到细节。若欲阴中求阳，而用60克附子配15克地黄，使用剂量有误也。当我用阳和汤作补法时，用地黄30克、60克，而肉桂才用3克。但是，对于心阳虚"其人手叉自冒心"的病人，用桂（旧无肉桂、桂枝之分）急温之，要用30克桂枝、15克炙甘草。可见，不同用法的剂量差别很大。而且，肾气丸补肾用炮附子，四逆汤急温之用生附子。

　　总之，扶阳绝不单是用附子的问题，需明辨三阴、知其虚实、辨其表里、分其温补、别其轻重、察其配伍、考其生熟之用，以上问题都需要好好研究。若唯以重剂炫耀，必误也，以为得仲景扶阳法门，实望仲景之门墙而不入其中者。

（六）大黄配附子

"胁下偏痛，发热，其脉紧弦，此寒也。以温药下之，宜大黄附子汤。"大黄附子汤使用大剂量附子急下之，用的是炮附子三枚（表6）。麻黄附子细辛汤和大黄附子汤都有阳虚、发热，故都用附子、细辛，前者在表用麻黄，后者在里用大黄。胁下偏痛指升结肠处疼痛，升结肠的疾病都有阳虚的基础，故以温药下之，此为温下法。温补学派张景岳在温下法的基础上创制了济川煎，发挥出温通法，两者有所不同。

表6　附子的温下法

方名	组成		
大黄附子汤	大黄三两	炮附子三枚	细辛二两
附子泻心汤	大黄二两　黄连一两　黄芩一两		炮附子一枚

"心下痞，而复恶寒，汗出者，附子泻心汤主之。"附子泻心汤治横结肠的便秘，横结肠正好压在胃的下口，即心下的部位，故为泻心法。此方用的是炮附子一枚，且其煎服法采用分煎合服的方式，相对特殊。大黄、黄芩、黄连三味"以麻沸汤二升渍之，须臾绞去滓"，指这三味药用沸水浸泡，快速取汁，而没有煎煮，再"纳附子汁"，接着附子单煎取汁，最后将两者合并服用。所以附子泻心汤和大黄附子汤都有附子、大黄，其区别在于前者用黄芩、黄连，后者用细辛；前者附子分煎，分煎之后再合服，并且只用炮附子一枚监制诸药之寒，后者诸药合煎，用炮附子三枚温下。

"伤寒本自寒下，医复吐下之，寒格更逆吐之，若食入即吐，干姜黄芩黄连人参汤主之。"此方治的是寒格所致的上吐下泻，正因为有腹泻，故用干姜抑制腺体分泌。理中丸亦是用干姜配人参去治疗腹泻。干姜黄芩黄连人参汤与附子泻心汤都是寒温并用方，都用黄芩、黄连，前者用干姜配人参治腹泻，后者用大黄配附子治便秘。

（七）总结

综上，附子具有温与补的作用，因其使用剂量及配伍不同，可使处方出现侧重偏温与偏补的不同（彩图10）。若用附子发挥补的作用，补太阴脾者，用附子配白术，代表方为补中汤，即近效术附汤；补少阴肾者，用附子配地黄，代表方为肾气丸。两者都是用小剂量的熟附子发挥补的作用。

上文所讲为用附子发挥补的作用，下文讲用附子发挥温的作用。

附子配桂枝有两个作用，一个作用是温经回阳，治疗表阳虚之漏汗，代表方为桂枝加附子汤，用的是小剂量的熟附子。另一个作用是增桂令汗出，温经通络治疗风湿在表。风湿在表需要发表，使微汗出，代表方为桂枝附子汤，用大剂量的熟附子，温性大大强于桂枝加附子汤。

附子配麻黄也有两个作用，一个作用是温经回阳，用于阳虚无汗之人，代表方为麻黄附子甘草汤、麻黄附子细辛汤，用的是小剂量的熟附子；另一个作用是发表行水，治疗风水，需要重用麻黄。

附子配桂枝治疗风湿，与附子配麻黄治疗风水相较，两者的区别在于桂枝是一个解热镇痛药，而麻黄具有发表行水的作用。所以附子配桂枝，增桂令汗出，用来治疗风湿所致的关节疼痛；附子配麻黄发表利尿治风水。

附子配干姜，附子无姜不热，干姜能增强附子温肾散寒的作用。代表方为四逆汤，用的是生附子，干姜亦可重用，其性大温，用来温经回阳，属于急温之。附子配桂枝或麻黄为温表阳，而附子配干姜为温里阳。

附子配白术，大剂量的附子配白术，为术、附并走皮内，逐水气，代表方为去桂加白术汤。

以上是使用附子的一些特点，其疗效与配伍、剂量等密切相关。常见的配伍有附子配干姜、白术、地黄、桂枝、麻黄。附子还可以配大黄，即所谓温下法，后世张景岳发展出了济川煎，为温通法。使用剂量不同，附子的作用亦不同，比如麻黄附子甘草汤为太少两感证，需要微发汗，用小剂量的附子提高细胞免疫，治疗反复不愈的病毒感染。而大剂量的附子能够抑制体液免疫、镇痛，用来治疗类风湿关节炎。另外，炮制也会影响附子的疗效。生附子和熟附子的疗效有很大的区别，生附子温阳的作用很强，大大强于熟附子。

第七章　麻黄法

学方剂首先要理解桂枝汤、麻黄汤，如果把麻黄法学明白了，再去看《伤寒论》，思路就会清晰很多。从西医的角度讲，麻黄的有效成分主要是麻黄碱、次麻黄碱、伪麻黄碱，它们的作用很近似，都有拟肾上腺素样作用，只是毒副反应稍有不同。自主神经系统分两大类，一类交感神经、一类副交感神经，又叫肾上腺能神经与胆碱能神经。麻黄碱具有拟肾上腺素活性，可活化交感神经系统。理解了麻黄的核心作用机制，再学习麻黄法就容易多了。

一、麻黄证特点

一是肤黄。肤黄不是黄疸，指的是皮肤晦暗发黄，皮肤发黄说明湿在肌表，这是麻黄的一个适应证。

二是面浮。面浮是面部浮肿，还不等于水肿，面浮是肾上腺皮质功能低下导致的一个慢性病容。由此可见，麻黄的前两条使用指征是肤黄湿在表，面浮即可汗，即皮肤稍微显黄色和面部有浮肿感。

三是瞳孔缩小。因为迷走神经支配瞳孔括约肌，这类病人迷走神经兴奋，促进瞳孔括约肌收缩，导致瞳孔缩小，并且目光迷离、没有神气、看着没有光彩。反之，少阴热化证的病人，交感神经兴奋，目光炯炯，往往是阴虚火旺。瞳孔即为中医讲的命门，具体参见《难经》。

四是麻黄证的脉一般来讲多见迟脉，当然也有脉数者，比如西医治疗休克用肾上腺素，休克早期脉搏加快，可以见数脉，这是休克早期的一个反应。西医用肾上腺素治疗休克，所以麻黄证也可见数脉，但多见迟脉。另外，《伤寒论》讲麻黄汤证是紧脉，这是寒性收引的原因。

二、麻黄的功效

（一）解表

1. 发表

《伤寒论》中的麻黄汤很值得深入讲解，有助于大家更深刻地思考和理解中医。大部分人都得过感冒，中医治疗风寒感冒用麻黄汤，当然也可以用西药治疗。西医医生会开康泰克，康泰克的主要成分为伪麻黄碱加上解热镇痛药，有的西医医生还会再加激素，如5毫克泼尼松。感冒时鼻黏膜血管舒张，最明显的症状是鼻塞，还会伴有流鼻涕、咳痰、咳嗽等，所以有的医生会再加去咳片。康泰克（伪麻黄碱加上解热镇痛药）、泼尼松、去咳片合起来构成了西医治疗感冒的复方配伍。

再来看麻黄汤的构成，第一是麻黄，主要成分是麻黄碱、次麻黄碱和伪麻黄碱，能够收缩鼻黏膜血管，缓解鼻塞、流鼻涕。第二是桂枝，桂枝的一个重要作用是解热镇痛，配麻黄能够增强麻黄的发汗作用。因为麻黄的拟肾上腺素作用，使得它对人体不同部位的血管平滑肌具有不同的效应。它对骨骼肌的血管呈舒张作用，但对皮肤黏膜血管呈显著的收缩作用，所以它发汗的力量并不强，只有加上桂枝的扩张血管、解热镇痛作用之后，其发汗作用才显著增强。桂枝实际上相当于康泰克中的解热镇痛药。第三是甘草，甘草酸具有拟肾上腺皮质激素的作用，类似于泼尼松。第四是杏仁，主要成分是苦杏仁苷，能够化痰止咳平喘，相当于去咳片。我们可以发现西医处理感冒是这几种药，中医的麻黄汤其实还是这几种药。如果你这样去分解一下麻黄汤，就会觉得中医不是那么复杂，麻黄汤是伪麻黄碱，加解热镇痛药，再加一个激素和化痰止咳平喘药。

补充一点，桂枝发挥解热镇痛作用的主要有效成分是挥发油，大概占桂枝重量的0.7%左右，不到1%。桂枝挥发油有一个特点，它由呼吸道排出，对呼吸道炎症有明显的抗炎、祛痰、止咳作用，所以在麻黄汤中，桂枝既增强了麻黄的发汗作用，又增强了杏仁的化痰止咳平喘作用。

2. 疏风

可以用麻黄治疗过敏性疾病，也是用其肾上腺素样免疫抑制作用。

3. 平喘

这是因为麻黄中的肾上腺素具有扩张支气管的作用。

4. 除痹

麻黄治疗免疫性疾病，常与甘草合用，甘草有皮质激素样作用，麻黄中的肾上腺素有免疫抑制作用，所以麻黄和甘草合用能除痹，常用来治疗风湿免疫病。

（二）调神

1. 安眠

"少阴之为病，脉微细，但欲寐也"，"但欲寐"指想睡却睡不着。这种失眠的病人白天很困，精神差，晚上也睡不好，就可以用含麻黄的处方治疗，如麻黄附子细辛汤。服药时间也有讲究，早上、中午服药，晚上不服，因为晚上服了含麻黄的中药容易兴奋，而治疗的目的是让他白天兴奋，晚上抑制。

2. 提神

麻黄具有提神作用，对白天困顿、精神不好的人有效。但是运动员不可以用它，因为它含有兴奋作用的成分。

3. 抗疲劳

麻黄碱能刺激骨骼肌，对骨骼肌有抗疲劳的作用，可以用来治疗重症肌无力。

4. 治疗嗜睡

"少阴之为病，脉微细，但欲寐也"，"但欲寐"既包括睡不着，又包括嗜睡。因为麻黄能兴奋中枢神经系统，所以能够治疗嗜睡。

（三）温阳、壮阳

1.温阳

肾上腺素具有支持循环的作用，能够改善末梢循环。所以西医用来治疗休克，中医用麻黄治疗肢冷，如麻黄附子细辛汤。麻黄的温阳作用，也可以用来治疗冻疮。

2.壮阳

阳痿有两种情况：第一种情况是不兴奋，可以用麻黄附子细辛汤；第二种是他虽然很兴奋，但是不能勃起。后者通常是少阳湿热下注，不能用麻黄附子细辛汤这类处方。即便是第一种不兴奋的人，用麻黄附子细辛汤也要注意，因为麻黄是个单纯的壮阳药，需要和补肾填精的药配合使用，如单用壮阳药容易耗散精气，导致早衰。

3.治疗遗尿

迷走神经兴奋会导致遗尿，而麻黄中的麻黄碱可以兴奋肾上腺能神经，拮抗迷走神经，增加膀胱括约肌的张力，从而治疗遗尿。若配伍补肾填精的药物以减少夜间尿液的分泌，其治遗尿、夜尿多的效果会更好。

（四）除湿

1.利尿

有的病人使用麻黄后不出汗，常表现为小便多。

2.利湿

因为脾为生湿之源，所以用麻黄利湿常配白术，如麻黄加术汤；或者配薏苡仁，如麻杏苡甘汤。

3.减肥

麻黄的发汗和利尿作用，可以用来减肥。主要适用于面部水肿、肌肉脂肪松弛、毛孔粗大的虚胖，使用麻黄类方减肥有的人体重不减，但是形体塑造得很好。

（五）攻坚

1. 除癥

《神农本草经》中讲麻黄有攻坚作用，"除癥瘕积聚"，代表处方是阳和汤。我们研究过麻黄碱和山莨菪碱，一个是拟肾上腺素能的药物，一个是胆碱能的拮抗剂。麻黄碱和山莨菪碱能够调节环磷酸腺苷（cAMP）和环磷酸鸟苷（cGMP），即第二信使，调节交感神经、副交感神经平衡，能治疗一些阳虚型的肿瘤。但研究也发现麻黄的除癥作用并不强，临床中需要大剂量地使用。

2. 疗疮

这里的疮指的是疽证，即阴疽，包括很多癌性溃疡，如乳腺癌翻花溃破，可用阳和汤治疗。

（六）通督

1. 通经

麻黄对月经后期的病人，有通经作用，代表处方是葛根汤。

2. 疗乳

葛根汤的一个作用是丰胸，主要是因为葛根有拟雌激素作用。丰胸可用葛根汤，抑制乳腺增生则需用阳和汤。

三、麻黄的药性特点与禁忌证

（一）麻黄的药性特点

麻黄的药性特点是具有双向调节的作用：一是既治失眠，又治多睡。二是既利尿又缩尿。麻黄通过发表来发挥利尿作用，同时通过增加膀胱括约肌的张力来治疗遗尿。三是既发汗又止汗。发汗主要是用麻黄枝干，止汗用麻黄根。四是既壮阳又拔肾。壮阳是指麻黄可以治疗阳痿这类疾病；但麻黄也能拔肾，比如小青龙汤误用后出现逆证，导致哮喘持续状态、心功能不全等，这些逆证有时需用真武汤来救治。五是既增强免疫又抑制免疫。麻黄附子细辛汤治疗体虚易感，能够增强免疫。麻黄配附子增强的是细胞免疫，能够治疗细胞免疫功能低下导致的经常性感冒；麻黄配附子又能抑制体液免疫，能够治疗体液免疫亢进导致的自身免疫病。

（二）麻黄的禁忌证

1. 大汗亡阳

此副作用出现在过去很可怕，现在已经不再可怕，现在有很多解决办法，如输液及补充电解质。

2. 心悸

有的人用了麻黄会出现心悸，特别是心脏流出道梗阻的病人，用了麻黄后可能引起严重的心悸。因为麻黄有一定的强心作用，配上附子以后，强心的作用更加明显，能够增强心脏的收缩，但是如果心室的瓣膜畸形，出口狭窄，或者心室肥厚，当心脏强烈收缩时血液不能流出心脏，会出现逆证。同时，按照《伤寒论》的说法，麻黄熬药的时候要注意换水，去白沫。

3. 尿潴留

麻黄是拟肾上腺素药，单独使用时有的人会出现小便不利，比如部分前列腺增生的病人会产生尿潴留，但是可以通过配伍去拮抗它。

4. 失眠

麻黄有中枢兴奋作用，尤其是夜间服用时，有一部分病人容易导致失眠。

5. 拔肾

小青龙汤误用时会拔动肾根，可以用真武汤救逆。有时用麻黄附子细辛汤来壮阳时，也容易拔肾，所以要加一些补肾的药物。误用小青龙汤之所以容易拔肾，最主要的原因在于小青龙汤的配伍里有温药，但是没有补药，如果合上金水六君煎，就不容易出现拔肾的副作用了。

6. 升阳

麻黄碱的拟肾上腺素样作用，能升高血压。

四、麻黄的配伍与定位

（一）麻黄的配伍

1. 麻黄配桂枝

麻黄汤、麻黄加术汤、续命汤中都用了麻黄配桂枝。

2. 桂枝汤加麻黄

葛根汤、葛根加半夏汤、桂枝麻黄各半汤、桂枝二麻黄一汤、桂枝二越婢一汤、小青龙汤、大青龙汤、小青龙加石膏汤、桂枝芍药知母汤、麻黄升麻汤，这些处方都是在桂枝汤的基础上加麻黄，进行变化而来。所以麻黄桂枝合用有两个配伍，一个是麻黄配桂枝；一个是麻黄配桂枝、芍药。

3. 麻黄配石膏/连翘

这两个配伍用来治疗热证，如麻杏石甘汤、麻黄连翘赤小豆汤、越婢汤、越婢加半夏汤、越婢加术汤等。

4. 麻黄配薏苡仁/白术/苍术

麻黄配薏苡仁，或者配白术、苍术，来治疗湿证，代表处方主要有麻杏苡甘汤、越婢加术汤、麻黄加术汤、桂枝芍药知母汤等。

5. 麻黄配附子/细辛

麻黄配附子或者配细辛，主要见于麻黄附子细辛汤、麻黄附子甘草汤、桂枝芍药知母汤、乌头汤、三黄汤、桂枝去芍药加麻黄附子细辛汤这类处方。

6. 麻黄配甘草

甘草麻黄汤，其作用类似于肾上腺素配皮质激素，其他许多处方中都有麻黄配甘草。由麻黄汤的配伍，我们可以总结出一个规律：用麻黄和有汗、无汗没有绝对的关系。学习《伤寒论》的人都知道，脉紧无汗用麻黄汤，脉缓有汗用桂枝汤。其实不是这么刻板，无汗的用麻黄，有汗的也可以用麻黄，关键在于如何配伍。麻黄配桂枝一定是治疗无汗的，因为麻黄收缩血管加上桂枝的解热镇痛作用，发汗的力量就得到增强。有汗的时候也可以用麻黄，但不能配桂枝，麻黄不配桂枝发汗的作用就不强，这时是在使用麻黄平喘、除湿等其他的作用，比如麻杏石甘汤证是有汗的，这类处方麻黄就不配桂枝。

（二）麻黄的定位

我们认为麻黄走督脉，桂枝走任脉。麻黄汤的特点是用桂枝走任脉、麻黄走督脉，任督二脉一起循行，就汗出而解。平脉辨证法强调气升水布，火降血下，并把麻黄定在右手的寸脉。右手的寸口脉主气升水布，水布的过程与肺、脾、肾三脏密切相关，肺为水之上源，脾主制水，肾为水之根，所以用麻黄来定肺、右手寸脉，用白术来定脾、右手关脉，用附子来定肾、右手尺脉。治水需从人体的上、中、下来治，分别对应肺、脾、肾。每个药的脉定下来，方剂的脉也就很容易定下来。比如麻黄汤加白术、附子，如果右手寸脉紧，就知道病在督脉上，用麻黄；同时再摸他的尺脉，如果尺脉掉下去了，就该用麻黄配附子，因为尺脉对应的是附子。《伤寒论》中关于麻黄附子细辛汤的条文讲得很清楚，"少阴病，脉沉者，反发热，麻黄细辛附子汤主之"，脉沉就说明尺脉掉下去了。右手寸脉紧是麻黄证，尺脉掉下去就加附子，如果摸到关脉濡加白术，也就是麻黄加术汤，或者越婢加术汤等。

五、麻黄小结

理解好麻黄汤很重要，从西医的角度看，麻黄汤是一个伪麻黄碱、一个解热镇痛药、一个激素，再加一个化痰止咳的药物；从中医的角度讲，桂枝走任脉、麻黄走督脉，桂枝加麻黄打通任督二脉，汗出而解。利用麻黄的发汗作用时必须配桂枝，不发汗时可不配桂枝。我们还讲了麻黄的一些更具体的作用，并从中西医的角度做了具体讲解。

六、麻黄诸方

（一）麻黄汤和大黄附子汤

从彩图11中，先看麻黄汤和大黄附子汤，大黄附子汤的药物组成是大黄、附子和细辛，麻黄汤是麻黄、桂枝、杏仁和甘草。两方看似风马牛不相及，其实也有关系，其相同点是都表现为紧脉，麻黄汤是浮紧脉，大黄附子汤是沉紧脉，《伤寒论》条文讲大黄附子汤证"脉紧弦"，紧脉是弦而有力的脉。而两方的区别在于：大黄附子汤证的病位在里，麻黄汤证的病位在表。二者都有发热，但是麻黄汤证的发热病位在表，所以用的是太阳病的解热镇痛药——桂枝；大黄附子汤病位在里，用的是少阴病的解热镇痛药——细辛。

总的来说，麻黄汤的病位在表，用麻黄出表；大黄附子汤病位在里，用大黄通腑。麻黄汤是太阳病的处方，所以用麻黄、桂枝，再加杏仁、甘草治咳嗽，解决太阳证的一些兼夹证；大黄附子汤是少阴方，所以用附子和细辛。麻黄汤和大黄附子汤都因于寒，所以都是紧脉，一个是表寒，一个是里寒，治疗里寒用附子配细辛，治疗表寒用麻黄配桂枝。治疗少阴病发热用细辛，治疗太阳病发热用桂枝。

（二）麻黄附子甘草汤、麻黄附子细辛汤、芍药甘草附子汤、四逆汤

麻黄汤去掉杏仁，把桂枝换成附子，就变成了麻黄附子甘草汤。麻黄附子甘草汤的特点是脉沉，无里证。所谓没有里证，指不见呕吐、下利等里证，所以不用干姜。两方的区别是：一个脉浮，一个脉沉；一个是单纯的太阳证，一个是太少两感证。

由麻黄附子甘草汤化裁出3个处方：第一个化裁是把甘草换成细辛，即为麻黄附子细辛汤。《伤寒论》曰："反发热，脉沉者，麻黄细辛附子汤主之。"太少两感证只要见发热，就把甘草换成细辛，因为细辛是少阴病专用的解热剂。

第二个化裁是把麻黄换成芍药，就变成了芍药甘草附子汤，治疗"发汗病不解，反恶寒"。少阴恶寒要用附子，太少两感证应用麻黄附子甘草汤微发汗，如误用麻黄汤发汗，发汗后，病不解，反而出现了低热汗出的症状，这时用芍药甘草汤去护阴，再加附子救逆。临床如遇见汗出低热又伴有恶寒的人，就可以考虑用芍药甘草附子汤。

第三个化裁是把麻黄变成干姜，就成了四逆汤。四逆汤证有里证，有腹满下利，所以把麻黄变成了干姜。

（三）桂枝去芍药加麻黄附子细辛汤

《金匮要略》原文讲的"气分，心下坚，大如盘，边如旋杯，水饮所作"，不是桂枝去芍药加麻黄附子细辛汤证，而应是枳术丸证，《医宗金鉴》对此有很清楚的考证。

桂枝去芍药加麻黄附子细辛汤证是单纯的气分证，主要有3个特点：身痛、脉迟涩和腹满。一是身痛，具体指身体麻木不仁、身痛和痹，这是见于体表的症状。二是脉迟涩，迟涩脉，虚故也。《金匮要略》曰："迟则为寒，涩为血不足。"脉迟故用麻黄附子细辛汤，脉涩故合桂枝汤。三是腹满，因为有腹满，所以桂枝汤要去芍药。《伤寒论》对腹满是否用芍药非常讲究，虚证的腹满可以用芍药；实证的腹满，有便秘时才用芍药。如太阴病"腹满时痛者，属太阴也，桂枝加芍药汤主之，大实痛者，桂枝加大黄汤主之"，实证的腹满用芍药要有便秘，比如麻仁丸。《金匮要略》曰："实则矢气，虚则遗溺。"虚则遗尿，前面已讲麻黄可以治遗尿；有寒脉迟，用麻黄附子细辛汤；血虚脉涩，用桂枝汤；实则矢气，说明此腹满为实满，所以去芍药。

（四）桂枝芍药知母汤

桂枝芍药知母汤是麻黄附子甘草汤合桂枝汤去大枣加防风、白术、知母。这个处方的特点是用附子、知母、甘草，共同调节肾上腺皮质的功能，来治疗少阴肾的问题。麻黄附子甘草汤是中医一个特定的免疫调节剂，或者讲是体液免疫的抑制剂，细胞免疫的增强剂。在麻黄附子甘草汤的基础上增加了芍药、知母、防风、白术，这几个都是免疫调节的药物。其中，知母是肾上腺皮质的保护剂；白术、防风是免疫调节剂，能够提高细胞免疫，抑制体液免疫，玉屏风散里也用了这两味药。桂枝芍药知母汤治疗尪痹，即现代医学的类风湿关节炎。它与桂枝去芍药加麻黄附子细辛汤的区别在于，加了芍药，没有细辛、大枣。

（五）厚朴七物汤、厚朴三物汤、小承气汤

把桂枝去芍药加麻黄附子细辛汤中的麻黄、附子、细辛，换成厚朴、枳实、大黄，就成了厚朴七物汤。厚朴七物汤的特点是发热、脉浮数、腹满，这是个实满证，需要去掉芍药。发热、脉浮数，是太阳和阳明合病，有阳明里实，还有太阳病未解。我们经常可以看到一个发热病人，浮数脉兼腹胀，一叩诊有可下之征，就可以用厚朴七物汤。《伤寒论》中实满不用芍药，比如胸满、腹满，如果是腹满必须有可下证才可用芍药；脉促或脉结也不用芍药。

厚朴七物汤是从厚朴三物汤变化而来，厚朴三物汤是从小承气汤变化而来，小承气汤则是从大承气汤变化而来。

（六）青龙汤变证

《金匮要略》中服用小青龙汤后的各种变化，是张仲景讲的一个医案。服小青龙汤后出现眩冒，即冲气上逆，用桂苓五味甘草汤；服药后如"冲气即低"、眩冒止了，仍有咳满的用苓甘五味姜辛汤，去桂枝加干姜、细辛、用干姜、细辛、五味子来治疗阳虚夹饮的咳嗽；如果服药后呕，就在此基础上加半夏，即成桂苓五味甘草去桂加干姜细辛半夏汤，实际上是苓甘五味姜辛汤加半夏；如果不吐了，又出现肿，则加杏仁宣肺来消肿；如果加了杏仁之后，出现腑气不通导致的面色如醉，再加大黄。

（七）麻杏石甘汤、小青龙汤、小青龙加石膏汤、越婢汤

如果把麻黄汤中的桂枝换成石膏，则为麻杏石甘汤，治疗汗出而喘，无大热。因为无大热，所以方中没有用桂枝解热。如果麻黄汤证心下有水气就成了小青龙汤证，烦躁者加石膏；把杏仁换成生姜、大枣，再重用麻黄就成了越婢汤，用来治疗风水，可以依证再加白术、半夏。越婢加半夏汤、小青龙加石膏汤，都可以依证治疗肺胀。

（八）麻黄汤和麻桂芍草

麻黄汤由麻黄、桂枝、杏仁、甘草组成，为纯阳之方。前文已述，如果阳气不够，肾阳虚衰，去桂枝加附子，就成了麻黄附子甘草汤，处方不用杏仁是因为阳虚者免疫应答低下，呼吸道症状多不明显。如果有咳嗽、咳痰，加杏仁也无妨。之所以要去桂枝加附子，是因为肾阳虚的人增桂令汗出，桂枝、附子并用容易导致汗出多。而肾阳虚的人如果用麻黄附子甘草汤，只会微发汗，不会大汗亡阳。

麻黄汤是一个纯阳方，但是再一看，麻黄、桂枝、杏仁、甘草，不用杏仁用芍药，麻黄、桂枝、芍药、甘草就成了麻桂芍草，麻桂芍草的特点是阴阳并进。因为阳加于阴谓之汗，用麻黄、桂枝温阳，用芍药、甘草补阴，此为阴阳并进之法，所以临证要学会随其气血阴阳进行化裁。这就是麻桂芍草和麻桂杏草的区别，一个是麻黄汤，一个是麻桂合方；一个是纯阳方，一个是阳阴并济方。麻黄汤证如果仅仅是上焦阳虚，心下有寒饮，所谓外寒内饮，而不是下面肾阳虚衰，那么加温肺之姜、辛、味、夏4个药，就成了小青龙汤。小青龙汤其实就是麻桂芍草加姜、辛、味、夏。

除了去桂枝加附子，还有一种情况是去麻黄加附子。去麻黄加附子即为小青龙去麻黄加附子汤，治噎膈，即食管癌，因为食管癌不需要用麻黄发表。去了麻黄后，避免麻黄、桂枝合用，发汗力量也大大减弱。所以肾阳虚之人要么去桂枝，为麻黄附子甘草汤；要么去麻

黄，就用桂枝、附子，即为小青龙去麻黄加附子汤。若不去麻黄或桂枝，麻黄、桂枝、附子三药同用，麻桂协同发汗，附子增桂令汗出，则发汗的力量最强。

第八章　麻附法

一、麻附剂药理

（一）麻黄附子甘草汤/麻黄附子细辛汤方解

麻黄含麻黄碱、伪麻黄碱和次麻黄碱，三者皆具有拟肾上腺素样作用，所以麻黄附子细辛汤和麻黄附子甘草汤的特点是兴奋交感神经，具有兴奋作用，可以抗疲劳。少阴阳虚之人，肾上腺素水平低，交感神经活性低，迷走神经兴奋，病人表现为困顿、疲乏，每天浑浑噩噩、无精打采，所谓"但欲寐"，这种人就可以用麻附剂治疗。当然少阴阴虚也可以出现"但欲寐"，表现为潮热、盗汗、失眠等。除抗疲劳外，这两方还能治疗迷走神经兴奋导致的遗尿、过敏性疾病等。如何确定迷走神经兴奋？可以用划痕试验。划痕试验阳性提示迷走神经兴奋，就可以用麻附剂。所以中医讲的阴阳与交感神经和迷走神经有关联。

甘草的主要成分为甘草多糖和甘草酸。甘草多糖是一个大分子的物质，在消化道降解后产生的寡糖片段对肠道黏膜有一定作用，但不吸收入血，所以排除甘草多糖对消化道的作用，甘草在汤剂中的主要有效成分是甘草酸。甘草酸具有类肾上腺皮质激素样作用，与泼尼松相似。肾上腺皮质激素的作用主要是抗炎、抗病毒、抗休克。比如有些基层医生治疗呼吸道炎症习惯用激素，实际上很多中医处方中也有"激素"，甘草即为中药"激素"的一种。以抗炎、抗病毒、抗休克的激素样作用来看待甘草，就会对甘草的作用有很多新的理解。如桂枝汤、麻黄汤都能体现甘草的抗炎作用，许多治疗哮喘的方剂也都含有甘草，体现了甘草类激素样的平喘作用。

附子是一个强心的药物，能够增强心脏的兴奋性，增加心排血量，进而改善怕冷的症状。所以麻黄附子甘草汤可以用来治疗雷诺病、心力衰竭，但这里指收缩期心衰，而不是指舒张期心衰。西医在抢救休克这类似的疾病时，首先用强心药地高辛，附子中的乌头碱就有地高辛样作用；还会用肾上腺素、去甲肾上腺素、儿茶酚胺之类的药物，相当于中医的麻黄；必要时还会用激素，相当于中医的甘草。附子还能内源性地促进肾上腺皮质、髓质的功能，促进肾上腺素、皮质激素等的分泌。

而当少阴寒邪很深时，还可以用细辛，寒邪不深时可不用。细辛是少阴经的解热镇痛药，能散少阴伏寒。

（二）甘草配麻黄

西医生理学讲，有些激素并不能直接作用于器官、组织或细胞，不能直接发挥生理作用，但它们的存在却为另一些激素发挥生理学效应创造了条件（即对另一些激素起支持作用），这种现象称为激素的"允许作用"。西医理解的甘草对麻黄的允许作用，一定程度上相当于中医认为的甘草和麻黄的相须、相使关系。比如，在麻黄附子甘草汤中，甘草的主要成分甘草酸虽然对血管平滑肌没有直接的收缩作用，却能增强麻黄碱对血管平滑肌的收缩作用，所以肾上腺皮质激素（甘草酸）对肾上腺髓质激素（麻黄碱）的允许作用，本质是药物的协同增效，反映在处方中，相当于甘草与麻黄的相须、相使关系。

（三）甘草配附子

甘草属土，归太阴经，三阴为递进关系，它也能帮助附子温阳，而且它还能解附子之毒。现代医学认为甘草具有拟皮质激素样作用，附子内源性促进肾上腺素分泌，皮质激素能够增强肾上腺素的功能，所以甘草配附子可以促进外周循环，从而能够增强附子温阳的作用，即上文所谓的允许作用。

（四）麻黄配附子

卫出上焦，用麻黄汤；卫出中焦，用桂枝汤；卫出下焦，用麻黄附子甘草汤。少阴阳虚之人外感，脉不浮反沉，当用麻附剂，附子温少阴，帮助麻黄托邪，附子能增强麻黄的发汗作用，但量不宜大，张仲景用麻附剂讲究微发汗。

阳虚之人常带三分表证，太阳为寒水之经，中见少阴热化，之所以会出现阳虚怕冷，是因为太阳有寒邪，少阴热化不够，两者相互影响。所以反过来，麻黄也可以增加附子的疗效。如果附子温阳不效，可以加3~6克麻黄，量也不宜大，虚人还可以用炙麻黄，温阳的力量会显著增强，同时不良反应还小。比如治疗阳虚腰痛，用附子不见效时，就可以加麻黄，麻黄走督脉，能帮助附子通督。大部分医生见到肾虚腰痛，只知用金匮肾气丸补肾，却不知若补肾不见效，加几克麻黄，疗效会显著增强。再如阳虚型的月经后期、闭经、多囊卵巢综合征，也可以加麻黄通经，用阳和汤等方去化裁治疗。

为什么附子和麻黄能相互促进彼此的疗效？因为麻黄是外源性的肾上腺素类似物，肾上腺素、皮质激素、性激素（孕激素和雄激素）和甲状腺素，这4种激素是人身阳气的主要物质基础，所以麻黄本身就有温阳的作用。麻黄可以兴奋交感神经提高代谢功能，从而使阳虚迅速缓解，病人服用后会出现精力充沛、目光炯炯、拳头攥紧等交感神经兴奋的表现。而附子能内源性地促进肾上腺的功能，促进肾上腺素的分泌。所以感冒后，需要肾上腺素分泌增加时，加附子可以增加麻黄的疗效；而当需要内源性的肾上腺素分泌增加时，直接加外源性的肾上腺素也能提高疗效，两者道理相似。

但有时单纯补充内源性的肾上腺素见效会很缓慢，因为这个过程需要机体自身去合成肾上腺素。实际对于真正的阳虚型腰痛，金匮肾气丸慢慢吃上3个月也有效，若想要迅速见效，就可以添加外源性肾上腺素。但是外源性的肾上腺素有个拔肾的弊端，因为机体有一个负反馈调节，外源性的肾上腺素会负反馈抑制内源性肾上腺素的分泌，所以长期使用这种助阳药，反而会加重阳虚。要想避免拔肾的副作用，还需学会温补结合，温阳除了温法，还有补法。所以阳虚治肾有三层：第一层，用麻黄兴阳；第二层，用附子补充内源性的肾上腺素，肾上腺素能调动机体参与应激反应；第三层，用地黄来填精。麻黄汤、四逆汤、肾气丸，分别代表了中医温阳的三个层次。

（五）麻附剂与免疫

麻黄具有拟肾上腺素样作用，能兴奋交感神经；甘草是外源性皮质激素；附子是内源性肾上腺髓质和肾上腺皮质的促进剂，能促进肾上腺素、肾上腺皮质激素等的分泌。现代药理研究表明，细辛是一个解热镇痛药，相当于解表剂，而且它还有免疫抑制作用。

所以从西医的角度来看，麻黄附子细辛汤和麻黄附子甘草汤都是中医典型的免疫抑制剂，主要是抑制体液免疫，适用于很多免疫性疾病，比如肾小球肾炎、过敏性皮炎等；对细胞免疫反而有增强作用，可以用来治疗体虚外感。

二、麻附剂加减法

当我们用麻黄附子细辛汤或麻黄附子甘草汤的框架来温阳时，首先要明白温阳的关键是附子，是附子在发挥主要的温阳作用，但麻黄、甘草、细辛都可以帮助附子温阳。

1. 加地黄

附子的温阳作用分缓慢效应和快速效应。快速效应表现为附子增强心脏自主神经的功能，它能促进心脏收缩，使心脏射出更多的血液。血液处于高动力循环，能量供应增多，病人就会感觉体温增加，怕冷就会得到缓解。而甘草中的甘草酸具有拟肾上腺皮质激素样作用，它本身是一个循环系统的支持剂，能够改善微循环，所以它能支持附子促进高动力循环的作用，支持附子的快速效应。所谓急温之，即用附子的快速效应。

附子的缓慢效应表现为它还能兴奋肾上腺皮质，使内源性地促进皮质激素分泌增加。这个过程相对缓慢，因为促进内源性皮质激素的分泌与调节，以10~14天为一个周期，大概需要3个月才能建立一个新的稳定的调定点，所以复形质以百日为期。而附子对肾上腺皮质的刺激作用，依赖于地黄，地黄能显著增强附子促进肾上腺皮质的功能。增强肾上腺皮质激素的分泌，首先要有地黄这类填精药物，好比煮饭时锅里得有水，不能干烧，否则会把锅烧坏。所以麻黄附子甘草汤可以配地黄，叫作运柔成刚。

麻黄附子甘草汤和肾气丸的思路不同，麻黄附子甘草汤急温之，适合短期服用，不适合长期服用；用麻黄附子甘草汤解表之后，需要用薯蓣丸、肾气丸之类的处方复形质，缓补之。急温之是用附子的快速效应；缓补之，促进皮质激素的分泌，则是用附子的缓慢效应，虽见效慢，但缓慢者更持久。

2. 加人参

要发挥与增强附子的瞬时效应，可在麻附剂的基础上加人参。人参有强心的作用，能提高基础代谢，独参汤和参附汤用人参大补元气，来救逆，亦是此意。所谓阳气，阳不离气、气不离阳，补气不见效时，可加点温阳的药，温阳不见效时，也可加点补气的药。参附相配可以快速发挥瞬时效应，使得心脏收缩增强，血液供应增加，循环动力增强；再加上外面一个肾上腺素，即麻黄，里面一个皮质激素，即甘草，诸药合用，共同支持循环，能用来抗休克。西医抢救休克病人也会用到肾上腺素、西地兰、皮质激素，相当于中医的麻黄附子甘草汤。

阴阳互根互化，温阳可以强心，养阴也可以强心，比如生脉饮就有强心作用。但单纯用生脉饮，强心作用并不好，若在生脉饮的基础上加肉桂、黄芪温阳益气，则强心作用显著增强。若要进一步提高其强心作用，还可以用生脉饮合上参附汤，以阴中求阳，阳中求阴。或在参附汤中加地黄，也是阴阳并补而强心，只不过地黄补肾阴，而麦冬、五味子走上焦，补心肺之阴。

3. 加干姜

如果觉得甘草温太阴的作用不够强，处方还可以加干姜。干姜能促进甲状腺素的分泌，提高基础代谢。

4. 加黄芩

如果用温阳药怕引动龙火，导致肝阳奔腾，从而出现口舌生疮、咽喉肿痛等上火之症，处方可以加黄芩清少阳。

5. 加黄芪

麻黄附子甘草汤能治疗"但欲寐"，即精神困乏、少气懒言之人，这种疲乏的人可以加黄芪。补气最常用的处方为补中益气汤，如果补中益气汤不见效，就可以加麻黄，相当于麻黄附子甘草汤加黄芪，因为甘草配黄芪即为补中益气汤的核心配伍。

黄芪建中汤治气虚发热，靠的也是黄芪配甘草，用土来盖火。比如《伤寒论》讲"厥逆，咽中干，烦躁，阳明内结，谵语烦乱，更饮甘草干姜汤"，用甘草干姜汤治阳虚有热，即是土来盖火除大热。黄芪建中汤与补中益气汤都用黄芪配甘草治气虚生大热，两者的区别在于黄芪建中汤主要伴形质损伤，表现为消瘦、面色薄、形体酸削不能行；而补中益气汤主要伴消化道症状，以消化道气化功能异常为主。无论是气虚导致的形质损伤还是气化异常，只要是气虚生大热，就可以用黄芪配甘草。附子强心固肾，麻黄、甘草具有兴奋作用，黄芪补脾，合起来即为脾肾同补。但脾肾同补偏扶气化时，要注意防止附子干烧，尤其对于肾精不足之人。

三、麻附脉证

（一）少阴脉

脉学既有生物学原理，如全息对应、察外知内等，又有物理学原理，如心、血、脉管等对脉象的影响。明白了脉学的物理原理，临床对脉诊的把握就会更加直接。如"少阴之为病，脉微细，但欲寐也"，脉微细，微为阳微，细为阴细。脉微是少阴寒化证的一个脉象表现，少阴寒化证除了表现为微脉，《金匮要略》还补充了沉脉和迟脉，故常表现为微、沉、迟这3种脉。

这3种脉象背后有其相应的机制。脉的浮与沉，取决于肾上腺素水平，这是中医所谓出入的问题。少阴的阳气要出表，出来即为太阳，需用麻黄，入内即为附子，这是标本法的内容。比如太阳病脉浮，是因为病毒感染后，体内肾上腺素分泌增加，使得躯体浅表的脉搏更靠近于体表，从而表现为浮脉。这也正是中医用麻黄汤、西医用伪麻黄碱治疗感冒的原因所在，因为机体随后要出汗，脉搏靠近于体表更有利于发汗，从而带走体温、退热。若肾上腺素水平低，即儿茶酚胺的水平低，就表现为沉脉，哪怕在感冒后，脉搏仍浮不起来。

肾上腺素有一个正性频率的作用，能加快心率，所以低肾上腺素水平使得心脏交感神经的功能减退，导致心率变缓、变慢，从而出现一个迟脉。麻黄、附子分别通过外源性补充、内源性促分泌增加肾上腺素的作用，就可治疗迟脉。但肾上腺素具有加快心率的作用，若使用不当，容易产生心慌的副作用；而且肾上腺素可兴奋心脏、收缩外周血管，使血压升高，所以高血压的病人要慎用麻黄。

脉微指脉搏没有力气，是肾上腺素水平降低导致心脏的排血量减少所致。肾上腺素是一个强心药，常用于心脏骤停时的急救。所以少阴寒化证出现的微、沉、迟这3种脉，本质上都是由于体内肾上腺素水平降低所致。

（二）肾上腺素与心血管

肾上腺素对于心血管系统，主要有三大活性，分别为心脏活性、血管活性及影响桡动脉的位置。

第一，心脏活性。肾上腺素能增强心肌收缩力，使心脏射出去更多的血液，从而使血液处于高动力循环，中医认为当阳气过盛时，可以用石膏缓解高动力循环。反之，若肾上腺素水平低下，将导致心肌收缩力减弱，心排血量降低，脉搏跳动无力，病人会表现为微脉；当伴血容量不足时，还会出现细脉。所以西医抢救休克病人时就包括用肾上腺素强心，中医用真武汤之类也可以强心。

第二，血管活性。肾上腺素对血管的作用因部位不同而有差异，它能使心脏冠状动脉及骨骼肌血管呈舒张反应，使皮肤、黏膜血管等呈收缩反应。其促进周围血管收缩的作用，有助于升高与维持血压。而将血压维持在正常水平，有助于增加组织灌注量，提高周围血液循环，改善组织末端缺血状态。所以肾上腺素水平低的人周围血管扩张，周围血液循环动力不足，组织末端缺血缺氧，心脏射出去的血又少，病人就会感觉怕冷，手脚冰凉。

第三，影响桡动脉的位置。肾上腺素能使浅表血管的位置更靠近体表，从而表现为浮脉，所以肾上腺素水平低的人脉沉。感冒后，人体肾上腺素分泌增加，促使脉浮，因为一会儿要发热出汗，血管更靠近体表，才利于出汗以降低体温。

（三）少阴脉沉与太阴脉沉

沉脉常见于两种情况。第一种情况是阳虚导致阳气不能出表，外感之后表现为沉脉。太阳之下即为少阴，少阴充分热化，阳气才能出表，导致脉浮。从现代医学的角度看，这是由于肾上腺素分泌减少所致，肾上腺素能使脉搏更靠近体表，外感后肾上腺素本应分泌增加，从而表现为浮脉。现在由于少阴阳虚，肾上腺素分泌减少，故脉沉。这种情况需要用麻黄附子细辛汤，麻黄配附子温阳发表，细辛治发热。其中麻黄具有拟肾上腺素样作用，相当于直接补充肾上腺素，从而使脉搏变浮。而附子能刺激内源性肾上腺素的分泌，这是麻黄配附子治疗太少两感证的机制。

第二种情况，心排血量减少，由心脏的阳气不足所致。心脏阳气不足导致的脉沉需用人参，用人参配附子或桂枝。"少阴病，身体痛，手足寒，骨节痛，脉沉者，附子汤主之。"脉沉，骨节疼痛，病在少阴，故用附子汤，以人参配附子托脉而出。"发汗后，身疼痛，脉沉迟者，桂枝加芍药生姜各一两人参三两新加汤主之。""发汗后，身疼痛，脉沉迟者"指脾虚之人发汗后，出现一身肌肉酸疼、沉迟脉，故用新加汤，以人参配桂枝托脉而出。

所以同样表现为沉脉，两者治法不同。麻附辛或者麻附甘证的沉脉，是由外感后肾上腺素分泌不足所致，故用麻黄配附子补充肾上腺素，一个外源性补充，一个内源性刺激分泌，这是麻附剂的一个特点；而新加汤和附子汤的沉脉是用人参配桂枝或附子。两方都表现为身体疼痛，一个是"发汗后，身疼痛"，指脾虚之人发汗后，干扰素分泌增加导致的一身酸痛，故用桂枝配人参；而另一个是肾阳虚之人，表现为骨关节的疼痛，故用人参配附子。

（四）多样化的太少两感证

太少两感之人肾上腺素水平低，迷走神经兴奋，常表现为精神萎靡。但是比如有人要打架，立刻就振奋了，肾上腺素水平上升，眼睛瞪得很大，拳头攥得很紧。两个雄性去格斗，他们的肾上腺素水平就会升高，西医叫应激状态，由交感-肾上腺-髓质系统的活化所致。而肾上腺素水平低的人，交感神经兴奋性不足，就表现为"但欲寐"，精神很萎靡，而且还会有面色青灰、瞳孔缩小、目光迷离、脉沉等表现，详细内容请参考扶阳诊断、麻黄法、附子法等内容。

那么太少两感证一定是感冒吗？不一定。"少阴病，始得之，反发热，脉沉者，麻黄细辛附子汤主之。"脉沉，说明阳气不足以达表。阳虚之人常带三分表证，少阴阳气不足以达表，出现太阳寒化证，所以只要见太少两经之证就可以考虑用麻附剂。太阳表证有很多，不只是体虚易感，若用标本法去推，还可以是体表的疼痛、皮疹、过敏性鼻炎、乳腺的肿瘤等，都可以归为太少两感证，用麻黄附子细辛汤。所以用标本法推，可以跳出伤寒看伤寒，即所谓"跳出伤寒，不离伤寒"。

那么麻黄附子细辛汤只治太少两感证吗？其实少阴病见沉脉，就可以用麻黄附子细辛汤。比如少阴阳虚导致的女性月经后期、闭经、多囊卵巢综合征及慢性疲劳综合征等，都可以用麻黄附子细辛汤或麻黄附子甘草汤。麻黄能通经，在给病人通经时，若她少阴寒象很明显，脉很沉，这时在附子的基础上加麻黄，见效会更直接。或者一个多囊卵巢综合征的女性表现为少阴病，但她还伴有毛孔粗大、多毛发之症，这也是使用麻黄通经的指征。所以张仲景的条文非常精辟，

"反发热，脉沉者，麻黄细辛附子汤主之"，如果不伴发热，"二三日无证""麻黄附子甘草汤主之"。一个沉脉，就可以考虑用麻附剂，我们要更深刻地理解张仲景的条文及处方背后的机制。

当然，我们也要灵活看待"脉沉就用麻附剂"。脉沉，首先得是少阴病，才用麻附剂。如果为其他疾病导致的脉沉，如阳明腑实的大承气汤证，肿瘤脉沉至需推筋着骨者，不是一个少阴病，就不是用麻附剂的指征。

四、治法与转归

（一）分治与合治

"少阴病，得之二三日，麻黄附子甘草汤微发汗。以二三日无证，故微发汗也。"此处的"无证"指无里证，即无下利、腹胀满等症。太少两感不见里证就可以用麻黄附子甘草汤微发汗，方中没有用解热镇痛药细辛，故不会大汗。解热镇痛药的作用之一是引发出汗，所以麻黄附子甘草汤只是一个微发汗的处方。

太少两感证除了用麻黄附子甘草汤外，《伤寒论》中还有分治之法。"下利，腹胀满，身体疼痛者，先温其里，乃攻其表，温里宜四逆汤，攻表宜桂枝汤。"此处的"其表"指身体疼痛，"其里"指下利与腹胀满，温里用四逆汤，攻表用桂枝汤。众所周知，治疗太少两感证总的原则是先表后里，但当见里证时，当先里后表，先温里，后解表。

（二）病、证、症有机结合

病、证、症有机结合，"少阴病，始得之，反发热，脉沉者，麻黄细辛附子汤主之。"少阴寒化用附子，"始得之"指体内有寒之人，容易感受外寒，得了外寒即为太阳伤寒，用麻黄，"反发热"，少阴病的解热镇痛药是细辛，合起来即为麻黄附子细辛汤。我们认为这是个少阴病，故用附子；证是太阳伤寒证，始受外寒，故用麻黄；

症状是"反发热"，故用细辛。病、证、症有机结合，即为麻黄附子细辛汤证。所以张仲景的处方并不神秘，很多时候是东拼西凑凑出来的。当然，我们也可以认为它不是个少阴病，而是外感得了太阳病，故用麻黄；证是太少两感证，因为平时少阴寒化，得病之前是阳虚体质，故用附子；症是伴发热，故用细辛。病、证、症有机结合，其结果还是麻黄附子细辛汤。

少阴病如果不表现为感冒，而表现为便秘，又伴有发热，当用大黄附子汤。感冒用麻黄，便秘用大黄，麻黄附子细辛汤去麻黄换成大黄，即为大黄附子汤。同样的道理去看大黄附子汤，少阴病，用附子；有发热之症，用细辛；大便不通，为阳明腑实证，用大黄，合起来即为大黄附子汤，也是病、证、症有机结合。

（三）形、气、神一体同调

太少两感证，若是气化病，即功能性疾病，例如荨麻疹、支气管哮喘的急性发作等，用麻黄附子细辛汤或麻黄附子甘草汤加减治疗，见效非常快。这两个处方用于哮喘的急性发作，能快速解除支气管的痉挛而平喘，称之为调气化。《伤寒论》重气化，虽然也讲复形质，但不如调气化讲得多，调气化往往见效快。

由于肾藏精，主骨生髓，所以少阴病本身就易伤形质，常见里证。若太少两感证是一个形质病，如支气管哮喘慢性期或者长期的支气管哮喘导致肺脏的解剖结构改变，出现肺纹理增多、肺脏的纤维化、桶状胸或肺动脉高压等。或者局部发生了肿物，如乳腺癌即为一个典型的太少两感病，肿瘤长在皮下，属太阳病；其病理机制常伴雌激素水平高，孕激素和雄激素水平低，类似于中医的肾阳虚，属少阴。这时机体器官的形质发生改变，发展成了形质病，治疗原则需由调气化转至复形质。

如哮喘后期形质损伤，非单纯因为支气管收缩而导致呼吸困难时，用麻黄附子细辛汤、麻黄附子甘草汤往往疗效不明显。而要处理哮喘慢性期的桶状胸、肺气肿、肺动脉高压、肺纹理增加、肺纤维化

（肺纤维化很少见于哮喘，在肺脏重构的时候有时有纤维组织的增加）等，临床可以用《外科证治全生集》的阳和汤，或者用麻黄附子细辛汤加大剂量的地黄（30~300克，据情况选用），此治法相当于融合了阳和汤与麻黄附子细辛汤的方义；附子加地黄来自金匮肾气丸，亦相当于融入了金匮肾气丸的方义。若兼肾虚痰泛，还可以合金水六君煎，在麻黄附子甘草汤的基础上加当归、熟地和二陈汤。当归不仅止痛活血，还化痰止咳；半夏不仅入阳明，还入少阴。如何判断肾虚痰泛？抓独——痰咸即是独证。可见麻黄附子细辛汤、麻黄附子甘草汤重温不重补，在两方的基础上加一味熟地，附子加地黄就成了金匮肾气丸的架构；再加一味当归，就合上了金水六君煎；若把附子变成肉桂，就成了阳和汤，这些办法都是温和补相结合的办法。

又如有一位中医朋友患荨麻疹，初起用麻黄附子细辛汤治疗，效果很快，但就是无法彻底治愈。这是因为他长期肾虚，有形质的改变，属于中医讲的少阴虚劳，这时需要用金匮肾气丸法，用附子配地黄运柔成刚。后来他用麻黄附子细辛汤加大剂量的地黄，很快剩下的荨麻疹就完全消失了，这就是气化和形质的关系。

太少两感证还有神志病，《金匮要略》讲防己地黄汤"治病如狂状，妄行，独语不休，无寒热，其脉浮"，所以防己地黄汤可用于治疗寸脉浮、尺脉弱的神志疾病，寸脉浮为在太阳，尺脉弱为在少阴。方用防己、防风配地黄、桂枝（张仲景时代桂枝和肉桂是没有区分的）治疗妄行独语，多见于精神狂乱证或精神分裂症。大部分人认为这些疾病临床并不常见，实则临床类似的症状还有很多，例如治疗失眠也可以用防己地黄汤，100~300克地黄能较快发挥镇静安眠的作用。但是服用大剂量的地黄会影响消化，而防风能够促进胃肠道的蠕动，可拮抗地黄的副作用，李东垣从防己地黄汤的地黄配防风中，延伸出了升阳除湿汤；地黄量大还会生湿，而防己恰好能利水。地黄配桂枝或者肉桂，交通心肾，所以大剂量地黄治疗失眠源自《金匮要略》。

（四）转阳明与陷少阴

麻黄附子甘草汤是将麻黄汤中的桂枝换成附子，兼治少阴。再延伸一下，如果把麻黄汤中的桂枝换成石膏就成了麻杏石甘汤，兼治阳明。"少阴病，始得之，反发热"，"始得之"指病人还没有用麻黄剂发过表；如果用麻黄剂发表，发完表以后还发热，这是疾病化热转阳明，"发汗后，不可更行桂枝汤，汗出而喘，无大热者，可与麻黄杏仁甘草石膏汤"。

所以麻黄附子细辛汤治疗的是少阴病尚未发表，不该发热却反发热；而麻杏石甘汤治疗的是发完表之后的发热，是疾病开始化热，太阳将转阳明，这部分人体质偏热，外感伤寒后容易经少阳火化，转入阳明。这种情况在临床非常多见，刚开始是一个病毒感染，表现为鼻塞，若用麻黄汤发汗，鼻塞往往能很快减轻，但是如果病人随后嗓子痛，甚至出现发热、咳嗽、汗出等症，即"汗出而喘，无大热"，就成了麻杏石甘汤证。这其实是一个从上呼吸道鼻黏膜的感染症状，到继发细菌感染后出现咽喉疼痛，最后发展为支气管炎、大叶性肺炎的过程，也是一个由病毒感染到细菌感染的过程。这个过程是伤寒由太阳转阳明，中间还要经过少阳的火化，所以临床用麻杏石甘汤时，经常要加黄芩这类清少阳的药物。而麻杏石甘汤所治的发热为"无大热"，若有大热，还可以加知母，为白虎汤的架构。

用麻黄汤发完表后，不光可以出现发热，还可以出现恶寒。"少阴病，得之二三日，麻黄附子甘草汤微发汗，以二三日无证，故微发汗也。"如果麻黄附子甘草汤证，反以麻黄汤发汗，病不得愈，反而会大汗伤阳。比如"发汗，病不解，反恶寒者，虚故也，芍药甘草附子汤主之。""发汗，病不解"指发完汗，还恶寒，因为发完汗本不该再恶寒，现仍恶寒，故叫"反恶寒"。有一分恶寒，便有一分表证，此为"虚故也"，当用芍药甘草附子汤。所以芍药甘草附子汤与麻黄附子细辛汤形成了鲜明的对比，芍药甘草附子汤治发汗后，反恶寒；而麻黄附子细辛汤治"始得之"，尚未发汗，反发热。阳加于阴谓之汗，发汗既伤阳，又伤阴，所以病人反恶寒。这种情况下，因已发过汗，所以去麻黄换成芍药，就成了芍药甘草附子汤。芍药甘草酸甘化阴，附子甘草辛甘化阳，阴阳并补，治其汗出伤阳又伤阴。

太阳在经，既有麻黄证，又有桂枝证。"太阳病，发汗，遂漏不止，其人恶风，小便难，四肢微急，难以屈伸者，桂枝加附子汤主之。"如果病人本身是一个桂枝证，偏偏用了麻黄汤发汗，发汗伤阳，会导致漏汗，这时当用桂枝加附子汤。

桂枝汤和麻黄汤的区别在于桂枝汤证有汗，所以桂枝汤证多见于外感后体温的下降期。这种病人一部分是感冒之后，出现手足出汗；还有一部分是感冒以后，体温调定点上升，总是发热，"时发热，自汗出""先其时发汗则愈，宜桂枝汤"。但其实桂枝汤证的人，平时没感冒就易手足汗出，因为太阴脾虚，卫出中焦。

五、麻附诸方

（一）麻附剂与麻黄汤

麻黄汤证为什么表现为恶寒、发热、脉浮？太阳为寒水之经，本寒而标阳，中见少阴热化，所以恶寒是太阳的本证，发热是中见少阴，少阴阳气出来就会导致脉浮发热。太阳之下即是少阴，如果少阴热气不足，病人就会表现为感冒之后不发热，脉不浮而反沉，这种人感冒后会迁延不愈，应该用麻黄附子甘草汤。如果热气太过，则化热转为温病。

"少阴病，始得之，反发热，脉沉者，麻黄细辛附子汤主之。"麻黄附子甘草汤和麻黄附子细辛汤的特点都是沉脉，即附子证。脉沉者，阳气虚故也。脉沉就不该发热，麻黄附子细辛汤证有发热，故叫"反发热"，用细辛解热镇痛。细辛是散寒的药，散寒的药反而能解热，所以在治疗"冬伤于寒，春必病温"时，它是一个很关键的药物。三阴之中，只有解少阴之热用解热镇痛药，这与太阴、厥阴的解热法不同。麻黄附子甘草汤和麻黄附子细辛汤治疗少阴阳虚外感，如果是阴虚外感则用加减葳蕤汤。

正常人病毒感染以后，肾上腺素分泌增加，脉搏变浮。若脉搏不浮反沉，说明体内肾上腺素水平低，这时需要用附子增加内源性肾上腺素的分泌，所以麻黄汤去桂枝变附子，不用杏仁，就成了麻黄附子甘草汤。之所以用附子取代桂枝，是因为桂枝是温心阳，而附子是温肾阳。心阳从肾阳而来，水生木，木生火，肾阳上升，心肾相交，化为心阳，心阳从瞳孔而出，周行全身，成为人体的卫气。麻黄附子甘草汤还去掉了杏仁，因为少阴阳气不足，正邪相争不够，呼吸道的症状就不明显。当然，如果有咳嗽、咳痰，杏仁仍可以加进去。

（二）麻附剂与四逆汤

"少阴病，得之二三日，麻黄附子甘草汤微发汗。以二三日无证，故微发汗也。"无证指无里证，即麻黄附子甘草汤证不见典型的里证；而四逆汤证有干呕、下利之里证。

麻黄附子甘草汤和四逆汤的区别在于前者属太少两感，解表为主用麻黄；后者属里证，救里为主用干姜。把麻黄附子甘草汤的麻黄换成干姜，就变成了四逆汤。四逆汤中甘草配干姜是太阴病的配伍，三阴递进，再加附子，就成了少阴病的处方。

两方都属于"急则温之"，麻黄、附子能提高肾上腺素的水平，干姜提高甲状腺素的水平，甘草补充肾上腺皮质激素，这3种激素都能兴奋交感神经，促进新陈代谢，属于急温之。同时干姜还有抑制腺体分泌的作用，所以它能治疗口中唾液多，"喜唾不了了"。"急则温之"，这是四逆汤法；"缓则补之"的治疗方法又有不同，代表方为金匮肾气丸。

（三）麻附剂与干姜附子汤

"少阴之为病，脉微细，但欲寐也。"典型的少阴阳虚神志病表现为但欲寐，指病人晚上想睡却睡不着，且常伴白天很困顿、精神萎靡、老想打瞌睡。对于这样的病人，只要让他白天多活动、多劳累、充分兴奋，晚上就容易入睡。所以这种病人适合白天用麻黄附子甘草汤之类提神，一般上午、中午各服一次药，让他白天兴奋，改善其精神萎靡；晚上不服药，防止用药致病人过度兴奋而不易入睡。

麻黄附子甘草汤之所以有提神的作用，是因为它含有兴奋物质，方中的麻黄和附子分别是外源性的肾上腺素补充剂和内源性的肾上腺素促泌剂；甘草的拟皮质激素样作用也能使人兴奋，比如有的肿瘤病人做完化疗后呕吐，为了减轻其不良反应，需要使用止吐药，而在止吐药中往往会加入皮质激素，它能增强药物的止吐作用，但同时也会导致病人兴奋得睡不着觉。所以麻黄附子甘草汤整个处方都具有兴奋作用，能治疗白日困顿、萎靡不振之人，也可以治疗失眠，八味回阳饮即是由此方化裁而来。

少阴寒化神志病还有一种兴奋性过高的情况，这时不用麻黄配附子，而用干姜配附子，叫干姜附子汤。"下之后，复发汗，昼日烦躁不得眠，夜而安静，不呕、不渴，无表证，脉沉微，身无大热者，干姜附子汤主之。"下后伤脾，复汗伤肾，昼日烦躁不得眠，白天很兴奋，夜里安静，治疗这种少阴寒化的神志病，可以用干姜附子汤。此方由四逆汤去甘草组成，因为甘草具有拟皮质激素样作用，阳虚烦躁之人吃了它更容易兴奋。"复发汗"，若用麻黄汤发汗出现烦躁，过度兴奋，就可以用干姜附子汤。干姜附子汤之所以名干姜附子汤，把干姜放在前面，是因为干姜对神经系统有抑制作用，它的很多挥发性成分都有中枢抑制作用，能够延长戊巴比妥的催眠时间，抑制老鼠的自发运动，具有镇静、催眠及止吐的作用。所以处方中干姜是对症的药，直接发挥镇静作用，治疗昼日烦躁不得眠；附子是辨证的药。

大部分中医认为治病求本，治本的应是君药，治标的是臣药，但恰恰看张仲景的处方，发现治标的才是君药，与传统中医的思路有所不同。干姜附子汤以干姜为君，治疗阳虚性的烦躁；以附子为臣，改善阳虚。栀子干姜汤也治烦躁，治胃中虚烦。此处的胃中虚烦指"胃中空虚"，没有阳明腑实证，"客气动膈，心中懊恼"，故名虚烦，并不是后世所谓虚实之"虚"。除烦用栀子，对症治疗，为君药，热者加淡豆豉，为栀子豉汤；寒者加干姜，为栀子干姜汤；胀者加厚朴，为栀子厚朴汤。

再如张仲景用厚朴生姜半夏甘草人参汤治疗"发汗后，腹胀满"，脾虚的人发汗后表现为腹胀，用厚朴生姜半夏甘草人参汤。那么此方为什么不反过来叫人参甘草半夏生姜厚朴汤？因为厚朴、生姜、半夏除胀消满，治标；人参、甘草健脾益气，治本。而如果用传统的辨证论治之法，大部分中医可能会用四君子汤加木香、陈皮、砂仁等药，即香砂六君子之类扶正兼理气。再比如麻黄附子细辛汤之所以不叫附子麻黄细辛汤，是因为治疗太少两感证，麻黄治标，附子治本；大黄附子汤治疗阳虚便秘，之所以不叫附子大黄汤亦是此理，便秘用大黄治标，阳虚用附子治本。所以张仲景的治病思路与一般中医完全不同，他常以治标之药为君药，快速缓解疾病当前的症状。

以上分别讲了几对处方，第一对是干姜附子汤和厚朴生姜半夏甘草人参汤，两证都是因误汗而致出现相关的副作用。"发汗后，腹胀满"，指脾虚之人用麻黄汤发汗，容易腹胀满，用厚朴生姜半夏甘草人参汤。阳虚之人本应用麻黄附子甘草汤微发汗，如果麻黄的用量过大，或用麻黄汤发汗，容易表现为昼日烦躁不得眠，则用干姜附子汤。

第二对是麻黄附子甘草汤和干姜附子汤，都是少阴寒化证，前者治疗精神萎靡、神经抑制，后者治疗烦躁、神经兴奋。

第三对是干姜附子汤和栀子干姜汤。"伤寒，医以丸药大下之，身热不去，微烦者，栀子干姜汤主之。"下伤脾，损伤脾阳，致"身热不去"，反增"微烦"，故用栀子干姜汤治发热、烦躁，发热用栀子，烦躁用干姜。"凡用栀子汤，病人旧微溏者，不可与服之。"素来脾虚之人不能用栀子豉汤，也应用栀子干姜汤，栀子清热又除烦，干姜除烦又温脾。所以干姜附子汤和栀子干姜汤，都用干姜除烦，外面有热配栀子，里面有寒配附子，张仲景的配伍就需要在这些细小之处斟酌。栀子干姜汤治烦躁、身热，故以栀子为君；大下之，损伤脾阳，故以干姜为臣。治标的是君药，治本的是臣药，这与后世的理论不同。而干姜附子汤治烦躁、"身无大热"，无明显的发热，或仅有轻微的阳虚发热，若病人伴明显发热，就改用栀子干姜汤清热除烦。

　　简言之，麻黄附子甘草汤和干姜附子汤，一个表现为神经抑制，一个表现为神经兴奋；干姜附子汤和栀子干姜汤，都能除烦，一个里有寒，一个外有热；干姜附子汤和厚朴生姜半夏甘草人参汤，一个发汗后，昼日烦躁不得眠，一个发汗后腹胀满。

（四）麻附剂与防己地黄汤

1. 条文对举

　　"少阴病，始得之，反发热，脉沉者，麻黄细辛附子汤主之。"太少两感证有麻黄证，比如麻黄附子细辛汤，还有桂枝证，桂枝证的代表方之一为防己地黄汤。防己地黄汤"治病如狂状，妄行，独语不休，无寒热，其脉浮。"这两方都治太少两感证，一个麻黄证，一个桂枝证。如果把这两条放在一起对比，大家就会发现两者的区别：防己地黄汤治"无寒热"，麻黄附子细辛汤治"反发热"；麻黄附子细辛汤证"脉沉"，而防己地黄汤证"脉浮"；防己地黄汤"治病如狂状，妄行，独语不休"，表现为中枢神经系统兴奋性增加。而麻黄附子细辛汤治的是"少阴之为病，脉微细，但欲寐也"，因为麻黄是一个中枢神经系统的兴奋剂，它治的是困顿、嗜睡、迷糊、瞳孔缩小、无精打采等，表现为神经系统兴奋性降低。

　　《伤寒论》的很多条文写得都很规整，这两条条文完全相对应，一个表现为但欲寐，用麻黄。麻黄含有麻黄碱、伪麻黄碱、次麻黄碱，不仅能解表，还具有兴奋作用；一个表现为妄行独语，用防风。防风不仅能解表，还有镇静、镇痛的作用，玉真散就用它发挥镇静剂的作用，而且防风还能解白附子之毒。一个用附子，附子证是沉迟脉；一个用桂枝，桂枝证是浮缓脉。一个"反发热"，用细辛，细辛是少阴病的解热剂；一个"无寒热"，用了防己和地黄。防己有镇静与镇痛的作用，能增强防风的疗效，所以温病学家常用它治疗关节疼痛，《温病条辨》中就有好多含有防己的处方用来治疗关节病变。如果病人对阿片类镇痛药产生耐药，防己还可以逆转它的耐药。而另一个药地黄，若大剂量使用，有镇静作用，可以治疗失眠。一味地黄就可以治疗失眠，但剂量要足够大，用至60～300克。而且不必担心地黄大量使用，吃了容易腹部饱胀，因为方中的防风是胃肠道的疏风药，可以拮抗地黄导致腹部饱胀的副作用。所以《伤寒论》的很多方，如果不把条文放一处讲，其实很难发现它的区别。

2. 防己地黄汤与阳和汤

《外科证治全生集》阳和汤是治疗乳腺癌的一个经典处方，方由麻黄、肉桂、地黄、鹿胶、白芥子、干姜炭、甘草组成。少阴病调气化用麻黄附子细辛汤，复形质用阳和汤。阳和汤中肉桂配地黄能治少阴病之"但欲寐"，其中地黄可以重用，发挥镇静作用。防己地黄汤亦用桂枝配地黄治疗神志疾病，但它治疗"病如狂状，妄行，独语不休"，指亢奋型的精神病，所以用防风，防风是个镇静剂。而阳和汤治疗的是少阴病之"脉微细，但欲寐"，表现为精神萎靡，因此用麻黄，麻黄有兴奋作用。所以阳和汤用麻黄配肉桂、熟地，防己地黄汤用防风配桂枝（或肉桂）、熟地。

3. 麻黄与防风的精准用药

《伤寒论》用到的两个疏风解表的药物，一个是麻黄，一个是防风，这两个药物有两个显著的区别。第一，麻黄是一个中枢神经系统的兴奋药，所以麻黄附子细辛汤用来治疗少阴病之"脉微细，但欲寐"。麻黄可以使人产生兴奋感，甚至使人心慌、血压升高。它的兴奋作用还能用来治疗失眠，这种失眠表现为白天很疲惫，晚上睡不着，用麻黄让病人白天很兴奋，到了晚上很疲惫，就容易入睡了。但它的服法很特殊，病人可以早上、中午吃药，晚上不能吃，否则晚上吃了麻黄，兴奋性增加，也会影响睡眠。而防风有镇静作用，所以防己地黄汤用它来治疗妄行独语，如躁狂症、精神分裂症或失眠；玉真散选用防风也是用它的镇静作用。

第二，麻黄可以引起腹胀，"发汗后，腹胀满者，厚朴生姜半夏甘草人参汤主之。"用麻黄汤发汗后，腹胀满者，用厚朴生姜半夏甘草人参汤。脾虚之人本身就容易腹胀，再用麻黄发汗，麻黄碱抑制胃肠道的蠕动，更容易引起腹胀。感冒之后病人不欲饮食，即是内源性肾上腺素分泌增加，抑制胃肠道的蠕动所致，再用感冒药发汗，脾虚腹胀的症状就更容易加剧，所以需要用厚朴生姜半夏甘草人参汤除胀消满兼健脾。而防风与麻黄不同，它是胃肠道的疏风药。大剂量的地黄（60~300克）可以治疗失眠，但是大剂量的地黄容易抑制胃肠道的蠕动，导致病人不欲饮食，而恰恰防风是胃肠道的疏风药，能够增强胃肠道的蠕动，进而改善食欲，这也正是李东垣在很多处方中选用防风的原因，他是利用防风的胃肠道疏风作用来治疗各种脾胃病。这种思想往上追溯，就可以追溯至《金匮要略》的防己地黄汤。

所以，同样是一个发表的药物，麻黄和防风的区别相当大。而且防风还有一个特点，防风不仅能够发表，还能够止汗，所以玉屏风散选防风做疏风药。更重要的一点是防风既有抗过敏的作用，还有免疫增强作用，所以玉屏风散用来治疗体虚易感。由此可见，在这么多的疏风药中，玉屏风散选择防风是很特殊且有确切依据的，不是随便选择一个疏风药。而麻黄与防风不同，它是一个典型的体液免疫的抑制剂，用来治疗各种过敏性疾病。麻黄还有明确的发汗行水作用，但是麻黄根可以止汗，药用部位决定了它的功效，这也是它与防风的不同之处。

通过讲解麻黄和防风的区别，我们认为中医的精准医学应该努力实现临床精准，做到精确辨证、精确选方、精确用药。传统的精准医学仅仅指的是基于基因测序的分子精准治疗，但大多数人没有条件去做相关的研究，更做不到分子精准治疗。因为通过精准的基因测序达到分子精准，不仅需要利用数据库、先进的设备等很多强大的现代科学手段，而且对病人而言花费太高，所以一般医生无法做到。但是中医还存在一个临床精准的问题，比如活血化瘀药、理气药等种类繁多，临床应用时不应随意选择，而应精准选择。

（五）麻附剂与麻黄升麻汤

想要深刻认知麻黄升麻汤的临床使用指征，首先需要将它和麻黄附子甘草汤、麻黄附子细辛汤相对举。"伤寒六七日，大下后，寸脉沉而迟，手足厥逆，下部脉不至，咽喉不利，吐脓血，泄利不止者，为难治，麻黄升麻汤主之。""寸脉沉而迟，下部脉不至"，此处的下部脉涉及三部九候遍诊法，它可能指的是少阴脉、太冲脉或尺脉。实际不必纠结下部脉究竟指什么脉，因为寸口脉与遍诊法的脉诊部位可以一一对应，如寸口脉的尺脉与遍诊法的少阴脉相对应。所以为方便诊断，可将"下部脉不至"单纯理解为寸口脉的尺脉。总之，麻黄升麻汤证表现为沉迟脉。

外感之后，若表现为沉脉，最常见的不是麻黄升麻汤证，而是太少两感证，当用麻附剂，不发热者用麻黄附子甘草汤，发热者用麻黄附子细辛汤。感冒以后本应脉浮，但是脉该浮不浮却反沉，所以要去托它。托法可以用麻黄，因为麻黄中含麻黄碱，具有拟肾上腺素样作用，可以使脉搏变浮。感冒以后出现脉浮，即为体内肾上腺素分泌增加所致，用麻黄是从太阳去托。若为太少两感证，还需要用附子从少阴去托，故用麻附剂。

麻黄升麻汤也治外感后脉沉，但它和麻附剂所治外感脉沉有所区别。"少阴病，得之二三日，麻黄附子甘草汤微发汗，以二三日无证，故微发汗也。"从条文而知，少阴在经，二三日无里证，即没有少阴的脏证，才用麻黄附子甘草汤。而麻黄升麻汤条文有"咽喉不利，唾脓血，泄利不止"等症，泄利不止即指有里证，这是两者的区别之一。手足厥逆在三阴，不在少阴即在厥阴，但厥阴的特点是寒热错杂，而麻附剂为纯寒证，这是两者的另一大区别。麻黄升麻汤证表现为"咽喉不利，唾脓血"，此为热在少阳，为厥阴转出少阳，故用黄芩、芍药清少阳。黄芩、芍药、甘草组成黄芩汤，为少阳病之方。正因为厥阴病寒热错杂，所以它的用药特点为温清并用。清里用玉竹，玉竹是少阴经的养阴药，有强心的作用，病人表现为"寸脉沉而迟，下部脉不至"，故用玉竹强心，托脉而出。

所以临床使用麻黄升麻汤的指征非常明确。第一，沉迟脉，脉搏无力。故用麻黄、升麻去托，麻黄能使脉搏变浮，玉竹的强心作用可以增强脉搏的力量。第二，有泄利不止之里证。手足厥冷，病在三阴时，可能在少阴或厥阴，但少阴病的麻黄附子细辛汤证和麻黄附子甘草汤证表现为二三日无里证，而麻黄升麻汤有里证。此处的泄利不止不一定非得腹泻，也可以表现为溏稀便。第三，病人表现为寒热错杂，有"咽喉痛，唾脓血"，为厥阴转出少阳，上热有咽喉肿痛，下寒伴有腹泻。所以如果一个外感的病人来看病，脉沉迟无力，嗓子痛，首先需要问他大便怎么样，如果大便素来偏稀、溏、软者，这时就可以用麻黄升麻汤，辨证非常简单。

外感后本应脉浮，但三阴里虚之人感冒后，脉可能浮不起来，而表现为一个沉脉。若为太阴病外感，"发汗后，身疼痛，脉沉迟者，桂枝加芍药生姜各一两人参三两新加汤主之。"本身太阴里虚之人外感后，脉沉迟，沉脉可以用人参，代表方为桂枝加芍药生姜各一两人参三两新加汤。人参有强心作用，能够增强脉搏力度，治脉沉迟，所以参附汤强心既用人参，又用附子。脾主肌肉，太阴脾虚之人外感后还有一个特殊的表现，即容易出现一身疼痛，所以新加汤重用芍药。

若为少阴外感，代表方为麻黄附子细辛汤、麻黄附子甘草汤。两证都可以出现脉沉或迟，但如果是伴发热的麻黄附子细辛汤证，脉可能不迟，因为体温增加1℃，脉搏会增加10次/分；而不伴发热，单纯的麻黄附子甘草汤证的脉多表现为又沉又迟。所以麻黄附子细辛汤和麻黄附子甘草汤只强调脉沉，不强调脉迟，就是因为当"反发热"时，脉就不迟了。

所以三阴外感都可以表现为脉沉，但《伤寒论》条文唯独在厥阴病的麻黄升麻汤证中强调了"脉沉迟"。"厥阴之为病，消渴，气上撞心，心中疼热，饥而不欲食，食则吐蛔，下之利不止。"厥阴病脉证提纲还描述了厥阴病的一个特点，即久利。久利不一定非得腹泻，亦包括溏便、稀便。三阴都可以表现为稀溏便，但厥阴病一定表现为稀溏便，而太阴病、少阴病还常表现为便秘。

由此可知，三阴外感，抓住咽喉痛，大便溏，脉搏无力不出，就可以用麻黄升麻汤。如果没有厥阴转出少阳的这些症状，单纯表现为手足冰凉，外感后脉沉迟，就可以用麻黄附子甘草汤，伴发热则用麻黄附子细辛汤。如果外感后表现为一身疼痛，是一个典型的太阴气虚之人，就可以用桂枝加芍药生姜各一两人参三两新加汤。由此可见，张仲景在太阴托邪用人参，少阴托邪用附子，厥阴托邪用升麻。厥阴病的麻黄升麻汤与升麻鳖甲汤都用升麻托邪，都可以出现厥阴转出少阳的症状，如升麻鳖甲汤证伴"目赤如鸠眼"，即目内眦红。所以如果我们掌握了处方背后的规律，实际不需要背诵条文。

（六）麻附剂与水肿病

1. 麻黄附子甘草汤与麻黄附子汤

"少阴病，得之二三日，麻黄附子甘草汤微发汗，以二三日无证，故微发汗也。"麻黄附子甘草汤的特点在于"微发汗"，方用麻黄二两、炙甘草二两、炮附子一枚。"水之为病，其脉沉小，属少阴。浮者为风，无水虚胀者为气。水，发其汗即已。脉沉者，宜麻黄附子汤。浮者，宜杏子汤。杏子汤方未见。"麻黄附子汤治水病脉沉小者，用麻黄三两、生甘草二两、炮附子一枚。两方药物组成完全相同，区别在于麻黄附子汤重用麻黄三两，而麻黄附子甘草汤中麻黄只用二两；麻黄附子汤中甘草是生用，而麻黄附子甘草汤中甘草是炙用。由此可见，麻黄附子汤重用麻黄，增加了一两，甘草生用，发表行水之力增强，用来治疗太少两感的水肿，而麻黄附子甘草汤证无水肿。

"浮者，宜杏子汤，杏子汤方未见。"考证此条文，杏子汤疑似《太平惠民和剂局方》中的三拗汤，为麻黄附子汤去附子加杏仁，也相当于麻黄汤不用桂枝。三拗汤与麻黄附子汤一样，甘草是生用，麻黄不去节；而麻黄附子甘草汤甘草是炙用，麻黄去节，且方中的杏仁，不去皮尖，一般杏仁要求去皮尖。由于麻黄不去节、甘草不炙用、杏仁不去皮尖，所以此方名三拗汤。它与麻黄附子汤都治水肿，两者的区别是：一个用杏仁，一个用附子；一个脉浮，一个脉沉。

太少两感证的麻附剂有麻黄附子甘草汤、麻黄附子细辛汤之分，为什么麻黄附子汤治水是在麻黄附子甘草汤的基础上加减，而不是麻黄附子细辛汤？因为一身悉肿多见于肾脏疾病，细辛的挥发油黄樟醚有肾毒性，容易诱发肾功能不全，甚至肾功能衰竭。可见，西医的知识可以简单直接地解释为什么治水肿慎用细辛。细辛是一个强烈的免疫抑制剂，可以抗炎，本来非常适合于肾脏疾病，但水肿的病人常常肾功能受到严重损伤，这时如果使用细辛，个别病人可能会诱发肾功能不全。实际当病人病情缓解、水肿消退、肾功能正常时，也可以考虑用3克细辛增加处方的疗效。但医生更多时候应该把病人的安全放在第一位，临床用药必须考虑药物的毒副反应，尽可能使用替代药物。

2. 脉沉在表与脉沉在里

少阴病见沉脉，常有两个治疗思路：若脉沉，伴表证为主，太少两感当用麻附剂出表；若脉沉，伴里证为主，当用附子汤、真武汤温里。

首先，若脉沉在表，表现为水病，如"水之为病，其脉沉小，属少阴。浮者为风，无水虚胀者为气。水，发其汗即已。脉沉者，宜麻黄附子汤。"水病见沉脉，属于少阴，当"发其汗即已"。"少阴病，得之二三日，麻黄附子甘草汤微发汗"，所以麻附剂为微发汗之方，水病见沉脉，当用麻黄附子汤微发汗以行水。其次，"少阴病，始得之，反发热，脉沉者，麻黄细辛附子汤主之。"若少阴脉沉伴表证，表现为反发热，当用麻黄附子细辛汤，因为细辛是少阴经的解热剂。

若脉沉在里，夹痰饮水湿、寒湿内阻，如骨节疼痛者，当用附子汤。"少阴病，身体痛，手足寒，骨节疼，脉沉者，附子汤主之。""手足寒"为少阴寒化证的表现；"身体痛"，指身体骨节疼痛，骨属少阴，肾所主。所以沉脉伴骨痛者，当用附子汤温里，此方由附子、人参、白术、茯苓、芍药五味药组成，具有温阳利水、健脾除湿之效。故同治脉沉夹水饮之病，麻黄附子汤用麻黄配附子，发表行水，从外去治；附子汤用附子配白术、茯苓，温阳化饮，从里去治。

"少阴病，得之一二日，口中和，其背恶寒者，当灸之，附子

144 中医各家学说·温阳研究（上篇）

汤主之。"除脉沉、骨节疼痛外，附子汤还有一个特点，即"其背恶寒"。"抓独法"讲"背寒即合太阴脏"，"其背恶寒"是太阴病用人参的一个独证，所以附子汤由真武汤去生姜加人参组成。麻黄附子细辛汤治病在表，表现为发热；而附子汤治病在里，表现为恶寒。

脉沉在表与在里的治法有所区别，在表者，常用麻黄附子细辛汤、麻黄附子甘草汤，这是一对方，在表为水病，当用麻黄附子汤；在里者，常用附子汤、真武汤，又是一对方。麻黄附子甘草汤和麻黄附子细辛汤的一个重要的区别是"反发热"；而附子汤和真武汤的一个重要区别是"其背恶寒"。"反发热"，麻黄附子甘草汤去甘草，加细辛，即为麻黄附子细辛汤；"其背恶寒"，真武汤去生姜加人参，即为附子汤，这是两个对方的区别和联系。

3. 急温之与缓补之

"诸有水者，腰以下肿，当利小便，腰以上肿，当发汗乃愈。"腰以上肿当发汗，"水之为病，发汗则已"，脉浮用杏子汤，脉沉用麻黄附子汤。麻黄附子汤为麻黄附子甘草汤的变体，两方药物组成完全相同，不过麻黄附子汤中麻黄不去节，甘草生用，而且麻黄重用至三两，比麻黄附子甘草汤多用一两。就虚实而论，腰以上肿，偏实，当发汗；腰以下肿，偏虚，当利小便。《伤寒论》常用附子汤和真武汤利小便，真武汤治"此为有水气"，为附子汤去人参加生姜。

脉浮用杏子汤，即三拗汤，与之对举的是五苓散。用杏子汤发过汗之后，若水肿还没有完全消，不可再用麻黄发汗，就可以用五苓散解表利水。脉沉用麻黄附子汤微发汗，发完汗后，通常上半身的水肿就能减轻或消退，眼睑的"卧蚕"亦会消失，但若下半身还有水肿没消，就可以用真武汤温阳利水。

急则温之，水病常先用发汗、利小便之法，把痰饮、水湿、风寒等外邪去掉，若水肿残存，疾病尚未痊愈，还需缓则补之。用过《伤寒论》的办法后，还可以用《金匮要略》的办法。如当水肿渐退时，可加肾气丸补之，后世在肾气丸基础上亦有很多加减化裁。当然，既可以在水肿期间，逐步加上肾气丸，也可以在水肿退了后，再用肾气丸。这可以根据医生用药的习惯、病人的标本虚实、追求疗效的快慢等方面去权衡定夺。急则温之，随后就可以补则缓之，从水肿病的治疗中（彩图12），可见张仲景治疗疾病有一套完整的思路，他治疗疾病其实是动态的。而《伤寒论》其实是一本非常系统、通俗易懂的书，它的六经辨证法为中医认识疾病病理、生理的一套核心模型，且语言通俗浅显，文风规整有序。

4. 三阴水肿

三阴水肿，太阴、少阴、厥阴的水肿治疗方法都不一样。太阴水肿，常用防己黄芪汤，如肝硬化病人出现低蛋白血症引起的水肿，为"见肝之病，知肝传脾"。其水肿与木克土有关，所以用防己黄芪汤很有效。

少阴水肿，如心功能衰竭引起的水肿，常用真武汤这类处方加减化裁。

厥阴水肿，如甲状腺功能减退引起的黏液性水肿，它与单纯组织间隙液体增加所致的太阴、少阴之凹陷性水肿完全不同。如低蛋白血症引起的水肿，是因为血浆胶体渗透压减少，水分向组织间隙转移，组织间隙液体增加所致；而黏液性水肿是由于黏液蛋白分泌增加，堆积于皮下组织所致。两者机制完全不同，治疗方法亦截然不同。治疗黏液性水肿，从厥阴寒化的角度去治才有效，代表方如鸡鸣散。鸡鸣散也经常用来治疗转筋，转筋亦是厥阴病的一个特点。王孟英所著《霍乱论》中，对鸡鸣散有很多加减化裁，如蚕矢汤、燃照汤等。中医治疗甲状腺减退引起的黏液性水肿，虽然没有西医直接补充甲状腺素的药物，但可以用药物刺激甲状腺分泌甲状腺素，如干姜即可促进甲状腺素的分泌。

六经辨证的关键在于"宁失其方勿失经"，若用太阴、少阴方治疗甲状腺减退引起的黏液性水肿，往往起效缓慢，疗效不佳。

（七）越婢加术附汤

1. 风水条文解析

"风水，恶风，一身悉肿，脉浮不渴，续自汗出，无大热，越婢汤主之。""风水，恶风"，风水常伴恶风，"续自汗出，无大热"，与麻杏石甘汤证所治的"汗出无大热"，症状完全相同，所以使用麻黄不一定表现为无汗，麻黄配桂枝治无汗，而麻黄配石膏就能治有汗。因为麻黄配桂枝是一个强力的发汗解表的配伍，桂枝类似西医的解热镇痛剂，配伍麻黄之后，麻黄收缩血管，再加桂枝扩张血管，一收一张，病人就能汗出而解。这是太阳表证解热的机制，西医用伪麻黄碱加解热镇痛药，相当于中医用麻黄配桂枝。而越婢汤证汗出无大热，所以不需要配解热镇痛药桂枝。

治疗"汗出无大热"用麻黄配石膏，汗出是因为病在阳明，既然是阳明，就要用石膏，但是阳明病大热、大渴、大汗、脉洪大，为什么此条讲"不渴"？如果是大热，汗出消耗大量水分，就会出现口渴，而此处无大热，所以不渴，这也是处方不用石膏配知母的原因；如果有大热、口渴，就要加知母。麻黄配石膏的特点是麻黄可以平喘，汗出而喘用麻黄配石膏；麻黄还可以发表，治疗风水时，需发表行水，也可以用麻黄配石膏。可见，麻黄配石膏治喘，与麻黄配石膏治风水的机制相一致，不外乎麻杏石甘汤治咳喘，所以用杏仁化痰止咳平喘；而越婢汤治疗风水恶风，由于要出表，所以用生姜、大枣和营卫，以增强处方发表行水的作用。所以稍做化裁，一个含杏仁的平喘方就变成了一个发表行水之方。

如果想要越婢汤疗效明显，关键是重用麻黄六两，《伤寒论》剂量的折算方法有很多，我们不去具体考究各种折算方法，如果以常规的一两为30克来算，方中麻黄六两，大约可用到200克。正因为越婢汤重用麻黄六两，发表作用会很明显，所以需要加生姜、大枣和脾胃，和营卫，而且大枣还有养血的作用。

2. 加减法

"水之为病，其脉沉小，属少阴。浮者为风，无水虚胀者为气。水，发其汗即已。脉沉者，宜麻黄附子汤。浮者，宜杏子汤。"麻黄附子汤和麻黄附子甘草汤相比，麻黄不去节，甘草生用，且增加了麻黄的用量。

越婢汤方后有一个重要的加减法，"恶风者，加附子一枚，炮"，加附子使此方变成了加味麻黄附子汤，为在麻黄附子汤的基础上，麻黄用至六两，剂量进一步翻倍，再加石膏和生姜、大枣。加石膏是因为病人有发热，表现为"续自汗出，无大热"。所以麻黄附子汤加石膏和生姜、大枣，就成了越婢加附汤，用于水病之寒热错杂证。条文前面讲"风水，恶风，一身悉肿"，后面讲"恶风者，加附子一枚，炮"，方后的注解进一步补充了条文的含义。

越婢汤方后还有另一个加减法，"风水，加术四两"，可以加白术或苍术，这就成了越婢加术汤。条文又讲："里水，越婢加术汤主之；甘草麻黄汤亦主之。"越婢加术汤还可用来治疗里水，因为里水者脾虚。如低蛋白血症导致的水肿，病人的表证不显，脉浮不显，出现凹陷性水肿、蛋白低，甚至出现腹水，要重用白术，这是专药，见效尤捷，而人参、黄芪不及也。"甘草麻黄汤亦主之"，用甘草配麻黄，甘草二两、麻黄四两，发表行水，"重覆汗出，不汗，再服"，方中也可以加白术。

另一条文讲："里水者，一身面目黄肿，其脉沉，小便不利，故令病水。假如小便自利，此亡津液，故令渴也。越婢加术汤主之。"水肿病小便不利，体内水停故身肿，可用越婢加术汤。"一身面目黄肿"，肤黄可发汗，看到病人面部肌肉水肿，皮肤又黄，就可以用麻黄发汗。肤黄可发汗，此处的黄不是黄疸的黄，而是夹湿的黄，黄是土色，用白术健脾；肿用麻黄发表，这就是一个麻黄证，黄肿可以用越婢加术汤发汗。

所以越婢汤的加减法有越婢加术汤、越婢加附汤、越婢加术附汤。阳虚加附子温阳，风水、里水加白术健脾行水。脾虚不甚者，可以用越婢加附汤，脾肾皆不足者，用越婢加术附汤。

3. 肉极条文解析

《千金方》越婢加术汤："治肉极热，则身体津脱，腠理开，汗大泄，厉风气，下焦脚弱。"所以越婢加术汤或越婢加术附汤除了治风水，还能治"肉极"。"肉极"指的是痿证，痿证分肌痿、肺痿等，此处指的是肌痿，指肌萎缩、肌无力等肌肉之病，表现为"下焦脚弱"，即下肢无力、行走困难，多见于多种运动神经系统的病变，如脊髓空洞症、多发性硬化等。

越婢加术汤证表现为"腠理开，汗大泄"，却还用麻黄发表，其中的缘由在前文已涉及，因为麻黄配石膏的特点是"汗出而喘，无大热"，如果麻黄配石膏要有强烈的发表作用，就一定要配伍桂枝，比如大青龙汤。所以这里虽然重用麻黄，但是麻黄配石膏的发表作用并不强，它与麻杏石甘汤证一样都表现为"汗出而喘，无大热"，只不过麻黄的用量大于麻杏石甘汤而已。麻黄要发表必须依赖于桂枝或者附子。比如麻黄汤用麻黄配桂枝，桂枝温心阳，卫气从心出来，周行全身，所以用麻黄配桂枝汗出而彻，如汗出不彻就容易转阳明；或者麻黄附子细辛汤、麻黄附子甘草汤用麻黄配附子微发汗，心阳根源于肾阳，故用附子温肾阳，肾阳上升，最后化为心阳，与麻黄合而出汗，这是微发汗，不可令汗出如水，如果再加桂枝就容易增桂令汗出，大汗易亡阳。

太阳与少阴为表里，太阳之下即是少阴。在一般情况下，太阳根于少阴的心阳，因为心肺同属上焦，同属于卫，所以用麻黄汤即可；如果少阴肾阳不足，就需要用附子，麻黄汤去桂枝加附子，就成了麻黄附子甘草汤。没有少阴的桂枝或附子，麻黄就没有强烈的发汗作用。

那么越婢加术汤中的白术起什么作用？《近效方》术附汤："治风虚头重眩，苦极，不知食味，暖肌补中，益精气。""暖肌补中"指的便是白术，因为脾主肌肉，故用白术既补中，又暖肌。越婢加术汤亦是用白术来暖肌补中，且其方后注"恶风加附子一枚，炮"，就成了越婢加术附汤。

痿证有热极则痿之说，如果条文是"治肉极热"，那么越婢汤还能加白术、附子吗？条文原话是"治肉极热，则身体津脱，腠理开，汗大泄。"句中的"则"是个连词，它在"则"前面断了句，但这句话断句不同，理解也会发生变化，有没有可能是"治肉极，热则身体津脱，腠理开，汗大泄"？如果这么断句，可以理解为正因为"热则身体津脱，腠理开，汗大泄"，所以要配石膏。这一条究竟该如何断句，需要大家自行去判断。但是越婢加术汤治疗肌萎缩、肌无力、多发性硬化等类似的疾病，的确很有疗效。而且这种病人虽然阳虚，但是容易上火，所以方中用石膏有很深远的意义。

越婢加术汤不仅治疗肌痿，它还见于中风历节病篇，用来治疗中风。方用麻黄、石膏泄表之热；脾主肌肉，故用生姜、大枣、甘草、白术补中焦脾气，这与《金匮要略》中治疗中风的另几个处方的配伍原则非常相似。续命汤用麻黄、石膏配伍当归、川芎养血，人参、干姜温脾，加杏仁，再加桂枝通络，因为治疗的是中风，所以用了麻黄、石膏加桂枝通经络。人体直立行走以后，肺部具有排痰的作用，中风病人经常久卧不能动，肺部排痰功能减退，容易继发肺炎，故用杏仁、甘草化痰。所以麻黄配石膏，加当归、川芎养血，人参、干姜温脾，加杏仁、桂枝，就成了续命汤，治疗的是中风；麻黄配石膏，加生姜、大枣、甘草、白术健脾，就成了越婢加术汤，治疗的是肉极。而三黄汤用的是麻黄配黄芩，与麻黄配石膏相比，一个治在少阳，一个治在阳明，再加黄芪补气，细辛散寒，独活治疗中风，治少阴伏风。所以三黄汤证更偏阳气虚，方中没有当归、川芎，而用细辛温阳，合黄芪补气。大家可以看到这些处方之间的化裁与关联。

4. 越婢加术附汤与大青龙汤

"病溢饮者，当发其汗，大青龙汤主之。"大青龙汤由麻黄、桂枝、杏仁、甘草、生姜、大枣、石膏组成，其组成与越婢汤很相似，也能治疗水肿。它的特点是麻黄去节，重用六两，甘草炙用，这是传统麻黄汤的配伍思路，再加生姜、大枣、石膏和桂枝、杏仁。

大青龙汤与越婢加术附汤的区别在于越婢加术附汤有附子温少阴。"伤寒脉浮缓，身不疼，但重，乍有轻时，无少阴证者，大青龙汤发之。"而大青龙汤的这条条文明确表示，使用大青龙汤，要求无少阴证。如果有少阴证，需要用越婢加术附汤，它是大青龙汤去桂枝，换成附子，去杏仁，再加白术。因为少阴阳虚之人，往往炎症反应不强烈，呼吸道症状不典型，所以处方把桂枝变成附子，还去了杏仁，如果有明显的呼吸道症状，也可以不去杏仁，这也是麻黄汤和麻黄附子甘草汤的区别所在。处方还多了个白术，因为三阴递进，脾主制水。

可见大青龙汤和越婢加术附汤是一组对方，前者用桂枝、杏仁，后者用白术、附子；前者按照传统麻黄汤的配伍，麻黄去节、甘草炙用，后者按照杏子汤的配伍，麻黄不去节、甘草生用；两方石膏的用量也不同，前者用量如鸡子大，后者用至半斤（500克）。

越婢加术附汤的方药组成充分体现了治水诸法，我们认为"卫出上焦，卫出中焦，卫出下焦"，卫出上焦用麻黄，卫出中焦用白术，卫出下焦用附子。或者从平脉法的角度看，右手寸关尺对应肺脾肾，肺为水之上源，故用麻黄发表；脾主制水，故用白术、生姜、大枣、甘草运脾；肾为水之根，故用附子温肾；化热，再加石膏。即在寸脉用麻黄，在关脉用白术，在尺脉用附子。

5.越婢加术附汤与伏邪温病

越婢汤治风水，属于治疗痰饮水湿证的麻黄法，恶风加附子后，相当于合上了麻黄附子甘草汤，但是处方里有石膏，方中麻黄配石膏究竟治的是寒证，还是热证？既然用附子，为何又用石膏？因为风水反复发作，多由外感诱发。外感引发水肿常见于慢性肾小球肾炎、肾病综合征等病，这种病人常伴有慢性扁桃体炎、咽部链球菌潜伏。当外感受寒，继发咽部链球菌感染与活跃时，常常导致疾病急性发作，从而表现出热证（中医讲这是风寒化热，内有伏热，是一个伏气温病），所以用石膏清热；因为有水，所以用麻黄配石膏；因为"冬伤于寒"，所以用附子。越婢加术汤发表行水，抑制咽部链球菌的活跃，但容易使细菌潜伏而难以得到根除，因为病人本身是个阳虚的人，此类疾病的本质是"冬伤于寒，春必病温"，也就是说越婢汤证的本质是一个寒证，所以恶风要加附子。

作为治疗伏气温病的祖方，越婢汤是附子配石膏的出处，其可将温病与伤寒相贯通。伏气温病在疾病潜伏期，可重用附子托其邪；而在急性发作期，可重用石膏轻用附子，这是调平法。若疾病急性发作，可先用越婢加术汤发表行水退肿，水肿消退后病人表现出轻微恶风的寒象，此时再加附子；当然也可以一开始就用越婢加术汤再加附子，只不过需要调节附子与石膏的剂量。而当水肿基本消退，还有残余的水肿没有解决时，可在处方的基础上加地黄，因为"冬不藏精，春必病温"，急则温之，用越婢加术附汤，缓则补之，用肾气丸，即在越婢加术附汤里加地黄。如果要消肿，还可在处方里加知母，越婢汤加术附汤去白术、石膏加知母、牡桂即为消水圣愈汤。用知母学的是滋阴学派的朱丹溪，附子配知母亦有出处，出自《金匮要略》的桂枝芍药知母汤。

伏气温病在化热初起时，往往是少阴转出少阳，出现咽喉疼痛，所以我常用黄芩配细辛，转出少阳之后，随后出现水肿，转入阳明，所以越婢汤用麻黄配石膏。换言之，当病人出现咽喉疼痛，也就是咽部链球菌感染急性活跃的时候，完全可以用黄芩、细辛提前截断，"冬伤于寒"用细辛，"春必病温"用黄芩，黄芩配细辛也是调平法；如果不解，一二日之后就转阳明，"伤寒三日，阳明脉大"，出现水肿，就出现了越婢汤证。

所以中医所谓的阴阳寒热，实际上阴与阳、寒与热并不是完全对立的。《黄帝内经》讲："冬伤于寒，春必病温。"河间学派讲"六气皆从火化"，《伤寒论》讲"阳明居中，主土也，万物所归，无所复传"，都在讲同一个道理。越婢汤加附子相当于在麻黄附子甘草汤的基础上加石膏、生姜、大枣，既然是冬伤于寒，用附子，化火加石膏，附子配石膏，这是调平法；咽喉肿痛者，还可以加黄芩清少阳，加细辛温少阴，黄芩配细辛两解少阴、少阳，也是调平法。越婢加术汤加附子、黄芩、细辛，这是笔者治疗风水的一个经典配伍。

6. 越婢加术附汤与医学一统

攻邪有汗、吐、下之法，越婢汤重用麻黄，属于汗法。治风水，加白术可健脾利水，如果病人伴有低蛋白血症，白术是中医升高白蛋白的一个特异性药物、一个专药。这是脾虚与水肿的关系，体现了李东垣补脾的思想。所以从一个越婢汤的种种变化中，我们可以看到

《黄帝内经》《伤寒论》、温病学派、河间学派、补土学派、扶阳学派、温补学派、滋阴学派之间的联系。对于一个处方，不同的学派从不同的角度去理解，其实没有前后矛盾，完全可以做到医学一统，若人为地割裂为不同的流派，反而容易导致我们的理解出现偏差。从这个处方的化裁中，可看到伤寒学派，可看到温病学派，可看到攻下学派——汗法，可看到补土学派——用白术，可看到扶阳学派——用附子，可看到温补学派——加地黄，可看到滋阴学派——加知母，这些都是与《伤寒论》一脉贯通的，还可看到《黄帝内经》讲的"冬伤于寒，春必病温""冬不藏精，春必病温"。

（八）《千金》三黄汤

1. 主治

三黄汤由麻黄、黄芪、黄芩、独活、细辛5味药组成，主治中风，此处的中风不仅指脑出血等脑部疾病导致的半身不遂、肢体活动不利，还包含一些神经系统疾病如面神经麻痹、多发性硬化等，都可以考虑用三黄汤。

以面神经麻痹为例，西医认为面神经麻痹常因受寒凉刺激（如吹空调后）所诱发，内外感召，素体阳虚的病人受寒后易导致病毒感染活化，引发炎症反应，所以需用麻黄开表，治疗风寒；用黄芩清里，对抗炎症；用黄芪托毒，治疗病毒感染。三黄汤中的"三黄"便指麻黄、黄芩、黄芪3味药，一个发表散寒、一个清里抗炎、一个托毒外出，是治疗感寒后病毒活化导致炎症的一组常用药。

除了三黄外，方中还有独活、细辛两味药。其中独活是一个治疗少阴伏风的药物，是治中风的专药，《千金方》《小品方》都用它治中风，《小品方》把独活用豆子炒，炒到噼噼啪啪豆子爆的时候再加酒，便是用独活治中风，其用法其实来自于三黄汤。所谓"冬伤于寒，春必病温"，病人本是个寒体人，故用细辛治少阴伏寒。

2. 方药解析

《千金》三黄汤："治中风手足拘急，百节疼痛，烦热心乱，恶寒，经日不欲饮食。"此方主要用来治疗中风，此处仍以面神经麻痹为例，详细讲解三黄汤（彩图13）的特点。处方由麻黄、独活、细辛、黄芪、黄芩5味药组成，即麻黄附子细辛汤去附子，加独活、黄芪、黄芩，其配伍非常巧妙。

第一个配伍是麻黄配细辛，一个治外寒，一个治里寒，阳虚明显的人还可以加附子。西医认为一部分面神经麻痹与嗜神经病毒感染有关，人体受寒冷刺激后（比如夏天吹空调），使一部分潜伏在神经根的病毒活化，发生急性面神经炎，从而造成面神经麻痹，无法控制一侧面肌，俗称面瘫。最常见的嗜神经病毒为疱疹病毒，它们往往潜伏在神经根。如果疱疹病毒潜伏在颜面的三叉神经节，疾病发作期病毒活化，还可在耳朵附近看到疱疹。

中医也认为面神经麻痹是由感受风寒所致，而寒凉刺激之所以会导致病毒感染的活化，主要是因为病人本身就是阳虚体质，疱疹病毒感染后才易潜伏于神经根。内外感召，内有陈寒之人才容易感受外寒，所以三黄汤用麻黄配细辛，麻黄治表寒，细辛除少阴伏寒、治里寒，《伤寒论》反复提到内有久寒者加细辛，久寒指的是少阴伏寒。

第二个配伍是黄芩配细辛，一个治热，一个治寒。条文中的"烦热心乱"在少阳，用黄芩；"恶寒"在少阴，用细辛。细辛是一个辛温散寒之药，治少阴伏寒。"冬伤于寒，春必病温"，伏邪由少阴转出少阳，常在春天发病，因为春天是少阳所主。不耐温药者，温之必咽痛，此枢机传，寒邪陷入少阴，转出少阳，少阳不解，即化热，常表现为咽喉疼痛，所以用细辛配黄芩，治少阴伏寒，又能防止伏寒化热，转出少阳。从现代医学的角度看，细辛是少阴的解热镇痛药，黄芩是少阳的抗炎药，所以细辛配黄芩可发挥解热镇痛抗炎的作用。面神经瘫痪多由面神经炎引起，西医会用一些抗炎的药物（如皮质激素）来抗炎治疗，而细辛配黄芩作为中医的解热镇痛抗炎药，恰恰具有强力的抗感染作用。

第三个配伍是麻黄配独活。受寒以后就有风，所以说此方用来治中风，方用麻黄治外风，独活治内风，此处的内风不是肝风内动的内风，而是指伏风。

第四个配伍是独活配细辛。羌活善于治上半身，独活善于治下半身。按《神农本草经》的说法，风邪伏于少阴经用独活，所以独活善治少阴伏风。中风之病既受风，又有寒，故用独活配细辛，独活治少阴伏风，细辛治少阴伏寒。独活是一个治疗中风的专药，治中风口眼㖞斜、面神经麻痹等。独活不仅治中风，还能治腰膝酸痛，可治疗少阴风寒湿邪所导致的痹痛，独活寄生汤用独活也是出自三黄汤。

第五个配伍是独活配黄芩，一个治风，一个治火。因为少阴易转出少阳，而少阳属相火，风火相煽，中风之人常伴有热象，所以用独活祛风的同时，还要用一点黄芩清少阳相火之热。由于寒冷的刺激导致面神经发生炎症，而且面神经麻痹经常见于脸的颞部，耳朵前后的位置由少阳所主，这时黄芩之类的药物就能发挥抗炎作用。从伏邪的角度看，方中的细辛治少阴伏寒，独活治少阴伏风，而黄芩治转出少阳。

第六个配伍是黄芪配黄芩。此病往往因疱疹病毒活化导致急性发作，黄芪可诱生干扰素发挥抗病毒的作用，中医谓托邪外出，而黄芩能够对抗病毒感染引起的炎症，所以黄芪配黄芩既抗病毒又抗炎，是治疗病毒感染常用的配伍。另外很多病毒（如疱疹病毒）感染容易潜伏，致疾病反复发作，此时需用黄芪托毒。

第七个配伍是黄芪配细辛。黄芪是卫出中焦，细辛是卫出下焦，如果阳气不足甚，还可加人参帮助黄芪，加附子帮助细辛。此处补气首选黄芪而不选人参，是因为黄芪升阳托毒走表。处方还有卫出上焦用麻黄，所以三黄汤兼顾了上、中、下三焦。

第八个配伍是黄芪配独活。此病的特点是风、寒、湿、热都有，以风寒为本，以湿热为标，因为有炎症就有热，炎症导致组织水肿，就容易有湿，黄芪配独活可升阳除湿。

第九个配伍是麻黄配黄芪，一个开表，一个固表。条文中所谓"手足拘急"指《金匮要略》所谓"邪气反缓，正气即急"，"手足拘急"用黄芪，这是补阳还五汤的架构，"百节疼痛"用麻黄。黄芪固表疏风，麻黄开表疏风兼散寒，一收一散，这是调平法。玉屏风散用黄芪，也是用它固表疏风的作用。麻黄疏风止疼的作用就更加常用，如麻黄汤之类的诸方。感受风寒时，除在表之风寒用麻黄；而之所以吹完空调后出现面神经麻痹，是因为病人表虚，故用黄芪，本虚之人受寒冷之后，潜伏的病毒才容易活化引起面神经的炎症。

第十个配伍是麻黄配黄芩，这与麻黄汤配石膏是一个道理。续命汤是麻黄配石膏，三黄汤是麻黄配黄芩，续命汤用人参、干姜，三黄汤用黄芪，这是补阳还五汤的架构；两方相比，一个用独活，一个用地龙，如此而已。

简言之，三黄汤用麻黄治在表之寒，用细辛治在里之寒、散陈寒，用黄芩治转出少阳，黄芩配细辛有强烈的抗炎作用。麻黄配黄芪，一个开表，一个固表。独活配细辛，独活治少阴伏风，细辛治少阴伏寒，其中独活是治疗痹证和中风的专药。

3. 细辛的肾毒性

方中的细辛除了能散少阴伏寒外，还能解热镇痛，治其"百节疼痛"。细辛擅长于止痛，又是免疫调节剂，本应非常适合于治疗历节病、关节疼痛，如现代医学的类风湿关节炎。但张仲景治历节之方如桂枝芍药知母汤、乌头汤，都是由麻黄附子甘草汤化裁而来，独独不用细辛。用现代医学的角度去解释，这是因为细辛虽然有强烈的解热镇痛作用，但是它有肾脏毒性。而历节病晚期，如类风湿晚期可引起类风湿性肾病，导致肾功能不全，这种情况下用细辛会有风险。所谓细辛不过钱，指细辛打粉吞服不过钱。临床可以用一定剂量的细辛来治疗类风湿，且疗效显著而快速，但是当类风湿发展为类风湿性肾病时，用细辛会比较危险。尤其有些病人患类风湿关节炎多年，不仅关节疼痛、不可屈伸，还发展为脚肿如脱，俗称"鹤膝风"，出现了明显的形质损伤，这种病程很长的类风湿病很可能已经合并类风湿性肾病，这时使用细辛非常不安全。所以张仲景治历节病的方中都没有细辛，这与麻黄附子汤治水肿，也不用细辛的原因相同。

4. 加减法

三黄汤的配伍考虑得很周详，但原方仍以治标为主。它还有一些加减法，其方后注："心热加大黄二分，腹满加枳实一枚，气逆加人参三分，悸加牡蛎三分，渴加天花粉三分，先有寒加附子一枚。"

阳虚甚者加附子，即先有寒，加附子一枚，为治本之法。加附子后，处方就由麻黄、独活、黄芪、黄芩、细辛、附子6味药组成，可以看作由麻黄附子细辛汤加味而来，治"中风，手足拘急"，方中有麻黄疏散外风，独活治少阴伏风，黄芪固表疏风，麻黄、独活、黄芪就构成了治风的一个基本配伍。还有细辛治少阴伏寒，附子散少阴寒邪，加上黄芩防止伏寒化热，附子、细辛、黄芩又构成了治寒的一个基本配伍。这两组药充分展现了治疗少阴伏寒和少阴伏风的基本方法，附子、细辛、黄芩和麻黄、独活、黄芪，6味药形成两个组，所以此方又可以叫六物麻附辛汤。

所以换个角度看，三黄汤的加减法也可以看成是麻黄附子细辛汤的一些基本的化裁技巧。麻黄附子细辛汤可以加独活、黄芪、黄芩，加黄芩可以防止伏寒化热；加黄芪可以与麻黄一开一阖；加独活，可以与细辛一治伏风，一治伏寒。

若心热、大便秘结者，还可以加大黄，阳明居中属土，万物所归，无所复传，转出少阳之后，两三天之后大便就干了，大便干加大黄，相当于又合上了大黄附子汤，这类人不适合纯温之，纯温之必咽痛、大便难解，所以加大黄，防止服温药后上火。还有腹胀加枳实，亦有助于大便通畅。

气虚明显加人参，实则方中的黄芪配黄芩也是调平法，少阳正邪相争，若相争不足传太阴，故加人参增强黄芪的补气作用，若相争太过传阳明，气有余便是火，故加大黄增强黄芩的泻火作用。还有心悸加牡蛎，口渴加天花粉诸法，皆可随证化裁。若湿重者，还可以加60克薏苡仁，大剂量的薏苡仁既除湿又抗病毒，可助独活；风重加3克蜈蚣助麻黄，前几个是三黄汤的原方加减，后两个是笔者常用的加减。

加减法中，还有一点值得我们思考。有寒加附子，心热加大黄，

有寒有热；腹满加枳实，气逆加人参，有虚有实。可见，寒热虚实本
不两立，分而合，合而分。后世八纲辨证，把它们强行分开，未必是
好事。实际上，不明八纲，不足以言医；但若不能跳出八纲，亦不足
为大医。八纲是个入门的功夫，没有八纲，分不清表里寒热虚实，难
以当医生；但如果不能跳出八纲，受限于八纲，亦难以成为大医。如
果单纯按照表里、阴阳、寒热、虚实去讲，开出此方的人像是没怎么
学过中医，但是实际上三黄汤治疗一些疾病很有效，能开出此方的人
才是真正的中医高手。由三黄汤可以看出，张仲景的经方配伍，真是
超过大家一般思考的范畴。

5. 精准用药

第一，三黄汤之所以用麻黄，不用桂枝。因为这种病人的一个特
点是受寒凉的刺激以后发生面神经麻痹，此属伤寒，所以要用麻黄，
不用桂枝，而且如果表气得泻，反而不容易得面神经炎。

第二，三黄汤用黄芪，不用人参。此病为病毒活化所致，黄芪作
为一个补气药，能够增强细胞免疫，而人参补气更侧重于增强代谢，
改善营养。也就是说人参对增强气虚之人的代谢作用很有效，黄芪对
增强气虚之人的免疫作用很有效。需要益气固表时就用黄芪，比如玉
屏风散用黄芪，不用人参，而且黄芪还有托邪外出的作用，所以此方
用黄芪不用人参。

第三，用黄芩，不用石膏。这里的清热药不是用来单纯散热，不
是针对大热、大渴、大汗、脉洪大的全身炎症反应，而是用来对抗局
部的炎症反应，所以不用石膏。之所以用黄芩，一是因为面神经根从
耳部出来，位置属于少阳，常可伴有耳部神经的炎症、耳部的疼痛、
耳部的疱疹，而黄芩具有针对少阳病的抗炎作用。二是黄芩可抗病
毒，所以选择黄芩而不选择石膏。

第四，选用独活而不选羌活、防风等药，因为中医认为独活是去
少阴伏风的专药，若中风病在少阴，可选独活。这是独活寄生汤取独
活的最重要的原因，后世很多方亦专门用独活治中风。

第五，首选细辛，而没有首选附子。因为细辛是少阴病的解热

镇痛药，治少阴伏寒，与黄芩配伍发挥解热镇痛消炎的作用。如果阳虚明显，可加附子，但这属于加减法，原方首选的是细辛。很多人学方剂只会背方剂、背方歌，之所以需要去背，是因为没有理解配伍背后的机制。学方剂既要知道从正面怎么推，还要知道从反面怎么推。有的老师讲方剂不能倒着推，比如他讲方中的独活可以疏风，但是疏风的药有很多，比如羌活、防风、白芷等，为什么三黄汤偏偏用独活呢？如果不能倒着讲清楚，学生一到临床就迷惑，病人耳朵痛，认为这是头面部的疼痛，头痛就可能换成白芷，但是用白芷就不行！方中补气用黄芪，换成人参也不行！

方剂学讲究"理法方药"，学习方剂学时不要只学理和法，还要学习方和药。而真正要学明白一个方，是要把理和药也都学清楚，做到理法方药一脉贯通。一个经典方，方中的很多药一定是个充分必要条件。所谓充分必要条件，指之所以选择这个药，既能够正着推出来，又能够倒着推回去，也就是说选用的药是唯一的选择，这才是一个处方的精妙之处。

6. 后世发挥

后世治疗痹证的诸多处方，都是由三黄汤衍生而来，如《妇人大全良方》有个三痹汤，由黄芪、续断、人参、茯苓、甘草、当归、川芎、白芍、生地、杜仲、川牛膝、桂心、细辛、秦艽、独活、防风、生姜、大枣组成。三黄汤有黄芪，三痹汤就加人参、茯苓、甘草等，增强黄芪补气除湿的作用；三黄汤有细辛，三痹汤就加肉桂帮助细辛散寒，肉桂善治下半身的疼痛；独活也是后世治疗关节疼痛常用之药；在此基础上往往还可以加点疏风药、补肾壮骨药，或加养血活血药，助"血行风自灭"等，大体都是这些思路。基本上是以独活、细辛、黄芪为核心架构，加点人参、白术、苍术、茯苓、甘草、生姜、大枣，帮助黄芪；加点肉桂帮助细辛；加点防风、秦艽帮助独活，这是后世治疗痹证的一个基本结构，其他如补肾、养血之药等，都可随证加减。

（九）乌头汤

1. 条文解析

麻黄附子甘草汤是一个典型的免疫调节剂，可以治疗多种自身免疫性疾病。如果自身免疫性疾病主要表现为很严重的关节疼痛，可以把附子换成乌头，乌头的镇痛作用显著强于附子，再加芍药抗炎、黄芪调节免疫，就成了乌头汤。

"病历节，不可屈伸，疼痛，乌头汤主之。"不可屈伸指关节已无法正常屈伸，且常伴有明显的疼痛，关节畸形、狭窄、固定，是历节病的3个基本改变，即西医所讲之类风湿病。上文已述，乌头汤是麻黄附子甘草汤易附子为川乌，以川乌较之附子止痛之力尤胜；加黄芪固表，麻黄配黄芪既发表又固表；芍药敛阴，合芍药甘草附子汤之意，芍药配川乌既敛阴又温阳；加甘草和之。方中麻黄配黄芪，一者发表、一者固表，一开一合；芍药配川乌，一者敛阴、一者温阳；再用甘草和之，这些配伍尽显开阖补泻之妙。

乌头汤的煎煮法是以蜜二升煎乌头，另煎取4味（即麻黄、芍药、黄芪、甘草），再将两者煎取之液混合再煎。用蜂蜜煎，可解乌头之毒，后世讲蜂蜜解乌头之毒即来自此处，乌头、蜂蜜一辛一润，即中医所讲开阖补泻之窍门。蜂蜜除解乌头之毒外，还具有强烈的免疫调节作用，能够抑制异常的免疫应答，所以治疗哮喘、皮肤过敏、类风湿等免疫相关性疾病均可加蜂蜜。如果方中要用乌头，就用蜂蜜去煎，如果不用乌头，可以把药熬好后，冷却到50℃左右加蜂蜜调匀再服，比如用麻黄附子细辛汤治疗阳虚型的难治性皮肤病，煎好药后冷却至50℃左右，调入一勺蜂蜜，处方温阳的疗效会显著增强，但是蜂蜜的品质一定要好，品质越好的蜂蜜效果越好。

2. 乌头汤与乌头桂枝汤

"寒疝腹中痛，逆冷，手足不仁，若身疼痛，灸刺、诸药不能治，抵当乌头桂枝汤主之。"乌头桂枝汤治寒疝腹中痛，以桂枝汤为基础温太阴，再加乌头散寒止痛；而乌头汤治身痛，用于风湿在表。

所以两方一个治风湿在表，一个治寒湿在里，有一表一里的区别。

3. 乌头汤与三黄汤

《千金》三黄汤："治中风手足拘急，百节疼痛，烦热心乱，恶寒，经日不欲饮食。""手足拘急"即屈伸不利，方用麻黄、黄芪、独活、细辛、黄芩，"先有寒，加附子一枚"。将三黄汤与乌头汤相对比，两方的共同点是都用麻黄、黄芪，一个开表，一个固表，开合并用。不同之处在于乌头汤用乌头、芍药阴阳并进，再加甘草和之，善于散寒止疼，所以它治疗的是类风湿关节炎等以疼痛为主的历节病；而三黄汤用黄芩、细辛寒温并用，再加独活治少阴伏风，所以它治疗的是中风。三黄汤证多"烦热心乱"，所以去乌头加细辛、黄芩。细辛、黄芩均可除热，黄芩苦寒除热，细辛是少阴除热剂，见于"少阴病，始得之，反发热，脉沉者，麻黄细辛附子汤主之"。黄芩配细辛，一寒一热，均取其除热之效，这是我们独特的配伍结构，来自于《千金》三黄汤。

发热因于寒者用细辛，因于热者用黄芩，细辛配黄芩，于寒热两端去除发热，也是调平法。《伤寒论》的处方里经常会出现调平法，比如既用附子追风除湿，类似免疫活化剂，又用甘草缓解炎症应答，缓解疼痛，这是甘草附子汤；用细辛配黄芩，既用细辛散寒除热，治疗少阴病的发热，又用黄芩清热除烦；既用麻黄发表，又用芍药敛阴，为什么麻黄要配芍药？"阳加于阴谓之汗"，实人不用芍药而加杏仁，即麻黄汤，虚人外感才需配芍药敛阴，否则易大汗亡阳。

4. 乌头汤与麻黄附子芍药汤

乌头汤去乌头用附子，可治疗阳虚外感，我们有个验方叫作麻黄附子芍药汤。李东垣的麻黄人参芍药汤治疗气虚外感，而麻黄附子芍药汤治疗阳虚外感。方用麻黄、附子、甘草、芍药、黄芪，即由麻黄附子甘草汤加芍药、黄芪组成，以黄芪固表，与麻黄有开阖之妙。在表者用黄芪佳，在里者用人参佳，如果要发表，黄芪优于人参，所以玉屏风散、李东垣的麻黄人参芍药汤皆用黄芪走表，治气虚外感；附子温阳，芍药敛阴，"阳加于阴谓之汗"，芍药与附子运柔成刚，阴阳并济，"发汗，病不解，反恶寒者，虚故也，芍药甘草附子汤主之"，此法出自芍药甘草附子汤；"少阴病，得之二三日，麻黄附子甘草汤微发汗。以二三日无证，故微发汗也"，"病形象桂枝，因加附子参其间，增桂令汗出"，少阴阳虚，故外感不得汗解，而附子能助麻、桂发汗，以除两感。但是少阴阳虚者，大汗易亡阳，故方中增黄芪固表，芍药敛阴，则微汗而解，无亡阳之弊。

（十）桂枝芍药知母汤

1. 条文解析

"诸肢节疼痛，身体魁羸，脚肿如脱，头眩短气，温温欲吐，桂枝芍药知母汤主之。"此条描述病人的关节肿痛变形，膝关节肿大得像仙鹤一样（鹤膝风），多见于类风湿病后期。桂枝芍药知母汤由甘草附子汤加芍药、麻黄、防风、生姜、知母组成，甘草附子汤重在调气化，桂枝芍药知母汤重在复形质。当类风湿关节炎出现形体损伤，即关节的畸形、狭窄、固定时，治疗当重于复形质。

桂枝芍药知母汤由9味药组成，却以桂枝、芍药、知母3味药来命名，这是因为桂枝能够追风除湿，芍药配甘草能够缓解免疫应答，起到免疫抑制的作用，知母能够消肿。处方由3组药组成，第一组药是桂枝、白术、附子，这是除风湿的三大法宝，方中的麻黄、防风能增强桂枝追风除湿的作用，生姜能增强白术的作用；第二组药是用芍药配甘草增强免疫抑制作用，缓急止痛；第三组药是用知母消肿，这就体现了《伤寒论》调平的思想。所以治疗免疫病时有一个使用免疫抑制剂和免疫增强剂的窍门，临床如何使用取决于医者的目的是缓解症状还是治愈疾病。

2. 桂枝芍药知母汤与乌头汤

与乌头汤相似，其实桂枝芍药知母汤也可以看成是由麻黄附子甘草汤化裁而来，用来治疗风湿类疾病、历节病，只不过其所治的关节疼痛没有乌头汤那么剧烈，所以没有用乌头，用的是附子。如果把乌头汤的乌头换成附子、把黄芪换成白术，再加桂枝、知母、防风、生姜，即为桂枝芍药知母汤。或者说桂枝芍药知母汤由麻黄附子甘草汤加桂枝、白术、生姜、芍药、知母、防风组成，由于表现为关节的疼痛，故用桂枝、芍药和营卫，白术、生姜健脾化湿，知母消肿，防风是个疏风药。之所以用防风，是因为在诸疏风药中，防风是一个免疫调节剂，具有双向免疫调节的作用。

3. 桂枝芍药知母汤与消水圣愈汤

陈修园的消水圣愈汤是桂枝芍药知母汤去芍药、白术、防风加大枣、细辛，实际上就是张仲景的桂枝汤去芍药合麻黄附子细辛汤加知母。知母治肿，出自《神农本草经》，治疗水肿和关节的肿痛都可以用知母。

4. 桂枝芍药知母汤与越婢加术附汤

桂枝芍药知母汤寒温同调，也可以治疗历节病有化热者，常伴有关节肿痛，故它用知母清热消肿。而越婢加术附汤治的不是历节病，而是水肿病，也有化热，它用发表的办法治疗这种化热，故用石膏清解散热，这是两方的区别所在。

5. 桂枝芍药知母汤与麻黄人参芍药汤

《脾胃论》中麻黄人参芍药汤治疗虚人外感，用麻黄、桂枝、芍药、甘草、黄芪、当归、人参、麦冬、五味子，与桂枝芍药知母汤的结构非常相似。我们已知虚人发表的一个简单配伍是麻、桂、芍、草，即以麻黄配桂枝，芍药配甘草。此条讲治疗风湿需要追风逐湿，而风湿日久，正气虚弱，所以用麻、桂、芍、草，这是治疗虚人感冒的4味经典药物。桂枝芍药知母汤不外乎是在麻、桂、芍、草的基础上加了白术、附子、生姜帮助桂枝除湿，加了防风助麻黄发表，加知母消肿，如此而已。

（十一）回阳救急汤

麻黄附子甘草汤、麻黄附子细辛汤与四逆汤的主要区别，在于一个用麻黄治表，一个用干姜治里。当临床需要回阳救急时，完全可以将麻附辛甘和四逆汤联合使用，即为麻附辛甘姜汤，再加一个桂枝，就成了麻附辛甘姜桂汤，又名回阳救急汤（表7）。方中加桂枝，取法于桂枝去芍药加麻附辛汤，它和回阳救急汤是一个对方。

表7　回阳救急汤类方

方名	组成						
回阳救急汤	麻黄	附子	细辛	甘草	桂枝	干姜	
桂枝去芍药加麻附辛汤	麻黄	附子	细辛	甘草	桂枝	生姜	大枣
乌附麻辛桂姜汤	麻黄	附子	乌头	细辛	桂枝	干姜	蜂蜜

回阳救急汤去干姜，换成生姜，再加大枣，即为桂枝去芍药加麻附辛汤。桂枝去芍药加麻附辛汤治"脉迟而涩，迟则为寒，涩为血不足"，所以处方中有生姜、大枣和脾胃，养气血。而回阳救急汤是"急则温之"之法，单刀直入，治疗阳虚寒凝所致的疼痛。阳虚之人，一旦见到脉涩，不能单纯用回阳救急汤，而要在单刀直入的基础上加大枣养血，甚者加当归、川芎等。

在回阳救急汤的基础上加乌头，与国医大师陈潮祖所著的《中医治法与方剂》一书中记载的乌附麻辛桂姜汤很相近。其实不光陈老在用，乌附麻辛桂姜汤是四川火神派单刀直入的代表处方。回阳救急汤与乌附麻辛桂姜汤稍有区别，前者只用附子，故用甘草去佐制，以土盖火；后者还用了乌头，故用蜂蜜去解毒。

麻黄含麻黄碱、伪麻黄碱、次麻黄碱，均有拟肾上腺素样作用，能外源性补充肾上腺素；附子内源性促进肾上腺素的分泌；甘草具有拟皮质激素样作用；干姜能够提高甲状腺素的分泌。所以这4味药能使肾上腺素、甲状腺素和皮质激素的分泌都得到增加，而这3种激素均能促进人体的代谢。再加两个强力的解热镇痛药，一个是细辛，一个是桂枝，细辛能散少阴伏寒，桂枝能温经通脉。如果阳虚甚者，把附子换成乌头，或附子、乌头同用，甚至用生乌头、生附子。但这些大辛大热之药的煎服法很特殊，需要久煎，尤其使用生川乌、生附子时，还要加蜂蜜解毒。这是四川火神派单刀直入、回阳救急的办法。

比如笔者的父亲曾用此法治疗一例食管癌晚期，伴有吞咽梗阻的病人，给他用的便是陈潮祖的乌附麻辛桂姜汤，当时还在此方的基础上加了一味甘草。但病人不小心将几天的药合成一剂一起熬了，熬完后，一口气喝了一大碗，结果出现了休克。经医院抢救回来后，吞咽梗阻之症意外得到缓解，后来他没再复查，活了两年。两年后再次出现吞咽梗阻，最终死去，但对于一个肿瘤晚期的病人，这次的治疗已经大大延长了他的生存期。

实际用麻附辛之类治疗食管癌，来自于小青龙去麻黄加附子汤。小青龙汤方后有一条注解，"若噎者，去麻黄，加附子一枚，炮"，用来治疗噎膈，多见于食管癌。小青龙汤治太阴病表寒内饮、咳痰清稀，而食管的疾病也是个太阴病，且食管癌病人食管梗阻以后，食管的分泌液无法下行，只能往上吐，病人吐出大量清稀黏液，也是有内饮，所以也可以用小青龙汤。小青龙汤去麻黄之发表，加附子温少阴，因大部分食管癌病位表现为太阴，病机在少阴。小青龙汤如果加附子，不去麻黄，即为麻附辛甘姜桂汤（回阳救急汤）再加芍药、五味子、半夏。当然，虽然这例食管癌的治疗非常成功，但用药仍然值得商榷，如果参考张仲景的原文，应该用小青龙去麻黄加附子汤。

受小青龙去麻黄加附子汤的启发，若要监制处方辛温的作用，可以加芍药、五味子。桂枝配芍药是非常常用的一个配伍，比如治骨关节疼痛，可以在回阳救急汤的基础上加芍药，加芍药后，处方辛温走窜的作用就减轻了。而且芍药本身是一个免疫抑制剂，有镇痛的作用，能够缓解骨关节的疼痛。方中还有半夏，治疗痹证，"风寒湿三气杂至，合而为痹"，确实需要加化痰药。但是针对风湿类疾病，天南星、白芥子祛风化痰通络，优于半夏。

小青龙汤治疗"伤寒表不解，心下有水气"，"表不解"，在外有太阳表寒，故用麻黄解表散寒；"心下有水气"，在内有太阴水饮，故用姜、辛、味夏温肺化饮。小青龙汤所治内有水饮，可以有多种表现。第一，比如上案所述食管吞咽梗阻，食管分泌的液体无法下行，呕吐大量的痰液。第二，肺病咳喘，咳吐大量的白色泡沫痰，多见于老年慢性支气管炎。第三，口吐涎沫，"妇人吐涎沫，医反下之，心下即痞，当先治其吐涎沫，小青龙汤主之。涎沫止，乃治痞，泻心汤主之。"第四，水肿，"病溢饮者，当发其汗，大青龙汤主之；小青龙汤亦主之。"第五，关节腔积液，如风湿类疾病经常伴有关节腔积液，也可以用小青龙汤治疗。

六、临床应用

（一）伏邪

"一阴一阳结谓之喉痹"，一阴指少阴，一阳指少阳。"冬伤于寒，春必病温"，"冬伤于寒"是因为少阴阳虚，这种阳虚的病人容易在冬天受寒，发生喉痹，当用麻黄附子细辛汤和半夏散及汤治疗，得微汗而解。如果没有微微发汗而解，邪气潜伏，容易造成"春必病温"，到春天发展为温病。这实际描述的是一个典型的自身免疫性疾病的发作过程，当用麻黄附子细辛汤抑制体液免疫，半夏散及汤治疗咽部淋巴环的活化，此为少阴寒化证。

还有一句话叫"冬不藏精，春必病温"，此为少阴热化证。所谓"冬不藏精"指少阴阴精亏虚热化，"春必病温"指到春天，伏邪转出少阳咽喉，发为温病。之所以在春天发作，是因为春天为少阳，潜伏于咽喉的细菌容易在此时活动，出现咽喉的红肿疼痛。所以冬不藏精、肾阴亏虚的人，在冬春交替之际，容易发生外感，出现咽喉炎，这种外感容易自咽喉化热内陷，陷入少阴，可导致心内膜炎和肾小球肾炎等。西医的治法是摘除扁桃体来根除链球菌；而中医有咽喉截，从少阳少阴去治，截断疾病的传变。

少阳与伏邪之间关系密切，少阳病的特点是正邪相争，代表方为小柴胡汤。有一个朋友曾对此提出质疑，他说小柴胡汤既然能促进正邪相争，为什么又说黄芩是一个免疫抑制剂？认为两者自相矛盾。黄芩确实是一个免疫抑制剂，少阳病最经典的具有免疫抑制作用的处方为黄芩汤，方中的黄芩、芍药、甘草、大枣4味药都是中医的免疫抑制剂，用于治疗各种自身免疫病急性发作期。当然，还需要根据病人的实际情况进行调整，比如还要考虑他是否有阳虚、肾虚等。而小柴胡汤如何体现正邪相争？黄芩是一个免疫抑制剂，但方中还有人参，它也是一个免疫增强剂，两者是一个调平的思路。而柴胡是一个消炎镇痛的药，炎症来了，用黄芩抑制炎症的应答，用柴胡解热镇痛，这是一组药；另一组药是用人参增强免疫的应答；还有半夏配生姜，因为少阳病常伴恶心呕吐，此为张仲景经典的配伍。

如果炎症应答过强，正邪相争太过，疾病就转阳明，当用大柴胡汤。因为炎症应答太过，所以去人参，加芍药，芍药是一个免疫抑制剂。方中还用大黄，因为持续的炎症会抑制肠道蠕动，故用大黄通腑。所以从免疫学的角度，就能明白大柴胡汤中有黄芩汤的意义。黄芩汤用来治腹泻，而大柴胡汤中含有黄芩汤，却用来治便秘，这是因为腹泻与便秘只是症状，重要的是要去认识背后的机制。所以张仲景的处方，换个思维看，其实也很单纯。

（二）皮肤病

曾经有位老师在一次聚会上谈到一个病例，她治疗了一个恶寒很严重的病人，即使夏天也要穿厚衣服，不能吹空调，皮肤划痕试验阳性。西医的化验却证实病人的甲状腺素、皮质醇水平均在正常范围内。但是其实皮质激素有一个昼夜节律，它的正常值范围很大，所以所谓的正常有可能已不足以维持人体的代谢水平。这位老师每年夏天给这位病人服用麻黄附子甘草汤，治疗了三四年，后来病人恶寒的症状完全消失，夏天可以穿短袖外出。她把这个病例分享给西医同行，但他们并不认可，认为病人的激素水平都正常，怕冷可能是个神经官能症，无法确定这是中药的疗效。这使她很苦恼，问我是否一定需要做大规模的临床研究才能证实疗效？

于是，我问了她两个问题：第一，病人的皮肤划痕症试验阳性说明了什么？皮肤划痕试验是西医用来检查交感、副交感神经兴奋性的。此试验阳性说明交感神经兴奋性低，而交感神经系统的作用与肾上腺髓质激素的大部分作用一致。所以皮肤划痕试验阳性说明肾上腺髓质激素分泌水平低，而麻黄碱是典型的可以发挥类肾上腺素样作用的中药，可直接或间接激动肾上腺素受体，发挥类肾上腺髓质激素样作用。而划痕症阳性，即为中医所谓的表寒证，就可以用麻黄剂。

第二，有没有看病人的瞳孔？她不明白为什么要看瞳孔。《灵枢·根结》曰："太阳根于至阴，结于命门。命门者，目也。"西医解剖学讲，瞳孔的大小受两种肌肉支配，一种叫瞳孔括约肌，围绕在瞳孔的周围，主管瞳孔的缩小，受动眼神经中的副交感神经支配；另一种叫瞳孔开大肌，在虹膜中呈放射状排列，主管瞳孔的开大，受交感神经支配。如果观察到病人瞳孔缩小，说明副交感神经兴奋，交感神经抑制，中医认为这是阳虚，需要用温阳药。而麻黄碱的类肾上腺素样作用，兴奋交感神经，能扩大瞳孔。所以看到病人瞳孔缩小，就可用麻黄。

那位老师马上补充道："对，我在治皮肤病时，只要有划痕症，就用这个处方，用麻黄！"划痕症背后的机制即为交感神经抑制，副交感神经兴奋，更深一步说明肾上腺素水平低下。而肾上腺素是一个免疫抑制剂，当肾上腺素水平低下时，免疫系统活化，这种情况下容易发生皮肤病，如冷性荨麻疹。

所以麻黄附子甘草汤治疗皮肤病的机制很容易理解，用中西汇通的思路完全可以解释清楚。经过上面的分析，我们做出了一个西医认同的解释。实际上，中医治愈的许多疑难杂病所用的处方，都可以有西医认同的解释。麻黄附子甘草汤治疗荨麻疹，没学过中医的西医也可以弄明白其中的奥妙。

我们治疗皮肤病，常用麻黄附子甘草汤或麻黄附子细辛汤加味，在麻附剂的基础上还可以加黄芩、地黄、蜂蜜等药，方中附子温，麻黄透，黄芩清，地黄补，蜂蜜润，温润清补透同治。若嫌黄芩清的力量不够，又要清湿，还可以加苦参，黄芩配苦参即为三物黄芩汤。精血同源，补肾加地黄，补血可以加何首乌、当归、鸡血藤。

（三）肾病

慢性肾脏疾病如慢性肾小球肾炎是一个免疫性疾病。肾为水脏，水病常会用杏子汤（疑为三拗汤）或麻黄附子汤发表利水。两方都含麻黄，麻黄中的伪麻黄碱具有拟肾上腺素样作用，肾上腺素是一个免疫抑制剂。但西医很少把肾上腺素作为免疫抑制剂去使用，因为它有很强的心血管活性，心脏毒性很大，很难应用于免疫性疾病。所以人不能太兴奋，过于兴奋、紧张的结果是肾上腺素大量分泌，强烈地抑制免疫系统，人体容易生病。而伪麻黄碱的心血管毒性较小，所以麻黄既可以用来治疗感冒，又可以作为免疫抑制剂治疗慢性肾病。而甘草具有拟皮质激素样作用，慢性肾病作为一个免疫病，常会用皮质激素抑制免疫。但是肾阳虚之人，若内源性的皮质激素分泌不足，单纯用甘草补充外源性的皮质激素，会使体内激素分泌进一步减少，所以还要用附子刺激内源性激素的分泌。假使病人无明显肾虚，外源性补充一点皮质激素，再加一个抗炎药——杏仁，麻黄、甘草、杏仁就组成了三拗汤；若伴肾虚，加附子，则麻黄、甘草、附子就组成了麻黄附子汤。所以从中西汇通的角度看，中医的处方并不复杂。

《伤寒论》曰："血不利则为水，水不利则为血。"《黄帝内经》亦有开鬼门、洁净府、去菀陈莝之法，分别指发表、利水、活血三法。所以慢性肾脏疾病，除使用发表利水药之外，还常会用到活血利水之药，这些药往往能提高处方的疗效。《伤寒论》中亦有不少处方如瓜蒌瞿麦丸、蒲灰散等都为活血利水之方。而且，一些活血药还具有抗炎的作用。西医认为炎症可以活化凝血系统，引发高凝状态。比如自身免疫病常伴自身免疫性炎症，而自身免疫性炎症常常会激活凝血系统，引起高凝状态，高凝状态又参与疾病的发生和发展。所以治疗自身免疫病，适当选用一些活血药很有必要。而中医的一些活血、抗凝药，常常具有抗炎、免疫抑制的作用。但是选用活血药也很有讲究，不同的活血药具有不同的作用。比如活血药中的芍药，无论是赤芍或白芍都有一个明显的免疫调节作用，当然传统中医认为两药有别，赤芍的活血作用强于白芍。另外，当归、鸡血藤等更多活血药也都可以选择使用。

其实具备一些西医学的知识，能更好地认识中医的理论，中医与西医并不是矛盾的两套体系。张锡纯是中西汇通这一学科的开拓者、开山立派者。尽管从现在来看，他记录的中西汇通知识，某些地方并不是很完善，但由于他认识问题的角度与传统中医有所不同，角度决定深度，以至他的医学认知基本能代表当时中医的较高水准。临床若能拥有中西汇通的思想，疗效会显著提高。

（四）乳腺癌

之前有两位朋友远道而来，与我探讨中医的问题。他们拿着我早年出版的《肿瘤中医治疗及医案精选》与近年出版的《吴述重订伤寒杂病论》（上篇）《吴述重订伤寒杂病论》（下篇），认为我所讲授的内容前后不一致，因为早年记录验案的书中几乎找不到《伤寒论》的影子。他们是治疗乳腺癌的专家，所以就翻开书中一个乳腺癌的病例给我看，认为所开处方与《伤寒论》几乎没有关系。我一看那则医案，用的是阳和汤加减，其实阳和汤和《伤寒论》关系很密切。

首先，阳和汤用麻黄、肉桂、甘草，实则为麻黄附子甘草汤的架构。乳腺癌有内分泌的紊乱，是少阴病，长在皮下，又是太阳病，所以它是一个太少两感证。麻黄、肉桂、甘草和麻黄附子甘草汤都治太少两感证，由于乳腺肿瘤长在皮下，所以阳和汤用肉桂以皮治皮，更偏重于治表，而麻黄附子甘草汤用的是附子，更适合于治疗如肾病综合征之类的疾病。

阳和汤中还多了地黄，肉桂配地黄能运柔成刚，其实为《伤寒论》金匮肾气丸的思路。麻黄附子甘草汤治肾病综合征，一身水肿，需要急温之；而乳腺癌是个慢性病，温之后要用补或者温补结合，所以它的治疗需要在麻黄附子甘草汤的基础上合金匮肾气丸。肾气丸是在六味地黄丸的基础上加桂枝、附子，能温补肾气，为缓补之。比如火神派喜用附子治疗阳虚之人手脚冰凉，多能较快见效，但治到后来附子用至上百克，手脚冰凉还是无法彻底治愈。这时如果改用30克熟地加6克附子，运柔成刚，不至于让病人如锅一般无水干烧，效果会比用上百克附子更明显。但是四逆汤可以用大剂量附子，不用补药，因为它用来治疗急性病如呕吐、腹泻等，需要急温之。附子温阳要迅速见效，就需要单刀直入。而长期慢性的手脚冰凉，需要缓补，用四逆汤的思路往往不行，需要熟地配附子运柔成刚。除了运柔成刚，还有以柔克刚，如真武汤中用芍药除了能利尿，还用它来监制附子的热性，防止温阳后引动肝阳、龙火升腾，白芍配附子即为以柔克刚法。

处方还用了蜂房，这一味蜂房也来自经方，学的是鳖甲煎丸的思路。鳖甲煎丸治疗肝硬化就用蜂房，因为肝硬化的病人雌激素灭活障碍，导致他的乳房发育，生殖器萎缩，出现阳痿之症。而鳖甲煎丸中的蜂房是一个温肾阳的药物，能用来治男性阳痿。这位乳腺癌的病人用蜂房是为了升高雄激素，拮抗雌激素，思路就来自于鳖甲煎丸。

处方还用瓜蒌化痰，也有相应的出处。张仲景治疗胸中之痰常用瓜蒌，胸中指贲门及其以上的位置，若此痰为热痰，用的是小陷胸汤；若为寒痰，用的是瓜蒌薤白半夏汤。瓜蒌配半夏为基本架构，寒者加薤白，热者加黄连，小陷胸汤或瓜蒌薤白半夏汤都来自于张仲景，小陷胸汤治疗胃实而肠虚。肠实而胃虚，如胃食管反流病，反流物刺激贲门引起贲门炎。《温病条辨》在小陷胸汤的基础上加枳实，成小陷胸加枳实汤。若胸中有痰，兼有大便黏滞，代表方为宣白承气汤，这些都是《温病条辨》在《伤寒论》基础上的发挥。乳腺局部长了肿瘤，属于中医痰核的范畴，故用瓜蒌去下痰。而且用瓜蒌时往往要问病人大便情况，是否黏滞酸臭、解不尽、沾马桶？之所以这么问，其实就是想用宣白承气汤的思路去下痰，再根据大便情况决定瓜蒌的剂量。所以此病人用瓜蒌治病的思路来自温病，温病又自《伤寒论》发展而来。

方中的商陆也有出处，其能化痰行水软坚，帮助瓜蒌下痰，来自于《金匮要略》的牡蛎泽泻散，后世发展出疏凿引子泻下逐水也是用商陆。

　　方中还用蒲公英，两位朋友很不解，认为整个处方寒温不分，东拼西凑。王洪绪认为乳腺癌犹如一团冰，病人常全身冰凉，解寒则毒自化，确实应该温阳散寒，所以他用阳和汤、小金丹等去温。但是他还表明用阳和汤、小金丹的同时，还要配合西黄丸。小金丹中一个主要的药物是乌头，西黄丸中一个主要的药物是牛黄，乌头配牛黄，寒温不分，难道王洪绪是自相矛盾？不是的！"癥坚之下，必有伏阳"，乳腺癌病人全身有寒、局部有热。如过去会用红外线诊断乳腺癌，因为肿瘤局部皮温增高，对红外线的吸收会增加，可见乳腺癌局部似一团火。笔者用蒲公英，即学自王洪绪用西黄丸的思路。蒲公英清肝胃之热，阳明胃经和厥阴肝经循行处的疾病都可以选它。寒温并用的思路在《伤寒论》中也随处可见，比如桂枝茯苓丸用牡丹皮，泽漆汤用紫参（即石见穿）等，这些都明确体现了"癥坚之下，必有伏阳"的思想。只不过张仲景治疗木火刑金的肺部肿瘤，用泽漆汤，选择的是黄芩；治疗女性生殖系统的肿瘤，属下焦血分者，用桂枝茯苓丸，选择的是牡丹皮。而笔者用阳和汤加蒲公英治疗乳腺的肿瘤，选择的是蒲公英。根据病位不同，选择的具体药物有所区别而已。

　　所以两位朋友说看我的处方不像《伤寒论》的方，不知怎么东拼西凑拼出来一个方。其实一讲解，一交流，把处方学灵活了，他们自然就明白了方中的每一点都来自《伤寒论》，都有出处。他们还疑惑《伤寒论》下胸中之痰用瓜蒌，那笔者治乳腺癌用瓜蒌是否有出处？也有！后世的蒌贝逍遥散即是用瓜蒌来治疗胸中膈肌以上的痰，所以中医的处方用药有传承，有发展。乳腺癌的辨证属于六经的太少两感证，不外乎是在太少两感证的基础上，把《伤寒论》和《金匮要略》的知识糅合在一起，再根据本病的特点加减化裁。处方并不违背《伤寒论》的原则，包括用药特色都与《伤寒论》一脉贯通。

　　两位朋友还问我《伤寒论》方是否要求原方、原量？如果《伤寒论》必须要求原方、原量，《伤寒论》条文中就不会有这么多的或然证。张仲景的很多方，他自己都会做加减，包括后世在经方基础上也有化裁。比如大黄附子汤证，不伴发热，去细辛加人参，就成了后世的温脾汤，这也是一个好方。所谓用经方必须原方原量，是因为大家学《伤寒论》囫囵吞枣，没有掌握处方的配伍规律，一经加减，可能把不该加减的给加减了，导致疗效下降。但其实《伤寒论》中讲了好多医案，张仲景也会加减。若能把处方的配伍规律、核心思想弄明白，完全可以加减，达到学伤寒、忘伤寒的境界。

第九章　温阳验方

一、八味回阳饮

【组成】炙麻黄15～30克，制附子9～30克，炙甘草15～30克，升麻15～30克，红参6克，淫羊藿30克，仙鹤草90克，牛蒡子9克。

【主治】疲劳，慢性疲劳综合征。

（一）方解

此方由八味药组成，用于阳虚之病，治以温阳，故名八味回阳饮。八味回阳饮主治疲劳，比如慢性疲劳综合征。慢性疲劳综合征病因不明，有观点甚至认为它和病毒感染有关，但是否真由病原微生物诱发，尚无定论。其临床表现为异常困顿、倦怠、乏力，此类慢性疲劳综合征的病人适合用八味回阳饮温阳提神。

方中的麻黄、附子、甘草源自《伤寒论》的麻黄附子甘草汤，治疗太少两感证。"少阴之为病，脉微细，但欲寐也"，此处的"但欲寐"常表现为困顿，老想打瞌睡，没有精神，所以需用麻黄附子甘草汤振奋阳气，提神。当然，少阴病的"但欲寐"既可以表现为想睡、多睡、嗜睡，又可以表现为睡不着、失眠，比如少阴热化的黄连阿胶汤证。

麻黄的主要成分为麻黄碱、伪麻黄碱和次麻黄碱，均有兴奋作用，所以运动员忌服含麻黄的药物。而甘草具有外源性的拟皮质激素样作用，也具有兴奋作用。比如一些肿瘤病人化疗后会出现失眠，而且食欲增加。化疗一般会损伤胃肠黏膜，导致病人恶心呕吐、不欲饮食，为何还会出现食欲增加，精神饱满，甚至兴奋得睡不着觉？一个重要的原因是化疗期间用了激素，一部分化疗方案本身就有激素；一部分是为了预防过敏，因为一些化疗药如紫杉醇、多西紫杉醇等易造成过敏；还有一部分加激素，则是为了增强止吐药的疗效。皮质激素也有兴奋作用，所以这些病人化疗后反而更兴奋。麻黄的拟肾上腺素样作用能增强心脏的收缩力，所以心跳停止或生命终末期需要抢救时，常用肾上腺素或者去甲肾上腺素兴奋心脏，除此之外，还会加一个皮质激素，两者都有兴奋作用，而附子可以内源性刺激上述这些激素的分泌。所以麻黄附子甘草汤是中医的一个典型的具有兴奋作用的方。

本方在麻、附、甘的基础上，加升麻和红参，相当于合上了补中益气汤。升麻能升举人的阳气；而红参具有适应原样作用，可显著增强试验动物抗疲劳、抗缺氧的能力，所以能大补人之元气而治疗疲乏。疲乏大致有3个最常见的原因，分别为少阴但欲寐、太阴中气下陷以及少阳肝气郁闭。少阳肝气郁闭可以引起困乏，因为肝为罢极之本，但此为实证，而少阴但欲寐和太阴中气下陷为虚证。三阴递进，疾病深入是从太阴传少阴，再传厥阴的过程，所以少阴病多兼太阴症，四逆汤是在干姜、甘草的基础上加附子，此处麻附甘合上升麻、红参，少阴太阴同治，亦是此意。

少阴疲乏和太阴疲乏两者有所不同。少阴疲乏可伴一些典型的症状，第一，面色青灰。少阴阳虚者，心肌收缩力减弱，心排血量减少，故外周血液循环差，脉微细。由于血液循环差，血液中的去氧血红蛋白增加，含氧血红蛋白减少，所以静脉血增多，面色发青。第二，瞳孔缩小。瞳孔即《难经》所谓命门，少阴阳虚者瞳孔缩小，双目无神。而太阴的疲乏则表现为《金匮要略》所谓"头重不举、多卧少起"，这种疲乏睡一会儿觉，往往就能缓解，而少阴疲乏则无法通过平躺、休息缓解。太阴的疲乏是由于中气下陷、气血无法濡养头目所致，常表现为头昏脑涨、昏昏欲睡，在床上平躺一会儿，中气得到恢复，疲劳就能缓解。所以有些太阴虚劳之人中午必须午觉，否则下午中气一陷，就感觉异常难受，甚至出现低热。三阴递进，少阴疲乏往往兼有太阴气虚，但导致病人疲乏的原因必有所侧重。比如有位中医爱好者是火神派，他手脚冰凉、发热，自认为是阳虚发热，附子诸法都试过，依然不见效，后来我们给他用补中益气汤，很快就治好了。他确实是有阳虚，但他的疲乏、低热是由太阴气虚引起的，所以用太阴方才能解决。

麻黄附子甘草汤合升麻、红参，实际为补中益气汤合金匮肾气丸的架构。《金匮要略·虚劳病》篇治太阴虚劳讲了黄芪建中汤，治少阴虚劳讲了肾气丸，两方还可以一起吃，一方用汤剂，一方用丸剂，也能治脾肾阳虚的疲乏。但本方以麻黄附子甘草汤，而不以肾气丸化裁，这是因为治疗疲乏需要提高兴奋性，麻附甘具有兴奋作用，而肾气丸补虚，见效很慢。在此基础上，本方还加了三味特异性的抗疲劳药，分别是淫羊藿、仙鹤草、牛蒡子。

淫羊藿补肾填精，能改善体力，抗疲劳。它具有拟雄激素样作用，能刺激雄激素的分泌，还能促使精液生成、填充精囊、发动勃起。羊服用此药后，易发情交配，促进产子，所以取名淫羊藿。若嫌淫羊藿补肾力量不足，处方还可以加地黄。从现代医学的角度看，淫羊藿能特异性地增加雄激素的分泌，而雄激素是一个蛋白同化激素。男性由于雄激素水平高，从而肌肉更加充足，体质更加强壮，精力更加充沛，所以雄激素的蛋白同化作用可以增强体力、抗疲劳。

处方中还有大剂量仙鹤草，仙鹤草是一个抗疲劳的药物，以前农民白天在农田里插秧、割稻或打谷，非常疲劳，晚上回到家，就会把仙鹤草熬成水喝，喝了后，第二天就能继续干活，所以仙鹤草又叫脱力草。

牛蒡子又叫大力子，也是抗疲劳的药物，而且能拮抗全方的温性，张锡纯最善长使用牛蒡子来抗疲劳、扶正。牛蒡子性凉，还能清泻少阳之火以利咽、滑肠通便，所以服用温阳药后龙火奔腾，出现咽喉肿痛、大便秘结者尤其适合用牛蒡子。张锡纯善长用牛蒡子配伍山药等来治疗阴虚热多之人的疲劳。

为增强处方抗疲劳之效，还可以对它进行加减。若病人腰酸明显，可以加熟地、五味子。五味子也能抗疲劳，增强肌力，有兴奋作用。生脉饮用五味子、红参，再加麦冬，为气阴并补之法。当然，用生脉饮不见得非要有阴虚，只要气虚不夹湿就可以用生脉饮，疗效强于单纯补气。其实阳虚者，也可以加麦冬和五味子，为阴阳并进之法，旨在阴中求阳、阳中求阴。

总之，八味回阳饮是一个抗疲劳的特殊处方，全方可发挥强有力的抗疲劳作用。其方义包含诸多扶阳思想，比如急温之快速振奋阳气、补脾和补肾之间的关系以及对肾的本质的理解等。

（二）八味回阳饮与补中封髓丹的异同

临床用补中益气汤有个弊端，肾虚的人单纯补气升阳容易拔肾，因为后天脾胃病久，易累及先天肾。气虚之人多伴肾虚，会有耳鸣、腰酸等表现，实则已是脾肾两虚，这种情况可以用补中封髓丹，即用补中益气汤合封髓丹提气兼固肾，甚者还可以加地黄脾肾双补。

八味回阳饮和补中封髓丹两者有联系，也有区别。两方都是脾肾同调，都用补中益气汤的架构来益气升阳。不同之处在于补中封髓丹是在补中益气的基础上，加封髓丹泻相火、固肾，治疗气虚生大热、相火妄动者；而八味回阳饮则是在补中益气的基础上加麻黄附子甘草汤及几味抗疲劳的专药，治疗阳虚疲劳、精神困顿者，该方具有兴奋作用，所以运动员不宜服用八味回阳饮。

二、加味麻黄附子细辛汤

【组成】麻黄9克，制附子9克，细辛3克，酒黄芩6克，郁金30克，炙甘草15克。

【加减】咽炎加半夏，甚者入桂枝（手心有汗），咽喉截，可与加减小柴胡汤互参。

【主治】免疫相关疾病。

此方是在麻黄附子细辛汤的基础上加黄芩，黄芩配细辛源于张仲景的《千金》三黄汤。人的火分雷火与龙火，或名肾阳与肝阳、命火与相火。有时给病人用附子，容易上火，出现口舌生疮、咽喉疼痛等症，所以处方要加黄芩清少阳。尤其当病人有肝脏疾病时（中医所谓肝脏疾病包括西医的肝胆疾病），更加容易龙火升腾，这时就可用黄芩制约肝阳。方中还加了一味郁金，郁金配黄芩，前者折其血分，后者折其气分。血分活血之所以选择郁金，是因为它归少阳经，能活血疏肝。还有一味炙甘草，为以土盖火，既要温阳，又要盖火，防止虚火上炎。

麻黄中的麻黄碱、伪麻黄碱、次麻黄碱具有拟肾上腺素样作用，均为免疫抑制剂；细辛也是典型的免疫抑制剂，有解热镇痛、免疫抑制的作用；附子可以增强皮质激素的分泌，也是免疫抑制剂；炙甘草类似外源性的皮质激素，也能抑制免疫；黄芩和郁金也是免疫抑制剂。所以全方协同发挥一个强有力的免疫抑制作用，能治疗多种与免疫相关的疾病，调节免疫平衡，抑制体液免疫。

如果病人咽喉痛，加半夏，手心有汗，加桂枝，此加减法为咽喉截。"一阴一阳结，谓之喉痹"，一阴指少阴，一阳指少阳，所以咽喉截从少阳、少阴截断。许多自身免疫病、感染性疾病一发作，首先表现为咽喉肿痛，因为咽部有扁桃体和淋巴环，疾病一活跃就会导致局部淋巴细胞的增生，从而出现咽喉不适，甚至疼痛。综上，加味麻黄附子细辛汤可以治疗多种免疫相关疾病，如荨麻疹、皮疹等，它的疗效明显优于麻黄附子细辛汤，而且不良反应也少。

三、二加麻黄附子细辛汤

【组成】麻黄9克，制附子9克，细辛3克，酒黄芩6克，郁金30克，炙甘草15克，牡丹皮9克，何首乌20克，生地30克。

【主治】过敏性疾病及伏邪相关（免疫调节剂），运柔成刚。

本方由加味麻黄附子细辛汤加牡丹皮、何首乌、生地组成，名二加麻黄附子细辛汤。方中黄芩和郁金分别从气分和血分清解少阳，再加牡丹皮助黄芩、郁金清肝凉血，进一步监制温药。由于肝藏血，肝经升发太过，肝阳奔腾，多发自血分。尤其在伴有伏邪时，伏邪是从血分往气分发。所以温肾时，为防止龙火奔腾，往往要加清解血分之药。清解血分之药独选牡丹皮，因其能够疏肝凉血。牡丹皮含有丹皮酚和芍药苷，所以牡丹皮和芍药都可以疏肝；但牡丹皮和芍药又不尽相同，它含丹皮酚，丹皮酚有凉血的作用。此处附子配丹皮，为肾气丸的泻法；生地配附子，则为肾气丸的补法；生地又能加强牡丹皮凉血的作用。方中还加了一味何首乌，何首乌不仅能补肾，还能补肝，帮助诸药和解少阳。补肝肾之药独选何首乌，是因为何首乌有免疫调节作用，能够抑制体液免疫。在加味麻黄附子细辛汤的基础上化裁后，二加麻黄附子细辛汤成了一个更加强烈的免疫调节剂，它能抑制机体的体液免疫，提高细胞免疫，用来治疗过敏性疾病及部分伏邪相关性疾病，如荨麻疹等。

"一阴一阳结，谓之喉痹"，一阴指少阴，一阳指少阳，加味麻黄附子细辛汤的特点在于温少阴的同时，清解少阳，温清并用。而二加麻黄附子细辛汤在加味麻黄附子细辛汤的基础上加牡丹皮、何首乌、生地，为运柔成刚之法。比如临床治荨麻疹，最常见的是阳虚型，皮疹发于皮肤，为太阳，有阳虚，为少阴，这是典型的太少两感证，当用麻黄附子细辛汤，一服药，皮疹果然大退，但最后还剩一点零星的皮疹，再吃麻附辛怎么也消不了。这是扶阳常见的一个问题，一个病治好了十之七八，前法再治三五年，还是无法断根。这时想要断根，需要在前法基础上加生地、牡丹皮等药，用肾气丸法，再吃药，剩余的皮疹就能逐渐消退。

所以扶阳时要学会运柔成刚，用地黄、丹皮、何首乌之类的药去增强温阳的疗效。地黄虽以养阴为主，但地黄配附子，可以显著增强附子的温阳作用，为金匮肾气丸法，运柔以成刚。综上，二加麻黄附子细辛汤为加味麻黄附子细辛汤加牡丹皮、何首乌、生地，黄芩、郁金、牡丹皮走少阳，何首乌、生地走少阴，麻黄、附子辛温，何首乌、生地补。

四、三加麻黄附子细辛汤

【组成】麻黄9克，制附子9克，细辛3克，当归6克，半夏9克，熟地30克，陈皮6克，茯苓9克，炙甘草3克。

【主治】太少两感证、咳喘，运柔成刚法。

本方由麻黄附子细辛汤合金水六君煎组成，主治太少两感证之咳喘。咳嗽、气紧、咳喘之症，在《伤寒论》中属于太阳病的范畴，可以用麻黄汤治疗。太阳之下即为少阴，所以咳喘病常兼少阴阳虚，很多慢性支气管炎、肺气肿都是太少两感证。治疗太少两感证之咳喘，就能用麻黄附子细辛汤。麻黄中的麻黄碱是平喘药，西医也用麻黄碱来平喘，它有拟肾上腺素样作用，而肾上腺素能扩张支气管，发挥平喘作用。细辛是免疫抑制剂，可以抑制体液免疫，从而有效抑制支气管哮喘的发作。

有些阳虚的支气管哮喘用麻黄附子细辛汤温阳平喘效果依然欠佳，可能是合并肾虚痰泛，需加金水六君煎，而痰咸是肾虚痰泛的独证。TMR曾收过一篇论文，将肾虚痰咸的机制研究得很清楚，肾虚之人肾上腺皮质功能减退，导致机体醛固酮分泌不足。而醛固酮具有保钠排钾的作用，由于醛固酮水平低下，其保钠作用受到抑制，导致机体对钠离子的重吸收减少，口腔内钠离子分泌过多即表现为口咸，支气管内钠离子分泌过多，即表现为痰咸。

金水六君煎由温补学派张景岳所创，由当归、熟地、半夏、陈皮、茯苓、甘草六味药组成，补肾化痰，专为肾虚痰泛而设。麻黄附子细辛汤合上金水六君煎后，熟地配附子可以显著增加皮质激素的分泌，这是肾气丸的思路。麻黄附子细辛汤是急则温之，肾气丸是缓则补之，温补结合。肾精亏虚、精血同源，故用当归配熟地，当归养血，熟地填精，精血同源为张景岳的核心思想之一。且当归是养血活血药中的一个免疫抑制剂，具有强烈的抗炎作用，这是其他活血药所不具备的。比如治疗热性脱疽的专方为四妙勇安汤，由当归、玄参、金银花、甘草4味药组成，也用当归养血抗炎，治疗血管炎。慢性支气管炎、肺气肿存在慢性炎症，用当归可以抑制呼吸道局部的慢性炎症；此外，当归还能止咳，这从《神农本草经》开始，就有诸多记载。当归配熟地来自金水六君煎，治疗肾虚痰泛，若兼外感，则属于太少两感证。张景岳还有一个麻桂饮，用麻黄配当归，从治虚人外感的麻黄升麻汤演变而来，麻黄升麻汤中就有麻黄配当归。

综上，三加麻黄附子细辛汤治疗咳喘之太少两感、肾虚痰泛者，既有外邪，外感于寒，又有内伤，内伤于肾，肾虚痰泛，在外当散寒邪，在内当补肾化痰、运柔成刚，用附子配熟地显著增加温肾之效。

五、六加麻黄附子细辛汤

【组成】生/炙麻黄6～30克，附子6～30克，炙甘草6～30克，细辛3克，苍耳子9克，干姜6克，制半夏15克，党参15～30克。

【主治】过敏性鼻炎。

过敏性鼻炎是一个自身免疫性疾病，鼻塞、打喷嚏，是太阳表证，脉沉，是少阴病，所以它是一个太少两感证。根据对疗效的要求，麻黄可以用6～30克（生的或炙的）、附子用6～30克、炙甘草用6～30克，即用麻黄附子甘草汤治疗太少两感。从现代医学的角度看，麻黄能够收缩鼻黏膜的血管，缓解鼻塞，麻黄碱也是免疫抑制剂，有拟肾上腺素的作用；附子能增加激素的分泌来缓解炎症反应；甘草补充外源性激素，抑制过敏反应。既然有鼻塞，再加上宣通的药——细辛3克，增强处方的宣通作用，细辛也是一个免疫抑制剂。再用鼻炎专药苍耳子9克，把整个处方定位在鼻，是特异性的药物。此处通鼻窍之所以不用辛夷花，而用苍耳子，是因为苍耳子是一个免疫抑制剂，这里是治疗过敏，需要调节免疫。

过敏性鼻炎用了麻黄附子细辛汤后，一般过敏症状都会有所缓解，但还有些症状缓解不了，比如流大量清鼻涕，鼻涕像水一样流下来。"病痰饮者，当以温药和之"，肺主鼻，属于太阴，故可以加6克干姜抑制腺体分泌，和甘草组成甘草干姜汤发挥温肺化饮的作用。过敏性鼻炎若鼻涕倒流，易刺激咽喉，导致咽部不适，所谓鼻后滴漏综合征，这时可以加制半夏，半夏是治疗咽喉的特异性药物。因为三阴是递进关系，又有脾虚，已经用了半夏、干姜，还可以加人参6克，或党参15～30克，半夏、干姜、党参就组成了干姜半夏人参丸。所以单纯从少阴治，往往无法缓解全部症状，当兼有明显的鼻流清涕且量多时，还需从太阴去治。比如有一位病人患过敏性鼻炎，但他说吃麻黄附子细辛汤不见效，反而恶心、便溏，针对恶心需加半夏，便溏需加干姜，所以应该在麻黄附子细辛汤的基础上加半夏、干姜。既然有脾气虚便溏，那么合上半夏干姜人参丸，用干姜、半夏抑制腺体分泌，就能减少鼻涕，缓解溏便，再治疗一般就有效了。

　　麻黄附子细辛汤加味属于急则温之，必要时也需要缓则补之，代表方如阳和汤，方用麻黄、熟地、鹿胶、肉桂、姜炭、炙甘草、白芥子。两方相比，都有麻黄、炙甘草，前方用附子，此方有肉桂，前方用干姜，此方用姜炭，这两个配伍很相近。急则温之，缓则补之，加熟地、鹿胶治本。阳和汤善治乳腺癌、乳腺增生，其病位在皮里膜外，故还有一个化局部皮里膜外之痰的白芥子。白芥子在阳和汤的作用相当于此方中的苍耳子，都是一个特异性针对局部的药物。所以中医的理论是通的，用阳和汤治疗过敏性鼻炎也有效果，只是它用药的针对性相对较差。因为用附子提高内源性皮质激素的分泌的作用很强，而肉桂在阳和汤是以皮治皮；抑制鼻涕的大量分泌，干姜的作用优于姜炭，其实这些处方只是针对疾病的特异性做了一点小小的调整。如果弄清楚了处方背后的机制，那么我们的处方配伍就会变得非常灵活。

六、加味甘草附子汤

　　【组成】炙甘草6～30克，白术6克，制附子6～90克，桂枝12克，蜂蜜一勺（调服）。

【加减】缓解症状重甘草，加黄芩9克，芍药30克；追风透邪重附子，从6克渐次加到90克，加蜈蚣3克；脉涩加生姜9克，大枣30克，脉无力加黄芪30克；发表加麻黄6克，防风12克；便秘加生白术30克。

【主治】关节疼痛，类风湿性疾病。

此方来自张仲景的甘草附子汤，为在甘草附子汤（炙甘草、白术、制附子、桂枝）的基础上，加蜂蜜（优蜜）一勺，调服，故名加味甘草附子汤。虽组方简洁，但配伍很巧妙。

第一，白术配附子。白术、附子并走皮中逐水气，这是张仲景独特的配伍，病人服药后，有的会出现皮肤蚁行感，为逐水气的表现。脾主制水，故用白术，肾主水液，故用附子，两药分别是太阴和少阴主水液代谢的主药。

第二，桂枝配附子。风湿类疾病要发汗，且须微汗出，不可令大汗淋漓。麻黄配桂枝是麻黄汤，发汗力强，用于实证；虚证用附子配桂枝，可以增桂令汗出，发汗力弱，为微汗出。所以白术、附子逐水气，温阳化饮；附子增桂令汗出，发表行水；白术、附子治里，桂枝、附子出表，由里向外托。此方与麻黄附子甘草汤不同，没有用麻黄。因为麻黄的拟肾上腺素样作用主要用来治感冒，比如很多感冒药都用一个伪麻黄碱加一个解热镇痛药，相当于麻黄汤用麻黄配桂枝。如果是阳虚外感，则用麻黄配附子，即为麻黄附子甘草汤。而本方以桂枝配附子为基础，而不用麻黄配附子，因为治疗的是类风湿关节炎，需要借助桂枝强烈的解热镇痛作用。

第三，炙甘草配蜂蜜。炙甘草调和诸药，具有拟皮质激素样作用，是一个免疫抑制剂，相当于西医使用泼尼松。加蜂蜜一勺调服，待药的温度冷却到40℃左右时，再入蜂蜜为宜，因高温煎服会降低蜂蜜的疗效，所以最好调服。所以蜂蜜和甘草，两者能协同发挥强力的抗炎作用，

第四，蜂蜜配附子，为乌头煎的思路，蜂蜜一方面能解附子之毒，另一方面能增强附子解热镇痛的作用。

本方还有一些特殊而重要的加减法。缓解症状要重用甘草，加黄

芩、芍药等药。甘草可用至30克，它的拟皮质激素样作用可以快速缓解关节的疼痛。咽喉不适者，加黄芩清解少阳，抑制免疫应答。若关节肿痛明显，还可以加知母清热消肿，其消肿的作用可以追溯到《神农本草经》，代表方如阳明病的白虎汤。而且知母不仅能消肿，还具有镇静、镇痛的作用。镇痛药往往具有镇静的作用，酸枣仁汤用知母治疗失眠，发挥的是镇静作用；桂枝芍药知母汤用知母治疗历节病，发挥的是镇痛作用。此外，芍药也能强烈抑制炎症应答来缓解症状。

但要彻底治愈类风湿性疾病，不能只缓解眼前的关节疼痛，还要用附子促进炎症应答，令未充分活化、功能障碍的自身反应克隆性淋巴细胞凋亡。中医所谓用附子追风透邪，追着风湿走。附子配白术，逐水气，逐的是湿；附子配桂枝，增桂令汗出，追的是风。其中，附子的剂量可从6克，逐渐重用到90克。

追风透邪还可以加蜈蚣，蜈蚣亦叫百足虫，以百足虫治关节炎，以足治足，这是中医以脏补脏、取类比象的原理。现代医学认为这些足类动物药的关节中有一些胶原蛋白，这些胶原蛋白通过熬成汤剂或吞粉的方式口服下去，可以诱导口服耐受。通过口服抗原诱导对关节的耐受，促进对关节应答的B细胞的凋亡，进而不再发生关节的炎症。它治病的原理与西医认为口服胰岛素能够治疗糖尿病类似。传统的胰岛素剂型经口服，会降解为氨基酸，无法作为抗原诱导口服耐受，而新型胰岛素可以直接被吸收。当少量的胰岛素经口服吸收后，使机体对其余的胰岛素产生耐受，不再针对胰岛素产生抗体，从而治愈一些糖尿病。当然，这种疗法只针对机体产生了胰岛素抗体的糖尿病。蜈蚣追风除湿的原理之一是口服耐受，另一个原理是蜈蚣能够发挥免疫抑制作用。

脉涩者，加生姜9克、大枣30克。脉细涩为血少或伤精，"治风先治血，血行风自灭"，故加生姜、大枣养血以祛风，而且大枣是一个免疫调节剂，能够抑制体液免疫。若脉搏无力，说明气虚，加30克黄芪，还可以加防己，为防己黄芪汤的架构。若要增强发表之力，可加麻黄、防风。防风能够疏风，故名防风，且能调节免疫，桂枝知母芍药汤用防风，亦是此意。便秘者，用生白术30克通大便。

总而言之，本方用白术、附子逐湿；附子、桂枝追风；甘草、蜂蜜抗炎，迅速缓解症状。还可以加芍药、知母，增强甘草和蜂蜜的抗炎作用；加蜈蚣可以增强附子追风的作用；脉搏涩者，加生姜、大枣和营卫养血；脉搏无力者，加防己、黄芪补气；发表加麻黄、防风；便秘加生白术30克。而且方中的附子、桂枝、甘草，与麻黄附子甘草汤结构相似，都治太少两感证，只不过一个用麻黄治感冒，一个用桂枝治疗关节炎，桂枝能解热镇痛，还能解肌，所以用来治疗风湿性疾病、皮肌炎等。

七、麻黄附子芍药汤

【组成】麻黄9克，附子9克，芍药9克，黄芪9克，炙甘草6克。

【加减】发热加细辛3克，有热加黄芩9克。

【主治】阳虚外感。

麻黄附子芍药汤是麻黄附子甘草汤的加味，治疗太少两感证，用于阳虚外感之人。阳虚的人之所以容易反复外感，不仅因为阳虚，还因为气虚，所以加黄芪固表。而温阳药物用了之后，容易导致上火，尤其对肝脏有病的人，所以要加芍药敛阴。加芍药敛阴有其出处，"发汗后，病不解，反恶寒者，虚故也，芍药甘草附子汤主之。"麻黄附子甘草汤与芍药甘草附子汤结构相近，不外乎麻黄附子甘草汤未经发汗，有表邪，故用麻黄；而芍药甘草附子汤是因为发汗后，汗出伤阴液，故用芍药。麻黄配黄芪，一个发表，一个固表，取法于张仲景的《千金》三黄汤，发热加细辛，三黄汤中也有细辛。如果舌红，见到一点黄苔，有热象，加黄芩，三黄汤也有黄芩。

所以此方其实由麻黄附子甘草汤、芍药甘草附子汤和三黄汤化裁而来。麻黄附子甘草汤治疗太少两感证；因为虚，"发汗后，病不解，反恶寒者，虚故也"，加芍药；反复外感，不光阳虚，还气虚，三阴递进，加黄芪；若反发热，加细辛；若舌红苔黄，有一点热象，加黄芩清热，监制全方的温性。而且芍药也能监制附子，此方防止用附子后上火，这是从龙法的范畴。因为芍药可以用来治疗外感疾病，代表方如李东垣的麻黄芍药人参汤，芍药对外感疾病有特殊的治疗作用。很多人看不懂这些方的加减，实际上这些验方完全是根据经方化裁而来的，而且经长期使用，也取得了特殊的疗效。

八、进退青龙汤

（一）处方解析

【组成】桂枝9克，白芍9克，干姜9克，细辛9克，半夏15克，附子9克，五味子9克，山慈姑6克，威灵仙30克。

【主治】阳虚型食管癌。

进退青龙汤来自《伤寒论》的小青龙汤，小青龙汤有一条加减法讲"若噎者，去麻黄，加附子"，即为小青龙去麻黄加附子汤，用来治疗噎膈，相当于现代医学的食管癌。小青龙汤治的是心下有留饮，咳吐大量白色清稀泡沫痰。而噎膈的病人，由于食管梗阻，食管的分泌液不能顺畅地流入胃，就吐出大量像痰一样的白色黏液。这些黏液其实不是痰，西医认为痰只是呼吸道的分泌物，而这是消化道的分泌物。但是中医不这么认为，中医认为这些吐出来的白色黏液，不管来自呼吸道，还是消化道，都是痰饮。所以用小青龙汤温化寒痰，"若噎者，去麻黄，加附子"，此方之所以取名进退青龙汤，是因为进少阴，加了附子，退太阳，去了麻黄。

在此基础上，加了一味山慈姑，山慈姑在这里具有化痰的作用。"病痰饮者，当以温药和之。"处方中有桂枝、细辛、干姜、附子，整体温药偏多，而化痰药只有一味半夏。如果化痰药不足，容易出现问题，因为温阳药物能促进肿瘤生长与转移。"阴静而阳躁"，阳化气，人体的生长离不开阳气，肿瘤细胞的生长与转移亦依赖阳气。所以很多肿瘤不能用温药，有时给肿瘤病人温阳，越治肿瘤越长。虽然吃了温阳药后，病人精神振奋，食欲增加，全身状态好转，但是一拍

CT，肿瘤却在快速生长、转移。

温阳可以促进肿瘤生长，但是温阳又是中医治疗肿瘤的一大绝活。"病痰饮者，当以温药和之"，肿瘤局部属于痰瘀互结，"痰为阴邪，非温不化"，对于阳虚型的肿瘤，不用温阳药难以将痰化掉而有效治疗肿瘤，但用了温阳药肿瘤又会生长，这时就需要温阳与化痰相结合。比如四川扶阳派喜用复方三生饮治肿瘤，用附子（或白附子）配生半夏、生南星，而不是单纯用附子。若用四逆汤治肿瘤容易出问题，病人看着全身症状改善，但肿瘤很可能在进展。所以方中加山慈姑，能大大增强处方化痰的作用，用来治疗白色黏液痰。而且山慈姑含有秋水仙碱，恰好是中医治疗食管癌的一个药物。但山慈姑易造成肝损伤，为了减轻此副反应，太乙紫金锭用五倍子配伍山慈姑，而小青龙汤中的五味子正好也能拮抗山慈姑的毒副反应。五味子是一个保肝药，其有效成分五仁醇（为五味子的醇提取物）、齐墩果酸等都具有保肝作用，能特异性降低山慈姑的毒副反应。西医临床常用的双环醇，是一个特异性的保肝降酶药，即是由五味子提取而来。

食管的上面是咽喉，下面是贲门，方中又加了一味威灵仙，能够增强贲门括约肌的功能。食管癌的病人肿瘤侵犯食管肌细胞，肿瘤局部僵硬，使食管扩张受阻，导致食物难以下行。而威灵仙恰恰可以改善贲门括约肌的功能，治疗噎膈。食管的上段是咽喉，治疗食管上段，利咽的专药是半夏，治疗下段贲门的专药是威灵仙，进退青龙汤用半夏配威灵仙治疗整个食管，以缓解噎膈。

"十八反"歌诀中有一句讲"半蒌贝敛及攻乌。"有人说方中半夏配附子为十八反，照理不该合用，但实际上《金匮要略》中就有不少半夏配附子的应用，比如附子粳米汤。我们团队做过相关实验研究，"病痰饮者，当以温药和之"，附子能够大大增强半夏的化痰作用。

如果病人痰湿很重，方中还可加30克泽漆，泽漆为大戟的苗，泽漆配山慈姑具有较强的化痰、抗肿瘤之效。临床一般不用大戟，而用泽漆，因为肿瘤病人服药时间长，漆泽的毒性反应较小，相对安全，而且一般药房也经常不备大戟。而太乙紫金锭（又名玉枢丹）不用泽漆，用的是大戟，它用大戟配山慈姑。太乙三方中，太乙紫金锭是传统道家的避邪方；太乙陷冰丹是一个解寒方；还有一个太乙洗髓膏是个补虚方，"吴门验方"中亦有对太乙洗髓膏的讲解。

（二）临床实录——食管癌案

【处方】桂枝10克，白芍10克，淡附子6克，干姜10克，细辛3克，五味子5克，法半夏30克，射干10克，生代赭石30克，威灵仙30克，急性子30克，醋商陆9克，砂仁10克，泽漆30克，蜈蚣2条，天龙5克，郁金30克，瓜蒌40克。

很多人反映用小青龙去麻黄加附子汤治疗食管癌效果并不好，通常刚开始吃时效果很明显，再吃就没有效了，因为小青龙汤本身就不是用来治疗慢性疾病的，只是缓解急性期如吞咽困难、梗阻等的症状。张仲景在拟这个方时，就没想过靠它彻底解决问题，因为小青龙去麻黄加附子汤偏重于调气化。病人心下有痰饮，出现吞咽梗阻，会吐出很多胃液、食管的分泌物，像有痰一样，吐出白色、清稀的黏液，所以心下有留饮就该用小青龙汤，有阳虚则去麻黄加附子。

小青龙去麻黄加附子汤治疗食管癌一定是有效的，但是它的疗效并不好，因为它是偏于调气化的方子，还要考虑肿瘤形质病的特征，如果合用太乙紫金锭，效果就大大增强。太乙紫金锭我们一般不用原方的大戟，用的是泽漆，即大戟苗，泽漆的作用虽然没有大戟这么强，但也有效，而且毒副反应更轻。如果疗效欠佳，还可以用上太乙紫金锭中的山慈姑，考虑到它的肝毒性，暂时不用，用时则加五倍子、五味子去护肝。

九、星附汤

【组成】附子15～90克，制南星15～30克（上两味另包，先煎1小时以上），桂枝15克，炙甘草6克，白术30克（便溏者炒用，便秘者生用）。

【主治】寒湿入营证。一味桂枝引入营分，为黄芪桂枝五物汤法，与当归四逆汤同法。

笔者所讲的很多验方，一些是个人的体会，一些来自家传，还有一些来自师传。星附汤一定要说明，这是我的恩师曾升平老师的处方，早年由我将它整理出来，成了一个验方。此方由5味药组成，附子、制南星、白术温阳化饮，治疗寒湿，"病痰饮者，当以温药和之"。复方三生饮温阳化痰用白附子（或附子）、天南星配半夏，此方不用半夏，加了白术健脾。白术配附子，为太阴加少阴，一个补、一个温，便溏者白术宜炒用，便秘者宜生用。桂枝、甘草引诸药入营血分，一味桂枝就能将处方引入营分，《金匮要略·血痹虚劳病》篇治疗血痹亦用桂枝通血脉，代表方如黄芪桂枝五物汤；又如当归四逆汤治疗"手足厥寒，脉细欲绝"，亦是用桂枝引入营分。比如雷诺病，其本质为血管炎，由于外周血管收缩，缺血、缺氧，从而出现手指或脚趾怕凉、紫暗，为典型的营分之病，就可以用当归四逆汤。

此方主治寒湿入营，不仅单纯寒邪可以入厥阴营血分（代表方是当归四逆汤），寒湿也可以入厥阴营血分。寒湿入营证常见于自身免疫病、肿瘤（如血液系统的肿瘤），比如有一部分类风湿关节炎、淋巴细胞白血病、淋巴瘤，就表现为寒湿入了厥阴。因为治的是有形之物，包括类风湿关节炎在关节局部都会形成有形之物，所以化痰肯定不用陈皮、半夏等治疗消化道的药物，而应该用天南星、白芥子、山慈姑等药。当然，治寒湿入营也可以在当归四逆汤的基础上加白附子、天南星、白芥子等化痰湿之药。

李时珍在《濒湖脉学》中记载"寒湿入营为血痹"，而寒湿入了营分的一个典型表现是舌上少苔。病在卫分，如伤寒、温病初起，舌苔往往无明显变化，所以很难通过舌象判断卫分之病；而病在气分，常会引起舌苔的改变，化热者会出现黄苔，夹湿者会出现腻苔；而病在营血分，舌苔反而变少，病理改变不明显。所以寒湿入营常表现为少苔或者镜面苔，气分的湿已经不明显。扶阳派对寒湿入营有独特的判断方法，他们认为镜面舌可以用附子，但不是指所有的镜面舌都用附子。镜面舌分好几种情况，比如大细胞性贫血的镜面舌就不能用附子，这是舌红少苔、阴虚之人，自然不能用附子。而寒湿入营的镜面舌可以用附子，且往往有效。

扶阳派有时把理论讲得很玄，认为少苔可以用附子，厚腻苔也可以用附子，让人摸不着头脑。所谓厚腻苔用附子，指的是舌根腻苔，且不伴便秘之人。这种人肾虚，醛固酮水平降低，唾液重吸收减少，唾液一多，苔就会从根部往上长。可见，虽然扶阳疗效迅速、出人意料，但是有时也容易出问题，把病人治坏，因为有些医生没有掌握扶阳背后的机制，被表象给迷惑了。如果看到一个厚腻苔就用附子，而病人恰好是个阳明腑实证，附子往往会加重病情；或者看到一个镜面舌就用附子，病人却是个阴虚火旺之人，也会加重病情。只有寒湿入营的镜面舌才可以用附子，当用曾升平老师的星附汤。

那么寒湿入营与热入营血怎么区别？两者都表现为少苔，热入营血证多表现为舌质红；而寒湿入营证多表现为舌质淡紫如泥浆，且舌的背面，即舌下常伴白色的水晶状结节，这是寒湿入里的典型舌象。舌的正面主表、主外，舌的背面主里，一般人难以辨认寒湿入营。

十、加味葛根汤

【组成】葛根30克，麻黄9克，桂枝9克，芍药9克，生姜6克，大枣9克，炙甘草6克，附子6克，薏苡仁30克，熟地30克，狗脊9克。

【主治】颈椎病。

加味葛根汤主治颈椎病，此为太少两感证。第一，颈部肌肉不舒服，风池、风府穴所在的部位有疼痛、压痛，为病在太阳，麻黄定位在风池、风府穴。第二，脊柱是督脉的疾病，督脉得少阴之余气，所以颈椎病是一个太少两感证。

病在太阳，表现为"项背强几几"，故以葛根汤为底方加减，葛根能解肌。葛根汤是桂枝汤加麻黄、葛根，而不是麻黄汤加葛根，既然治疗无汗，为什么不以麻黄汤化裁？因为"桂枝本为解肌，常须识此，勿令误也"，桂枝汤具有解肌的作用，方中的芍药、甘草，具有缓急止痛、解肌的作用，用来治疗"项背强几几"，而麻黄汤不具备解肌的作用。

既然是太少两感证，就还需要治疗少阴，故用薏苡附子散温阳缓急止痛，增强葛根汤解肌的作用。薏苡附子散出自《金匮要略·胸痹心痛短气病》篇，为治疗胸痹之方。附子散寒，能内源性促进肾上腺素分泌，具有扩张冠状动脉的作用。现代药理研究证实薏苡仁能扩张血管平滑肌，缓解肌肉痉挛，可用来治疗各类肌肉疾病。所以此方最适合治疗冠状动脉痉挛所导致的心前区疼痛，附子扩张冠脉，薏苡仁解除冠脉痉挛，从而快速改善冠脉的狭窄与缺血，缓解心前区的疼痛。寒性收引，这种冠脉综合征尤其易被寒冷的刺激所诱发。由此可见，一旦有了中西汇通的思想，再去读《金匮要略》的条文，一下子就能明白薏苡附子散缓急治疗胸痹的机制。其实条文写得非常直接，而我们完全可以借用相同的机制，将其运用至其他疾病的治疗中，如颈椎病。

附子是温少阴的药物，但颈椎病是个慢性病，急则温之，缓则补之，故加30克熟地补肾，地黄配附子即为金匮肾气丸的架构。所以此方其实为葛根汤、薏苡附子散、金匮肾气丸三方合用的思路。如果疼痛急性发作，可以单纯温，单刀直入，见效迅捷，但温之后需要补，所以方中纳入地黄既温且补。若出诊间隔时间长，也可以一次性就把地黄加上去，温补结合。

颈椎是督脉的疾病，督脉统诸阳，得少阴之余气，所以还用了一味狗脊，直入督脉。狗脊，顾名思义，它能用来治疗脊柱的疾病，可以把药引入督脉。

其实不只是颈椎病，整个督脉之病，如胸椎、腰椎之病都可以考虑用加味葛根汤。此方还有些重要的加减法，颈椎、胸椎、腰椎之病都是骨病，故可加补骨脂补骨，治疗骨质疏松与增生。同时补骨脂能补充雌激素，雌激素能够增强骨骼的代谢。葛根也能补充雌激素，故补骨脂能增强葛根的作用。还可以加续断、骨碎补、淫羊藿等补肾壮骨药，皆有增强骨骼代谢的作用。若嫌葛根汤、薏苡附子散缓急的力量不足，还可以加威灵仙或加一些藤类药如忍冬藤、络石藤、鸡血藤等，这些药物都能够缓解肌肉的痉挛。若病变局部有骨刺，则加皂角刺、土鳖虫软坚散结；皮下有结节，加天南星、白芥子化痰。颈椎病还常伴两侧肌力不平衡，故还可加白术帮助桂枝增强肌力，白术还能治疗骨溢、骨刺；或加干姜温脾，即肾着汤，常用来治疗腰椎疾病。

换个角度看，此方用麻黄附子甘草汤治太少两感，附子合熟地一温一补，薏苡附子散缓解肌肉的痉挛，故薏苡仁能够帮助葛根缓急，再加引经药狗脊入督脉。而桂枝汤本为增强肌力之方，增强肌纤维的张力就可以缓解肌肉的拘急不舒。此方为治疗颈椎病、腰椎间盘突出等提供了大的方向，临证再根据或然证，随证加减，往往具有良好的效果，包括缓解颈椎外伤所导致的疼痛也很有效。但颈腰椎疾病，作为一个慢性病，服汤药需以百日为期，丸药效果不如汤药，这很考验医生和病人的耐心。

十一、加味鸡鸣散

【组成】吴茱萸9克，木瓜9克，苏叶30克，桔梗6克，生姜6克，槟榔9克，玉竹30克，桃仁6克。

【主治】舒张期心衰，流出道梗阻，肥厚性心肌病，瓣膜狭窄。

【禁忌】上述病症不可用洋地黄或真武汤辈强心。

此方前六味药为鸡鸣散，治脚气水肿，脚气还可以入腹导致腹肿。所谓脚气病，表现为脚肿、腹肿者，与之相对应的一个临床常见病为心功能不全，甚者心功能衰竭（简称心衰）。临床大部分医生习惯将心衰辨为少阴阳虚夹饮证而用真武汤，其中附子强心，芍药扩张血管，茯苓能利尿，强心、利尿、扩张血管亦为西医治疗心衰的三大手段。由于此方能够增强心肌的收缩力，所以以附子为代表的真武汤主要用来治疗收缩期心衰。

但是心衰有两型，鸡鸣散治疗的则是另一型，即舒张期心衰。舒张期心衰多伴有流出道梗阻，常见于肥厚性心肌病、瓣膜狭窄。这类心衰治疗很困难，西医认为不能使用洋地黄类强心药，如果用中医的真武汤也会出现逆证。因为当心脏流出道梗阻时，血液不能顺利地由心室进入外周循环，这时如果用强心药强烈促进心室的收缩，血液依然无法射出，不仅不能缓解心衰，病人还会因心室强烈的收缩而感到异常难受。实际这种心衰病位并不在少阴，而在厥阴。厥阴肝经主疏泄，若肝失疏泄，就会导致心室不能有效地舒张，血液不能顺利从心房流向心室，就没有足够的血液从心室射出去，所以治疗当促进心肌的舒张。由此可知，在心肌一缩一张的活动中，其中一缩取决于心阳，若心阳不足，心脏不能有效收缩，当用真武汤；而一张则取决于肝，若厥阴肝经寒化，心脏不能有效舒张，当用鸡鸣散。

鸡鸣散中吴茱萸、木瓜皆入厥阴经，吴茱萸暖肝散寒，木瓜舒筋缓急，治疗手足痉挛，槟榔理气行水，加上桔梗、生姜、苏叶疏肝和胃化痰，诸药相合适用于厥阴寒湿证。但只用鸡鸣散力量不足，只能调气化暂时恢复心脏的功能，一段时间后还易心衰。所以治疗心脏疾病当借鉴《伤寒论》炙甘草汤阴阳并进的配伍，因为心脏主要靠心阳来收缩，但心又主血脉，治当养护阴血，所以炙甘草汤在桂枝、甘草、人参益气温阳的基础上加生地、麦冬、阿胶等滋阴养血，为阴阳并进之方。

考虑到心脏本身的特点，所以此方在鸡鸣散的基础上加了一味玉竹，玉竹养阴且具有强心作用，是治疗心衰的专药，出自于《伤寒论》的麻黄升麻汤。病、证、症有机结合，玉竹是专门治此病的药，能起到截断的作用，防止再心衰。处方还加了桃仁活血，治疗心室的肥厚、纤维化、瘢痕、狭窄等，为复形质之法。若嫌6克桃仁活血力量不足，还可以加6克红花、30克丹参；心律失常者，加柏子仁；失眠者，加酸枣仁，这些都是常见的或然证，可随症化裁。总之，此方将调气化与复形质有机结合，对这类舒张期心衰有特殊疗效。

十二、加味越婢汤

【组成】麻黄20克，石膏30克，生姜9克，大枣15克，甘草6克，附子6克，白术12克，黄芩6克，细辛3克。

【主治】风水。

加味越婢汤由越婢加术附汤加味而来。越婢加术汤，方后注"恶风加附子一枚，炮"，就成了越婢加术附汤。原文用来治肉极，即肌肉的疾病，也可以治肺胀（肺气肿）、风水（肺心病）。麻杏石甘汤去杏仁（因其不咳），加生姜、大枣和营卫，就变成了一个发表行水之方——越婢汤，但是方中的麻黄需重用，才能发挥良好的发表行水之效。脾主制水，故加白术健脾燥湿；肾主水液，主蒸腾气化，故加附子温阳化气。

风水表现为皮下肿，病在太阳，阳虚有寒，病在少阴，所以此为太少两感证。其实换个角度看越婢加术附汤，此方用麻黄附子甘草汤治太少两感；三阴递进，加白术补太阴；生姜、大枣和营卫；再加石膏抗感染。不管是肾病的水肿还是肺心病的水肿，常常合并感染，肾病如急性肾小球肾炎、肾病综合征，多由链球菌感染所诱发。而肺心病常由支气管炎所诱发，慢性支气管炎若急性发作，会加重肺动脉高压，容易导致右心衰竭，从而出现水肿。所以处方中有石膏抗炎，石膏善长治疗全身炎症反应综合征——大热、大渴、大汗、脉洪大，代表方为白虎汤。

本方在越婢加术附汤的基础上加黄芩，能强烈增强抗炎的作用。若为咽部链球菌感染导致的肾病，与少阳密切相关，而黄芩能增强处方和解少阳的作用。再用细辛配黄芩，一寒一热，为治伏邪的经典配伍。但当风水伴肾功能不全时，要慎用细辛，因为细辛含有少量马兜铃酸，可致肾损伤；而当肾功能不全缓解时，还是可以加细辛的，使处方的力量进一步增强。

总而言之，此方用越婢汤发表行水，加附子温少阴，加白术温太阴，相当于合上了麻黄、附子、甘草，再加上固定的药对——黄芩与细辛，组成了一个温清并用的发表行水之方。

十三、二加升麻鳖甲汤

【组成】升麻15克，鳖甲30克，制附子30克，细辛3克，地黄30克，黄芩9克，大青叶15克，牡丹皮9克，炙甘草15克。

【主治】伏邪成巢，淋巴瘤。

二加升麻鳖甲汤用升麻托邪，鳖甲软坚散结，制附子、细辛温，地黄补，黄芩、大青叶、牡丹皮清。所以此方是在升麻鳖甲汤托的基础上，结合伏邪温病的特点，增加了温、清、补的药，将治疗伏邪温病的4种基本治法温、清、托、补都融入了方中。二加升麻鳖甲汤主治伏邪成巢，尤其对寒象明显的淋巴瘤有特殊疗效。若治疗得当，一般淋巴瘤的病人生存期可以很长，部分甚至能治至肿瘤消失。

有人说用此方治疗淋巴瘤无效，那是因为他基础知识不够完善，不懂得加减，处方过于死板。临床可以有很多种加减法，比如伏邪转出气分后，还可进一步转到卫分，邪在卫分可加荆芥、防风，而且这两个药都是精选的，都能影响淋巴细胞的活化。防风是个免疫调节剂，能抑制淋巴细胞的活化。荆芥也能抑制淋巴细胞的活化，而且它还能止血，所以更多的是用来治疗Ⅲ型变态反应所致的血管炎。

若大便不好解，可以加牛蒡子清热通便，但牛蒡子在这里不只是通便之意，它还有抗病毒、抗肿瘤的作用，如竹叶牛蒡汤就用牛蒡子抗病毒，这是一个治麻疹的方，所以此处选牛蒡子通大便有它的特异性。加了牛蒡子后，方中的清法兼顾了卫、气、营、血4个阶段，牛蒡子清在卫分，黄芩清在气分，大青叶清在营分，牡丹皮清在血分。

热毒明显者，可以加白花蛇舌草、猫爪草清热解毒，白花蛇舌草具有调节免疫、抗肿瘤的作用，猫爪草化痰散结，也有抗肿瘤的作用；有肝火者，加夏枯草清肝散结。

若嫌地黄补的作用不足，还可以加何首乌去补，可根据大便情况选择生何首乌或制何首乌，而且何首乌是治疗淋巴瘤的专药。不过要注意何首乌对小部分人有肝损伤，服用时需要监测肝功能。总之方是活的，要想取得满意的疗效，需要灵活化裁。

十四、四加升麻鳖甲汤

【组成】升麻15克，鳖甲30克，肉桂3克，花椒3克，乌梅30克，当归6克，僵蚕9克，炙甘草3克。

【主治】厥阴消渴，下利，复形质。

方中的升麻、鳖甲、花椒、当归、炙甘草，出自升麻鳖甲汤。肉桂、花椒、乌梅、当归为乌梅丸的架构，不过没有用黄连、黄柏而已。吴鞠通对乌梅丸进行化裁，创制出连梅汤与椒梅汤，连梅汤为乌梅丸用柔之法，椒梅汤为乌梅丸用刚之法，此方也相当于合上了椒梅汤，这便是从伤寒到温病的发展。方中还有一味僵蚕，僵蚕配乌梅，出自济生乌梅丸。所以四加升麻鳖甲汤由升麻鳖甲汤、乌梅丸、济生乌梅丸三方化裁而来。

此方主治厥阴消渴，下利，指病人常表现为口干、便溏，而其特色主要在于复形质。简单来讲，复形质指可以用它来治疗肠道系统的良恶性肿瘤，如肠道息肉、结直肠癌等。方用升麻、鳖甲、花椒、当归、甘草从厥阴托邪，肉桂温，乌梅、僵蚕消痰散结，所以这也是一个治伏邪的方。若邪气转出少阳，可以加半枝莲30克、白花蛇舌草30克去清；夹湿加苦参6～30克，肿瘤局部有痰，还可以加浙贝母30克，相当于合了当归贝母苦参丸。

此方为肠道肿瘤的治疗提供了大的思路，若治疗良性肿瘤，如肠道息肉，一般都有效，但治疗恶性肿瘤还需要些特殊的化裁与手段。比如使用蟾蜍、鸦胆子等药抗肿瘤，这时对便溏和便秘的病人需要做不同的化裁，还得监制这些特殊药物的副作用等，这里面有很多的学问。

十五、五加升麻鳖甲汤

【组成】升麻30克，鳖甲30克，当归6克，肉桂3克，花椒3克，牡蛎30克，菊花45克，黄芩9克，郁金30克，细辛3克，牡丹皮6克，炙甘草15克。

【主治】厥阴转出少阳。肿瘤活动，自身免疫病急性发作见阴阳毒，头面症状明显者。

方中升麻、鳖甲、当归、花椒、甘草为升麻鳖甲汤的组成；菊花、黄芩、牡蛎、肉桂、细辛出自侯氏黑散；郁金配细辛，为加减小柴胡汤的固定配伍；牡丹皮配黄芩，伏邪发自血分，转出气分。

本方主治伏邪由厥阴转出少阳，本寒标热而兼有瘀血者。而且方内温、清、托三法合用，温用细辛、肉桂；清用黄芩、牡丹皮、菊花；托用升麻；久病成巢，痰瘀互结，故用当归、鳖甲、郁金活血化瘀，牡蛎不光重镇潜阳，还能化痰，还可进一步加白矾，白矾配郁金，为白金丸，能加强处方化痰的作用。

此处所治的厥阴转出少阳，指肿瘤活动，头面症状明显者，如颅内肿瘤、颅骨外肿瘤、脑转移瘤等；或自身免疫病急性发作见阴阳毒，头面症状明显者。若为脑转移瘤，伴颅内压升高者，需注意方中升麻的用量不能这么大，否则易致颅内压升高，这也是方中用牡蛎潜降的原因之一，升麻配牡蛎，一升一降，相互拮抗。鳖甲、牡蛎为温病三甲散的架构，用于久病成巢、痰瘀互结，若想要加强化痰活血的作用还可以加胆南星、三甲散中的僵蚕等增强处方化痰散结、抗肿瘤的作用。大剂量的土茯苓、天葵子亦为治疗脑转移瘤的专药及常用药，也可随需取用，临证重在如何化裁。总之，我们需要理解怎样将侯氏黑散与升麻鳖甲汤合在一起使用，如何将伤寒与温病伏邪的思想相结合。

十六、附子消毒饮

【组成】附子9克，薏苡仁30克，败酱草30克，大黄3克，白花蛇舌草30克，红藤30克，蒲公英30克，牡丹皮6克。

【主治】慢性炎症，慢性阑尾炎。

附子消毒饮用附子温，薏苡仁、败酱草清，一祛湿，一清热，为附子薏苡败酱散的组成；大黄、牡丹皮，为大黄牡丹汤的架构；白花蛇舌草、红藤、蒲公英清热解毒。

此方的用药很有特色，附子配大黄为大黄附子汤的架构，治"胁下偏痛，发热"，如慢性阑尾炎表现为转移性右下腹痛者，即为所谓"胁下偏痛"，若没有发热，可以去掉细辛。但是阑尾炎是一个化脓性炎症，为什么要用附子温呢？《伤寒论》有一条文描述了一则误汗致亡阳的病案，张仲景的救逆之法是一会儿用甘草干姜汤温胃，一会儿用芍药甘草汤缓解四肢的痉挛，一会儿用四逆汤治怕冷，一会儿又用承气汤治便秘，寒热温清同时在一个人身上使用，当然，这不是因为张仲景不会辨寒热虚实，而是因为我们没有深刻理解他的思路。炎症反应的特点是炎性介质释放，这会抑制胃肠道的蠕动，导致便秘；而便秘又会进一步增加肠道毒素的吸收入血，反过来加重炎症的不良反应。所以一旦有炎症，一定要通大便，阑尾炎的病人常合并便秘，需要加大黄。但阑尾炎之所以迁延不愈慢性化，是因为病人阳气不足，他本身不容易发生阳明便秘，而是一个旧有微溏之人。这种人素来大便稀溏，在炎症急性发作时，大便才变干而难解，所以需要用附子薏苡败酱散、大黄附子汤温阳解毒、温阳通便。

方中的白花蛇舌草不仅清热解毒，当其用量在30克以下时，还是一个特异性的免疫增强剂，既具有抗感染的作用，又能够增强细胞免疫，所以它能够扶正托邪，常用来治疗肿瘤。阑尾炎为化脓性炎症，方中的败酱草味腥，善长排脓，红藤活血消脓，能帮助败酱草排脓，防止阑尾化脓穿孔。蒲公英解毒消痈，可用至30~60克，它是一个强力的清热解毒药，可以作为中药的抗生素使用，它能增强白花蛇舌草清热解毒抗炎的作用。而且蒲公英性味甘寒，不伤脾胃，还能促进肠道的蠕动，帮助大黄通便。大黄可根据大便情况用3克、6克、9克等，务必使大便保持微溏。大黄配牡丹皮为大黄牡丹汤，慢性阑尾炎反复发作，为伏邪温病，自血分发至气分，故用牡丹皮凉血。

总之，附子消毒饮是在附子薏苡败酱散的基础上，加红藤帮助败酱草排脓，治疗化脓性感染；加白花蛇舌草和蒲公英，发挥强烈的清热解毒抗炎的作用，而且这些药物都有各自的特殊性，都是精选而来。大黄配牡丹皮，为大黄牡丹汤的架构，善长治疗炎症急性发作的肠痈。而慢性阑尾炎反复发作，时好时坏，为伏邪温病，所以附子消毒饮温清并用，从血分清至气分，务使大便保持微溏，祛邪务尽。

十七、减味回生汤

【组成】吴茱萸9克，艾叶30克，当归9克，芍药9克，蒲黄9克，醋五灵脂9克，酒大黄9克，土鳖虫6克，苏木6克。

【主治】女性生殖系统肿瘤。

我们对《温病条辨》的化癥回生丹做过一些拆方研究。化癥回生丹由34味药物组成，加上醋是35味，其中有18味是活血化瘀药，占了整个处方的很大比例。刚开始我们对此方的研究很没信心，因为按照常规，8味中药就已经很难研究，此方药味太多，无法拆方研究，后来我们借用中医大复方的研究方法分步去研究它。

第一步，先做单药研究，把方中的每一味药都单独拿出来做药理预实验，把没有效的药物筛掉，阳性的有效药物初步选出来。结果发现34味药只有8味药有效，剩下的26味药都没有效。但单药研究是有缺陷的，因为中医是复方使用，药物之间存在君臣佐使的配伍关系，单药没有效，不表示它在处方中就没有用，而单药研究恰恰忽略了这点。

第二步，利用中效原理，研究中医复方药物之间的相互作用。中效原理可以有效说明两味药物之间的作用是相加、协同还是拮抗，从而实现药物之间最佳配伍的剂量和比例。肿瘤的研究者设计化疗方案也经常会用到中效原理，因为肿瘤病人常常需要联合化疗，而要发明一种化疗方案，就得研究几种化疗药物加在一起是否能增强疗效，还得设定化疗方案中各药的剂量和最佳比例，这时中效原理成了重要的武器。经过中效原理的筛选，结果发现剩下的26味药中有3味药单用没有效，但可以增强其他药物的疗效，分别是虻虫增强大黄的疗效，蒲黄增强五灵脂的疗效，当归增强白芍的疗效，实际这些经典的配伍来自于中医的方剂四物汤、抵当汤、失笑散，早有相应的方解，将这3味药加入后，这时处方就成了11味药。

表8　减味回生汤正交设计表

试验号	姜黄	吴茱萸	益母草	苏木	艾叶	Fa
1	0g	0g	0g	0g	0g	0
2	0g	1g	1g	1g	1g	0.36
3	0g	3g	3g	3g	3g	0.995
4	1g	0g	0g	1g	1g	0.45
5	1g	1g	1g	3g	3g	0.87
6	1g	3g	3g	0g	0g	0.44
7	3g	0g	1g	0g	3g	0.26
8	3g	1g	3g	1g	0g	0.32
9	3g	3g	0g	3g	1g	0.959
10	0g	0g	3g	3g	1g	0.846
11	0g	1g	0g	0g	3g	0.434
12	0g	3g	1g	1g	0g	0.55
13	1g	0g	1g	3g	0g	0.801
14	1g	1g	3g	0g	1g	0.37
15	1g	3g	0g	1g	3g	0.85
16	3g	0g	3g	0g	3g	0.617
17	3g	1g	0g	3g	0g	0.831
18	3g	3g	1g	0g	1g	0.449
P	0.333	0.024	0.713	<0.001	0.062	—

但是还有一个问题，在这11味药中，单药有效并不代表在处方中就一定有效，因为很多药物的靶点相同，这时只用一味药就足够了。

所以第三步是利用正交设计（表8），把单药有效、但不增强处方疗效的药再筛出去。最终发现在11味药中有两味药，加或不加处方疗效都一样，说明它的靶点被其他药物给占用了。筛去这两味药后，我们重新得到了一个由9味药物组成的新方，把34味药精简到了9味药。

我们就这样通过单药研究、中效原理、正交设计的方法（彩图14，彩图15），先做减法把没有效的药筛出去，再做加法把协同的药选进来，再做减法把单药有效、但不增强处方疗效的药物选出去，从而构建了一个大复方的现代中药的拆方模型。当对新方进行机制研究时，我们发现方中的不同药物以抑制细胞增殖、发挥细胞毒作用、诱导凋亡、调节细胞周期等方式，通过药物之间相互协同，共同来发挥抗肿瘤作用。我们不仅做了体外的抑瘤实验（彩图16），也做了体内的动物实验，设定高剂量组、低剂量组、对照组来进一步验证新方的疗效。最终根据这些研究写成的文章投向国外杂志后，未做大的返修，很快就被录取发表了。

通过现代科学拆方研究，将化癥回生丹浓缩获得的新方，我们为其取名为减味回生汤。此方由吴茱萸、艾叶、当归、白芍、蒲黄、醋五灵脂、酒大黄、土鳖虫、苏木9味药组成，对女性生殖系统肿瘤有一定疗效。我们重新利用中医的君臣佐使理论去解读此方（表9），发现其特点是以吴茱萸、艾叶为君，"若其人内有久寒者，宜当归四逆加吴茱萸生姜汤主之"，厥阴肝经有寒，用吴茱萸暖肝散寒，加艾叶暖宫散寒，如艾附暖宫丸；当归配芍药养血，缓中补虚，如当归芍药散；蒲黄配五灵脂，这是失笑散，治疗盆腔的瘀血，活血止痛；大黄配土鳖虫，这是抵当法，下肠中、腹腔、盆腔的瘀血；而苏木是一个

表9　减味回生汤君臣佐使表

君	吴茱萸、艾叶	暖肝散寒
臣	大黄、五灵脂、苏木	活血化瘀
佐使	佐助：虻虫、蒲黄	活血化瘀
	反佐：白芍、当归	缓中补虚

活血药，历来多用于跌打损伤，对于跌打损伤导致人神志昏聩者，苏木能够使人苏醒，故名"苏"木。过去我们不认为它对女性生殖系统有效，但是经过研究发现苏木对女性生殖系统肿瘤有特殊疗效。如果病灶有炎症，方中还可以加一些清热解毒的药物。

第十章 阳虚烦热瘀

一、阳虚烦躁

三阴是递进关系，少阴病可见少阴和太阴的证，所以四逆汤中用干姜、甘草加附子。干姜、甘草由甘草干姜汤变化而来，是太阴病的主方，再加附子，就成了少阴病的主方。"下之后，复发汗，昼日烦躁不得眠，夜而安静，不呕，不渴，无表证，脉沉微，身无大热者，干姜附子汤主之。"四逆汤除了拆成甘草干姜汤，还可以拆成干姜附子汤，用来治疗昼烦夜安、脉沉微（即沉而无力的脉）。干姜附子汤治烦躁之所以不用甘草，是因为甘草是外源性皮质激素，皮质激素的一个作用是兴奋中枢神经系统，产生欣快感。麻黄的麻黄碱也具有中枢神经兴奋作用，甘草配麻黄相当于激素配儿茶酚胺，甘草能增强麻黄兴奋中枢神经的作用。所以麻黄附子甘草汤治疗的是少阴证或太少两感证，表现为白天困顿、精力不佳；而干姜附子汤治疗的则是白天烦躁，这种病人不能再用具有兴奋作用的药物，所以就把四逆汤中的甘草去掉了。

甘草既然有兴奋作用，酸枣仁汤治失眠为什么还用甘草？酸枣仁汤中有茯苓，茯苓的有效成分在酸性的环境中溶出度会大大提高，除非是散剂，可以借助胃酸溶出有效成分，否则口服的汤剂需要甘草中的甘草酸提供酸性环境。但是如果以桂枝汤作为使用甘草的标准量，酸枣仁汤中使用的甘草量已减少一半，同时方中还有内源性调节皮质激素的知母，它也能拮抗甘草兴奋的副作用，这是知母配甘草在酸枣仁汤中的意义。而知母配甘草在白虎汤中的作用与之完全不同，知母内源性地调节肾上腺皮质，甘草外源性地补充激素，两者相配主要是为了解决外感热病对肾上腺皮质的影响。

干姜附子汤的条文中强调脉沉而微，实际为平脉法，沉脉就能直接将疾病定在少阴经。此证取脉非常重要，因为白天烦躁、晚上安静有两种情况：一种是阳虚烦躁，表现为典型的白天烦躁、晚上安静，脉沉而无力，定在少阴经，是附子证，当用干姜附子汤；另一种是实热烦躁、脉沉而有力的阳明腑实证，也可以见到白天烦躁、晚上安静，为实热证，当用承气汤类。所以临床完全可以抛开条文，通过平脉法、抓独法来辨证，这是我们和传统方证之间的重要区别。平脉法，脉沉无力定在少阴寒化附子证，抓独法，再抓住昼烦夜安这一症状，就可以确定是干姜附子汤证。其余可以伴有或不伴有低热，甚至可以恶寒，或有中午午睡睡不着，或有身热烦躁，或有晚上睡觉很安宁等，这些症状在《伤寒论》中都属于或然症，完全可以抛开不管。

烦躁的病人，首先一定要区分是白天烦躁还是晚上烦躁，白天烦躁又有实证和虚证之分。干姜附子汤用于阳虚的白天烦躁，其应用一方面要与实证的白天烦躁相对举，比如承气汤也有日晡所发潮热、谵语；一方面要与麻黄附子甘草汤的白天困顿相对举；一方面还要与夜间烦躁相对举，"少阴病，得之二三日以上，心中烦，不得卧，黄连阿胶汤主之"，比如阴虚火旺的黄连阿胶汤证。

若理解了《伤寒论》条文背后的机制，就能轻松理解承气汤、黄连阿胶汤、干姜附子汤、麻黄附子甘草汤的区别，直接通过平脉法、抓独法、聚类法、截断法、标本法就可以开处方，不需要再背条文。

从平脉法的角度上讲，干姜附子汤与大承气汤都可以见沉脉，区别在于有力无力；干姜附子汤与黄连阿胶汤的区别在于阳脉阴脉，也就是寸脉和尺脉，黄连证反映在寸脉上，干姜附子汤反映在尺脉上；干姜附子汤与麻黄附子细辛汤、麻黄附子甘草汤的区别是兴奋与困顿。

《伤寒论》既是一部理论著作，又是一部病案，总体上讲六经辨证的理论，从中又穿插一些病案，《伤寒论》把这两个很有机地融合在一起，那么在学习和研究《伤寒论》时，就要弄清楚哪些是讲共性的理论，哪些是讲具体的案例，两者一定要区别开。

二、阳虚发热

《金匮要略》曰："夫失精家，少腹弦急，阴头寒，目眩（一作目眶痛），发落，脉极虚芤迟，为清谷，亡血，失精。脉得诸芤动微紧，男子失精，女子梦交，桂枝加龙骨牡蛎汤主之（《小品》云：虚羸浮热汗出者，除桂，加白薇、附子各三分，故曰二加龙骨汤）。"二加龙骨汤为桂枝加龙骨牡蛎汤去桂枝加附子、白薇，治疗少阴阳虚所致的发热，这是一个经典的治疗阳虚发热的处方。《伤寒论》所讲的阳虚发热，不只是二加龙骨汤，二加龙骨汤只是一个代表性的处方。阳虚发热还见于以下几种情况。

第一，"脉浮而迟，表热里寒，下利清谷者，四逆汤主之。""大汗出，热不去，内拘急，四肢疼，又下利，厥逆而有恶寒者，四逆汤主之。"四逆汤证的特点是发热伴有恶寒厥逆的阳虚之证，最主要的是伴有下利，急则救逆，这是它与二加龙骨汤的区别。

第二，少阴寒化、阳虚夹饮的发热，用真武汤，"太阳病发汗，汗出不解，其人仍发热，心下悸，头眩，身𥆧动，振振欲擗地者，真武汤主之。"这种阳虚所致的发热，由于动了饮邪导致心悸、头眩晕、身𥆧动、振振欲擗地。

第三，太阳腑证也有发热，"太阳病，发汗后，大汗出，胃中干，烦躁不得眠，欲得饮水者，少少与饮之，令胃气和则愈，若脉浮，小便不利，微热，消渴者，五苓散主之。""中风，发热，六七日不解而烦，有表里证，渴欲饮水，水入则吐，名曰水逆，五苓散主之。"五苓散与真武汤都治夹饮的发热，不同之处在于真武汤治少阴寒化夹饮证，而五苓散治太阳寒化蓄水证；真武汤是附子证，五苓散是桂枝证；真武汤证兼有动饮，见心下悸、头眩、身𥆧动、振振欲擗地，而五苓散见消渴、渴欲饮水、水入即吐，消渴、渴欲饮水在真武汤证中也能见到，但是水入则吐是五苓散证独特的表现，且五苓散所治的发热往往是低热。

综上，在都可以治疗发热的基础上，二加龙骨汤治疗阳虚发热、虚羸、虚弱汗出；四逆汤治疗兼有发热的阳虚下利；真武汤治疗少阴寒化夹饮，兼心下悸、头眩、身眴动、振振欲擗地；五苓散治疗膀胱蓄水，独特表现是水逆，水入则吐。

三、阳虚瘀血

（一）瓜蒌瞿麦丸

肾蒸腾气化水液，与水液代谢密切相关，所以少阴经的瘀血往往夹有痰饮，比如"小便不利者，有水气，其人苦渴，瓜蒌瞿麦丸主之"。瓜蒌瞿麦丸能治少阴瘀血，如生殖系统的肿瘤，方中的瞿麦活血通经，天花粉有养阴、生津、止渴、利水、保肝、活血、消痈多种作用，这里主要用来利水，而不是止渴。瞿麦和天花粉相配能够打通女性月经，是强有力的活血通经药，用来治疗过期妊娠、月经后期量少等疾病。薯蓣、附子、茯苓治少阴经，用茯苓利水，薯蓣补虚，附子温阳。"小便不利，蒲灰散主之"，此方我们常常合用蒲灰散（蒲灰或蒲黄、滑石），在瓜蒌瞿麦丸的基础上加蒲黄，进一步增强活血利水的作用，蒲黄既能活血又能利水。所以瓜蒌瞿麦丸为经典的治疗少阴寒化夹饮伴有瘀血的方，伴有瘀血才会出现形质疾病，发生肿瘤。而如果单纯寒化夹饮，单纯是功能改变，不伴瘀血，没有形质损伤者，可以用真武汤。

（二）大、小活络丹

治疗少阴瘀血还有其他方剂，比如夹痰者可以用小活络丹。痰瘀互结，瘀血久了可以生痰，痰久了又可以生瘀。小活络丹出自《太平惠民和剂局方》，方用川乌、草乌温少阴，地龙、乳香、没药活血，加天南星化痰（表10）。

大活络丹则在小活络丹的基础上加了很多其他药。因为少阴阳虚，加补肾药；瘀血阻滞，加大量活血药；局部增生，形成结节，加

表10 小活络丹与大活络丹

方名	组成
小活络丹	制川乌、制草乌、天南星、地龙、制乳香、制没药
大活络丹	草乌、附子、天南星、地龙、乳香、没药 （补气血）人参、白术、茯苓、甘草、当归、赤芍、熟地 （补肝肾）虎胫骨、何首乌、龟甲、骨碎补 （散寒）麻黄、细辛、肉桂等 （通络）威灵仙、乌梢蛇等 （活血）血竭、松脂等 （理气）乌药、青皮、木香等 （清热燥湿）黄芩、黄连、大黄等 （清热凉血）犀角、牛黄等 （开窍）麝香、冰片等 （化痰息风）天麻、僵蚕、全蝎等

化痰药；痞坚之下，必有伏阳，加清热药；气行则血行，加理气药等。它把养血、活血、补肾、散寒、理气、清热诸法相合，考虑问题更全面。临床也可以根据疾病的机制自行化裁，如少阴阳虚者加骨碎补、续断；痰多者加半夏、白芥子；热者加黄芩、犀角；瘀血甚者，加各类活血的动物药；气滞血瘀者加青皮、陈皮等。大、小活络丹为治疗少阴瘀血的代表处方，治少阴阳虚，痰瘀互结者，而瓜蒌瞿麦丸则治少阴阳虚，水瘀互结者。

（三）急救回阳汤

血液的运行受3个因素的影响，即心、血、脉。血液运行的动力是心脏，心脏的收缩，促进血液在脉管里面运行，所以心、血、脉相互影响。如果少阴心肾阳虚，会导致心脏的收缩功能减退，血液运行迟缓，往来艰涩，如轻刀刮竹，产生所谓的瘀血。心脏的收缩功能受少阴心脏本身的作用，也受中医少阴肾的作用，肾脏分泌的激素比如肾上腺素就能增强心肌的收缩能力。

治疗这种心肾阳虚，血液运行迟缓，从而产生瘀血的病人，可以用王清任的"急救回阳汤"，处方由党参、附子、干姜、白术、甘草、桃仁、红花组成。前五味是附子理中丸的架构，也可以说是四逆汤加味，三阴是递进关系，少阴心肾阳虚加太阴脾虚，所以参附汤是最好的强心处方；按照《伤寒论》的用法，这里还可以加茯苓，即为茯苓四逆汤；再加桃仁、红花，因为心肾阳虚血液推动无力，运行迟缓，产生了瘀血。

瘀血的脉为涩脉，往来艰涩，如轻刀刮竹，一方面是血液黏稠，处于高凝状态，所以往来艰涩，另一方面是动力不够，心肾阳虚，心脏收缩力不够。所以在附子理中汤的基础上加桃仁、红花，这是王清任活血化瘀理论对《伤寒论》的发展。其实不只急救回阳汤能够活血化瘀，瓜蒌瞿麦丸也可以活血化瘀，但是急救回阳汤以调气化、治功能性疾病为主，瓜蒌瞿麦丸则更偏重复形质、治器质性疾病为主，这是二者的区别。从这里可以看出后世医家对《伤寒论》的发展。

（四）小金丹

小金丹亦为治疗少阴阳虚瘀血的一个代表性处方，出自《外科证治全生集》，用于治疗阴疽，原书记载它的适应证包括寒性疮疡、阴疽、鼠瘘、瘰疬等，包括现代医学的癌性溃疡、寒性肿物等。它和仙方活命饮是对方，仙方活命饮用来治疗阳痈。二者（表11）都用乳香、没药、当归，不同之处在于小金丹治疗寒证，用麝香、草乌之类温阳去配地龙、五灵脂、木鳖、姜炭、白胶香等偏温的活血药，仙方活命饮治疗热证，用金银花清热去配穿山甲、皂角刺、赤芍等偏寒的活血药，痈证初起可见表证，所以仙方活命饮还用防风、白芷之类解

表11　小金丹与仙方活命饮

方名	组成
小金丹	制草乌、地龙、乳香、没药、当归、麝香、五灵脂、木鳖、姜炭、白胶香等
仙方活命饮	金银花、乳香、没药、当归、赤芍、穿山甲、皂角刺、陈皮、贝母、防风、白芷、天花粉、甘草

表。故两方的主治有寒、热证之区别。

　　小金丹与小活络丹也有所不同，小活络丹用川乌、草乌，小金丹没有用川乌，用了草乌，二者都用乌头、地龙、乳香、没药，小活络丹多了天南星，用于痰瘀互结，而小金丹多了一些治疗肿瘤的药物，但实际临床使用小金丹时也经常会加天南星、白芥子增加处方的化痰作用。

　　小金丹与瓜蒌瞿麦丸都治疗少阴寒凝血瘀的形质疾病，瓜蒌瞿麦丸兼有小便不利的症状，主要用于治疗泌尿生殖系统的肿瘤，而小金丹主要治疗体表的肿物、瘰疬、乳腺肿物等。如果寒凝血瘀表现在关节的肿痛，则特别适合用小活络丹；如果寒凝血瘀表现血液运行迟缓，心脏的收缩功能减退，脉搏迟缓，口唇青紫，则适合使用王清任的急救回阳汤。

第十一章 三阴递进

一、干燥综合征案

（一）分析篇

这是一位干燥综合征的病人，病人月经量少，但服用黄体酮后可见经量增多，说明有少阴肾虚的一面；又伴有乳房胀痛，说明有厥阴肝寒的一面，乳腺疾病如乳腺增生、乳腺癌等都和厥阴经密切相关；还伴有水肿、下肢不温，也为少阴经的症状；还有太阴的症状，如胃脘饱胀等。所以她既有太阴消化系统的症状，又有少阴如脚肿、下肢不温、服黄体酮后经量增加等症状，也有厥阴肝经的症状，从这位病人身上我们可以看到三阴是个递进关系。

再比如一位病人腹中怕凉，不能饮冷，大家很快就会想到理中丸，如果再兼太阴病的其他症状，那就是典型的理中丸证；但是服用理中丸可能无效，一摸手，手脚冰凉，那应该用附子理中丸，因为理中丸在太阴，手脚冰凉就到了少阴；如果用附子理中丸还不见效，再一摸脉，发现脉不光沉，还细，脉沉而细，病就到了厥阴，需要用丁附理中丸，在附子理中丸的基础上加丁香暖肝，散厥阴之寒。所谓三阴是递进关系，指少阴病实际可以见太阴之症，是在太阴病的基础上发生少阴病，所以四逆汤是在甘草干姜汤的基础上加附子。而厥阴病则是在少阴病的基础上又见厥阴之症，如脉细欲绝、夜间口渴等。所以如果病人不欲饮食，不敢饮冷，手脚冰凉，脉又细，那这是个厥阴病。我们可以看到从理中丸到附子理中丸再到丁附理中丸，从症状到用药，都能体现三阴是个递进关系。乌梅丸之所以争论这么大，也是因为很多人不明白三阴递进。厥阴病可见太阴和少阴的症状，而很多人把它当成少阴病或太阴病去辨证，结果明明阳虚，用附子却不见效，因为病情深入厥阴，单用附子自然不见效。

这位干燥综合征的女性病人伴月经不调，关于闭经的治疗，主要有四法，闭经四法不光治闭经，对月经量少、后期皆有效。对于月经的形成，中医认为心主血脉，心血沿冲脉而下，血以时下，就形成月经，一月一次，故名月经。它由少阴心经支配，心血沿冲脉而下，冲脉上连心，下连肾，一直通至下面的子宫。所以月经如果不至，第一法要平冲。需要平冲之人，她的舌尖往往是红的，月经将至的其他症状也都会伴有，但月经仍下不来，这时一吃平冲之药，如桂枝、牛膝，一般月经很容易就能下来。因为她的月经已经准备充分，子宫内膜已经足够厚，只是少阴心火没有下行，经血不以时下，一平冲就能火降血下。第二法为补虚，肾精亏虚之人月经常常后期、量少，甚至闭经，月经由精血所化，需要用一些填精之药。第三法为攻瘀，有瘀血之人易表现为月经量少、月经后期，甚至闭经、经色暗、多瘀块等，常用的处方有桂枝茯苓丸、桃核承气汤等。第四法为化痰，痰湿也可以导致月经量少、后期，甚至闭经，但这一法相对少用，前面闭经三法更常用。

如果把月水自血脉下行，形象地比喻成从一根水管放水，那么，第一，如果管子内缺水，水就无法放出来，这是肾虚，需要补肾填精。第二，水管阻塞，水也放不出来，这是有瘀血，需要攻瘀。第三，阀门不开，水还是出不来，这是血沿冲脉不下，需要平冲。第四，水管内水流不畅，泥沙俱下，这是有痰湿，需要化痰除湿。所以水管要顺畅流水，需要具备几个条件，管内要有水，肾气要足；水管需通畅没有堵塞，没有瘀血；阀门得打开，血要沿冲脉而下；水流出时，不得泥沙俱下，没有痰湿阻滞。

但我们对这位病人的治疗并不是去调经，因为月经病有先病与后病之分，她的月经后期、甚至闭经是由于自身免疫性疾病长期使用激素和免疫抑制剂所致，这种情况还是需要治疗原发病，即自身免疫病。病人有很多症状，但我们会抛开这些杂症，直取其病，去治她的干燥综合征。因为她的肾脏、肺脏改变所导致的一系列症状，一般认为都是干燥综合征引起的脏器损伤。如她的肾小球肾炎，在未进行肾穿刺的情况下，按照一元论的解释，更倾向于干燥综合征导致的肾损伤，她的间质性肺炎亦是如此，包括月经病也与干燥综合征有关。所以抛开其他由干燥综合征引起的病症，直接抓住干燥综合征，抓住疾病的核心病机即可，这是我们的特色思想——直取其病。

一个最简单的直取其病的方法为抓独法，从这个病人身上，有几个抓独的思路可以抓出她的厥阴病。第一，她渴，且表现为凌晨三四点醒来后，渴欲饮水，这种细节很多病人不告诉医生，可能只单纯告知她渴，需要医生去问。第二，她提供的原始病历记录着睡觉不好，睡觉不好分多种情况，入睡困难、早醒、多梦的病因病机都是不同的。经询问，病人告知表现为凌晨三四点醒后就无法再入睡，这涉及六经为病欲解时，依然提示是个厥阴病。所以抓独法，独处藏奸，要学会去抓。比如来一个病人咳嗽，舌胖而润，那就得问一句"咳嗽时小便容易出来吗？"如果小便控制不住，咳而遗尿，为《黄帝内经》所说的膀胱咳，《伤寒论》的膀胱蓄水证，当用五苓散。若不问，病人可能就不告诉医生这些特异性的症状。而且《伤寒论》的六经为病，不是只指六个病，太阳膀胱蓄水证表现为膀胱功能不稳定，为实实在在的膀胱疾病。太阳腑证还有蓄水与蓄血的鉴别，摸到少腹部有包块，需要鉴别是蓄血还是蓄水。进一步问小便利与不利，若小便不利，有尿潴留，为太阳蓄水，若小便自利，则可能为太阳蓄血，所以六经不是六个病。

再讲一个抓独的思路，望诊可以看到病人的面部，在她鼻根下至鼻翼之间，即肝区的位置有一个很深的斑，那是肝的反射区，见此斑不在少阳就在厥阴。而且此斑是深色有形的斑，有形之病，应该在三阴，所以判定在厥阴的可能性更大。如果在少阳，皮肤表现为偏黄，看着不舒服，在厥阴则易长成有形之物。这位病人肝区的斑很明显，所以一看面部就可以定厥阴病。

再看她的舌，也可以用抓独法，舌两边是肿胀的，两边应肝胆，这也是厥阴的症状。看到舌两边肿胀，首先要怀疑她有没有肝损伤，这种病人往往会有肝损伤。所以从抓独来看，不论是后半夜醒来无法再入睡，或是醒后渴而饮水，或是夜间易热、早晨热退，这三点都可以定在厥阴病，与六经为病欲解时吻合，包括望诊所见面部肝区色斑、舌边肿胀也都指向厥阴病。

抓独法抓完，我们再来看厥阴病提纲症条文"厥阴之为病，消渴，气上撞心，心中疼热，饥而不欲食，食则吐蛔，下之利不止。"消渴，这位病人后半夜醒来渴欲饮水；气上冲胸，胸中痛，在她身上表现为反酸导致烧心、烦热；饥而不欲食，表现为胃脘易饱胀，食欲减退；下之利不止，表现为大便稀溏。有人说这病是太阴病，食后易饱胀要用理中丸；有人说她下肢水肿、下肢不温，那是少阴病得用真武汤；还有人疑惑如果是太阴病或少阴病，她有乳房胀痛又该如何解释？实际上她是个厥阴病，厥阴病本身可以见少阴、太阴之症。如果我们理解厥阴病形成的原理，明白三阴是个递进关系，那就很容易判断出这是个厥阴病，根本不会疑惑少阴和太阴的问题。所以抓独很重要，病人渴、后半夜醒、夜间烦热、肝区的斑、舌边肿胀都指向厥阴病，抓住其中一点就可以辨为厥阴病。如果病人没有告知这些症状，我们也要见微知著，善于通过问诊将独证抓出来。

关于自身免疫病的治疗，我主要学的曾升平老师的经验，再根据自身的领悟和体会做了一点改进，但是最根本的内容来自于他。自身免疫性疾病是一个克隆性疾病，它与癌症很类似，癌症也是个单克隆性疾病，所以有种说法认为自身免疫病是慢性癌症，因为它很难治愈。

人体体内有抑制免疫系统的内源性物质，主要是肾上腺皮质和髓质分泌的激素，肾上腺皮质分泌的激素如糖皮质激素，肾上腺髓质分泌的激素如儿茶酚胺（包括肾上腺素、去甲肾上腺素等），这些激素都能够抑制免疫系统。肾上腺功能减退的人常表现为阳虚，这种人容易发生西医免疫学所谓的免疫漂移，即免疫应答由Th1型向Th2型漂移。Th1型应答低下，表现为细胞免疫低下，就容易发生病毒感染和肿瘤。所以阳虚的人容易感冒，多发生病毒感染，这是用麻黄附子细辛汤和麻黄附子甘草汤的指征，同时也容易患一些阳虚性的肿瘤。Th2型应答亢进，则表现为体液免疫亢进。阳虚之人肾上腺皮质功能减退，体内的免疫系统就会活化，表现为体液免疫亢进，这种人容易患自身免疫病和过敏性疾病，因为皮质激素能抑制B细胞的功能。中医可以用附子温阳，提高肾上腺皮质功能，内源性促进皮质激素的分泌，从而抑制B细胞治疗自身免疫病和过敏性疾病。但有的人用附子以后可能会出现病情加重，尤其像类风湿关节炎，病人可能本来只有一个关节痛，但吃了附子以后，其他关节也出现疼痛，实则所有痛的关节本身都有问题，B细胞都处于活化状态，用附子以后活化的B细胞凋亡，关节痛一遍后自然就不痛了，即中医所谓的追风除湿。麻黄附子甘草汤为治疗自身免疫病和过敏性疾病的经典处方，方中的附子能内源性刺激皮质激素和儿茶酚胺分泌；而麻黄的主要成分是麻黄碱，类似于肾上腺素；甘草类似于皮质激素。两药外源性补充，一药内源性刺激。

（二）答疑篇

学员问：夜间口渴一定是厥阴病吗？

吴老师答：夜间口渴不见得一定是厥阴病，因为有的人白天、晚上都渴，他确实有消渴病。但是独见夜间口渴，一个最典型的表现是凌晨3点以后起来喝了水才睡觉，而白天不渴者，那他一定是厥阴病，基本不需要再辨其他证。如果再有其他症状及脉象、舌苔去佐证，那就更加明确无疑。实际不用再辨脉象和舌苔，这种人都是厥阴病，抓独就是要抓独见之症。

学员问：可以用柴胡桂枝干姜汤治这位干燥综合征的病人吗？

吴老师答：宁失其方，勿失其经。六经辨证，辨在哪一经很关键。"三阳为实，三阴为虚"，柴胡桂枝干姜汤是少阳病的处方，用于治疗少阳兼太阴虚证之人，即张仲景所讲"见肝之病，知肝传脾，当先实脾"。但是我们看这位病人的照片，两眼圈周围都是黑的，脉沉而无力，而且有肾脏疾病，有下肢水肿，很明显兼有少阴的症状，一旦见到少阴的症状，那这就是一个三阴病。病在三阴，再一辨，定在厥阴经，这时不太适合使用三阳的处方，从少阳去治，就会失其经。即使厥阴病出现转出少阳之象，如果用了少阳经的药，最终还是会陷入厥阴。而这位病人实际连转出少阳的症状都没见到，所以即便临时用少阳方都值得斟酌，她应该是一个非常典型的厥阴病。

根据聚类法，我们治病首先要辨"病发于阳"与"病发于阴"，"病有发热恶寒者，发于阳也；无热恶寒者，发于阴也"。一摸病人的脚冷，所以她病发于阴。接着再定经，三阳经独取少阳，三阴经独取少阴，脚凉至少是在少阴，除非是阳气郁闭的四逆散证。病人无明显阳气郁闭之症，所有症状都不指向四逆散证，所以她不在少阴即在厥阴。少阴之前是太阴，之后是厥阴，三阴是一个递进关系。所以大家按照聚类法去辨，大方向就不会错。首先定三阴三阳，三阳多实证，三阴多虚证，两者有本质的区别，这很容易分辨。接着三阳直取少阳，三阴直取少阴，就能进一步把疾病定在某一条经，经定下来后，大方向就对了。不外乎三阳还分在经、在腑，或经腑同病，三阴还分寒化、热化，或寒热错杂。比如附子泻心汤条文讲其治"恶寒汗出"，汗出为少阴有热，恶寒为少阴有寒，这是少阴经寒热错杂证的一个表现。所以不光厥阴有寒热错杂，少阴、太阴也有，三阴都有寒化、热化与寒热错杂。当然定下病证后，疾病还有形气神的区别，比如用真武汤还是用瓜蒌瞿麦丸的区别。两方对少阴寒化证都有效，只不过如果是形质病，用瓜蒌瞿麦丸效果更好。所以"宁失其方，勿失其经"，我们需要深入领会聚类法的思想。

我们的学术思想有标本法、聚类法、抓独法、平脉法、截断法，五位一体，每个方法都有其独特的优点，要善于抓住这些优点。这位病人只详细讲了抓独法，虽然没有详讲聚类法，但如果详细用聚类法去聚，最终结果依然是个乌梅丸证。聚类法的思想相对简单，容易掌握，实际一看病人脚冷，脉也无力，病就在三阴，且至少是一个少阴病，再一看兼有乳房疼痛、半夜口渴，她应是一个厥阴病，一聚就确定了。与传统的方证派有所不同，我们这一派自成体系，5个方法融合在一起，共同指向一个疾病，几乎每个病实际都可以用这5个方法来分析,但那样来回讲并没有太大意义。总之,我们的思想是"宁失其方,勿失其经",厥阴病用柴胡桂枝干姜汤,是定经出现错误,说明没有掌握聚类法的思想。

学员问: 干燥综合征的哪个阶段应该积极用中药介入?

吴老师答: 关于干燥综合征中药在什么时间介入,大家一定要注意,我们在处方用药前,首先一定要明确一个前提,即处方是去调气化还是复形质。如果是调气化,用药可以很快缓解他的症状,比如我的老师段光周经常用化肝煎来治疗很多疾病,用上一两剂药,病人症状就缓解了。但是复形质,治形质病,有时候我们的处方一开就是一两个月,甚至3个月,让病人一吃即100天。比如我的另一位老师曾升平治疗干燥综合征,很多时候他会抛开干燥综合征的症状,包括脏器损伤,只要这些症状没有让病人异常难受,他都不去治。他只有一个目标,即让自身抗体转阴。所以他治疗自身免疫病注重抗体,西医认为抗体转阴几乎是不可能的,比如类风湿关节炎只有10%的自愈率,剩下的都是治不好的。但是曾老师的治病思路是先用药促进自身免疫B细胞克隆,并充分活化,活化以后再用药把它敲掉,这时抗体就转阴了。所以他治疗的有些疾病能真正彻底治愈,不仅症状消失,查病人的自身抗体也都是阴性,而且持续多年,依然如此。

我们在治疗肿瘤时也要考虑这个问题,对于一个肿瘤病人,调气化和复形质有很大的区别,调气化需要缓解他的症状,而复形质是要把肿瘤消掉。当然这两者也不绝对,有时候调气化也有助于复形质,反之复形质也有助于调气化,但是一般大方向总会有所侧重。比如瓜蒌瞿麦丸中有调气化的药物,如山药、茯苓,还有复形质的药物,如天花粉、瞿麦,还有一味附子同时具有调气化和复形质的作用。所以一个处方可以把调气化与复形质合二为一,当然也可以分开去治。

然而中医治疗疾病,大部分医生都停留在调气化的水平。实际上若要调气化,少阴寒化夹饮证的病人不用瓜蒌瞿麦丸,用真武汤亦有效,服用后症状也能缓解,但是开真武汤可能会对他的形质病产生不利影响。所以治疗疑难疾病，可以从两个思路入手，要么调气化，缓解症状；要么复形质，彻底把病治好。所以肿瘤的治疗比较复杂，治疗思路与普通疾病不同，但是中药确实可以治愈一部分癌症。所以我有两位重要的老师，段老师擅长调气化，曾老师擅长复形质。

关于复形质，我们认为邪气可以潜伏于营分和血分，一般温病认为热邪可以伏至营血分，实则寒邪也可以伏至营血分。我写过一篇文章叫《寒湿入营证治初探》，讲的即是曾老师治寒湿入营的经验。但是由于传统中医相对比较强调传承，不习惯公开讲学，所以文章写得欠完善，只写了个大概。如果我们作为一个临床中医需要上手快，见效快，那么一般治以调气化就可以。在治到一定程度后，或许我们可以考虑一下复形质。比如来了个肿瘤病人，我们不仅要缓解他的症状，最直接的还需要看他定期复查的CT片，看肿瘤在增长还是缩小，这就涉及复形质的问题，要让肿瘤缩小是很难的。这就是中医讲的伏邪。

二、乳腺癌案

【处方】蜜麻黄10克，肉桂3克，姜炭6克，鹿角霜10克，制淫羊藿30克，生麦芽30克，党参30克，浙贝母30克，煅瓦楞子30克，法半夏15克，仙鹤草30克，醋青皮10克，川楝子10克，橘叶10克，醋商陆9克，全蝎5克，蒲公英30克，姜厚朴10克，制远志5克，炙甘草3克。

在治疗这位乳腺癌病人的过程中，我们可以看到中医的一些重要理论。

第一，三阴是个递进关系。乳腺癌是太少两感证，为太阳和少阴同病。乳腺长在皮下，是在太阳；激素紊乱，是在少阴。但是三阴递进，太阴累及少阴有个传变过程，所以少阴病常兼太阴之症，比如病人舌边有齿痕、易腹胀等。所以她是在太阴的基础上发生少阴病，这也是阳和汤中有姜炭的原因。

第二，阳气相依。中医讲的"阳气"，实则阳和气是两个概念，

《黄帝内经》曰："阳气者，若天与日，失其所，则折寿而不彰。"
不是简单指阳气像天上的太阳，而是指阳像天上的太阳，气像天。温
阳可以化气，气虚的人很容易疲劳，这时可以用麻黄温阳，它具有兴
奋作用，所以温阳可以改善气虚乏力之症。这位病人气虚症状很明
显，所以党参、仙鹤草同用。但她本身消化不好，易腹胀，方中的
党参吃了实则容易加重腹胀，最好换为红参，但因红参太贵，暂用
党参代替。

　　第三，太阴内外证常同时存在。病人本质上是个太少两感证，三
阴递进，少阴病由太阴病发展而来，所以她太阴的一系列症状一直长
期存在，胃凉又怕食热，也易胀气、反酸。治疗上在处理少阴、太阳
的基础上，也需要处理下她的太阴病。病人明明是一个胃阳虚之人，
为什么还喜欢吃凉呢？因为她有反酸、烧心，所以方中有浙贝母和瓦
楞子制酸。反酸是因为胃和肠的蠕动功能减退，腹压增高，食物由肠
反流至胃，故用半夏干姜人参丸温胃促进胃的蠕动，用厚朴下气除
胀，促进肠的蠕动。"发汗后，腹胀满者，厚朴生姜半夏甘草人参汤
主之"，恰好适合于这种脾虚气滞、虚实夹杂的病人，但由于她之前
已吃过一段时间的理气药，气滞腹胀明显减轻，反之气虚已成为目前
的主要矛盾，所以厚朴用量较轻，处方把厚朴生姜半夏甘草人参汤的
剂量颠倒，换成了人参甘草半夏生姜厚朴汤。

　　手心有汗，为桂枝证，且病人自述患十二指肠疾病。而十二指
肠疾病如十二指肠球炎、球部溃疡等，易合并慢性胃炎，如她出现的
腹胀之症即为慢性胃炎的表现。如果病人慢性胃炎和胃食管反流病的
症状缓解，但是还剩少许症状无法彻底缓解时，处方就可以不再从生
姜、姜炭、干姜去治，把厚朴、半夏、党参等消化道的药物都撤掉，
而改从肉桂去治，肉桂加上芍药、生姜、大枣即为小建中汤，伴明显
乏力者，可加上60～90克黄芪，就成了黄芪建中汤。从姜炭治与从肉
桂或桂枝治，两者的区别在于前者代表方为厚朴生姜半夏甘草人参
汤、理中汤之类，善于改善消化功能，重在调气化；后者代表方为建
中汤，重在复形质。我们在治疗时，可以先把气化调好，再处理形

质，乏力不缓解，就加黄芪，为黄芪建中汤，进一步缓解后还可以加地黄。建中汤证之人可以用地黄，吃了一般无明显不适，而理中汤证之人，如果吃了地黄，往往会出现饱胀之症。所以我们可以先用理中汤的思路，从太阴内证去治，等完全缓解后，再从太阴外证去治。

第十二章 温与补

一、运柔成刚

有位学友长期腹泻、便溏，他是西医的副主任医师，但偏偏酷爱中医，学习中医后给自己诊断为阳虚，用附子去温阳，但不见效，依然一进食就腹泻。他自以为是附子的用量不够，就加大剂量，可是仍不见效，再继续加量，一直加至60克，出现了他在扶阳书上看到的瞑眩反应——头晕、心慌、抽搐。由于他有西医背景，又是副主任医师，这时他终于意识到这是乌头碱中毒，急忙到医院抢救，才脱离了生命危险。后来他在一次扶阳论坛上，听到我讲"运柔成刚"，温阳不见效时，还可加养阴药，用熟地配附子，为肾气丸法。他一听恍然大悟，就开始服用金匮肾气丸，结果疗效显著，大便很快就成形了。至此之后，他对扶阳有了全新的认识。

"运柔成刚"常会用到熟地，众所周知，便秘可以用熟地，但很多人不知腹泻也可以用熟地。治疗腹泻，熟地不仅可以配附子，还可以配干姜，从而增强干姜抑制腺体分泌的作用治腹泻。如张景岳的胃关煎由熟地、山药、白扁豆、炙甘草、干姜、吴茱萸、白术组成，方中就用熟地配干姜去治精虚的腹泻，三阴为递进关系，熟地治在少阴，干姜治在太阴。所以熟地虽然是一味养阴药，但它配伍附子、干姜或肉桂，就可以温阳，肾气丸用附子配熟地，阳和汤用肉桂配熟地。肾气丸治疗肾病这类似的疾病，治病在里，其脉沉，所以用附子；阳和汤治疗乳腺增生、乳腺癌等这些体表的疾病，治病在表，所以用肉桂以皮治皮，两方都用熟地来温肾。

急温之之后，还需要补虚，比如用麻黄附子甘草汤、麻黄附子细辛汤治疗肾病综合征，一吃水肿就消下去了，水肿大部分消退后，就可以上肾气丸，或在麻黄附子细辛汤的基础上加一味地黄。凡麻黄附子细辛汤，病去十之七八而不能收工者，入一味熟地，即为肾气丸法。

再如一个太少两感证的病人外感咳嗽，初用麻黄附子甘草汤快速缓解症状，待症状缓解后就可以用金水六君煎缓补之，或在此基础上再加一点温药如干姜、细辛、五味子等，皆可灵活化裁。

再如若一个人手脚冰凉、脉细，就可以考虑用附子配地黄，地黄治脉细，附子治手脚冰凉，也是肾气丸的思路。当然手脚冰凉不一定都是少阴病，如果用足够附子，依然手脚冰凉，还要考虑这可能是厥阴病，不能单纯从少阴去治。手脚冰凉可能是虚证，还可能是实证，如四逆散证，阳气郁闭也会出现四肢不温。

所以扶阳很复杂，涉及温和补的关系，《伤寒论》是"温"，急温之，讲治疗急性病；《金匮要略》是"补"，缓补之，讲治疗慢性病，如复形质治肿瘤等。这两部书有很大的区别，各有侧重，明明是一个人所作，却分成两部分总有其原因。扶阳还涉及以阳化阴、以阴敛阳等，所以我们要把中医的阴阳之理弄明白，把"四逆汤"法和"肾气丸"法弄清楚，不然扶阳容易出现问题。

二、阳化气

《黄帝内经》曰："阳气者，若天与日，失其所则折寿而不彰。""阳气者，若天与日"指的是气若天，阳若日；阳就像天上的太阳，气就像天一样。阳和气之间的关系（彩图17），就像用锅煮饭，下面在烧火，即为阳，上面在冒烟，此水蒸气即为气，所以上面是气，下面是阳。那么从《伤寒论》六经的角度来理解阳和气，太阴主气，少阴主阳。三阴为递进关系，先有气虚，后有阳虚，气损及阳。

为什么三阴为递进关系？太阴主要有3个功能：第一，太阴主食物的消化吸收，"太阴之为病，腹满而吐，食不下，自利益甚，时腹自痛"。第二，太阴主物质与能量代谢。脾主气，所以气虚之人少气懒言、乏力，没有精神，代谢功能低下。第三，太阴与免疫功能有关，卫出中焦。阳和气之间的关系就体现在激素和代谢水平之间的关系。
阳与少阴所主的下丘-垂体-靶腺轴功能相关,其分泌的激素用来调节
代谢;而气与太阴主气相关,直接调节人体的气化,中医讲的气化即
为西医的代谢。所以阳化气,可以简单理解为激素可调节人体代谢水
平的强弱。三阴递进,太阴气虚(代谢水平低下)的背后是少阴阳虚
(激素水平不足),当激素分泌增加时,代谢水平就会增强。

　　所以当温阳不见效时,我们可以考虑加一点补气药,补气可显
著增强温阳药的疗效;反之,当补气不见效时,也可以少来一点温阳
药,如肉桂、附子等,温阳也可显著增强补气药的疗效,如十全大补
汤就比八珍汤见效更快,包括吴门验方中八味回阳饮的药物组成,也
能帮助我们深刻理解阳与气的关系。

三、近效术附汤与去桂加白术汤

　　《近效方》术附汤:"治风虚头重眩,苦极,不知食味,暖肌补
中,益精气。"方用白术二两、炮附子一枚半、炙甘草一两、干姜五
片、大枣一枚,此少阴方,较四逆汤去干姜用白术,四逆汤是个温的
方,用干姜配附子,变得很温,而白术配附子则变成补,这是两方的
区别。所以近效术附汤为《伤寒论》的补中汤,与理中汤、建中汤并
列。其效有三,一暖肌,二补中,三益精气。

　　白术补中,补中可以暖肌,附子益精气,益精气有助于暖肌,
还有助于补中。附子是温肾阳的药物而能益精气,为何还能暖肌与补
中?因为附子能够提高雄激素水平,而雄激素是肾阳的物质基础之
一,具有蛋白同化作用。它能够促进肌肉的代谢与合成,使得男性比
女性强壮;能够增强食欲,使得男性饭量大于女性;能够升高血红蛋
白,使得男性的血红蛋白高于女性。因此男女在饮食、代谢、血红蛋
白等方面的区别,都受雄激素的影响,所以温阳可以促进食欲、强壮
肌肉。

　　近效术附汤还能治疗"风虚头重眩"。当人体阳气虚弱时,心肌

收缩力减弱，心脏射出去的血量减少，大脑就会缺血，从而人体会感到头晕、头重。这种阳气不足导致的头重眩就可以用附子去增强心脏的功能。四逆汤用温太阴的药干姜，去配附子，从而增强附子的温阳作用，附子无姜不热。而补中汤是用附子去增强白术的补脾作用，白术补太阴脾，附子温少阴肾，先后天相互影响，三阴是递进关系，温肾时可以考虑温脾，补脾时也可以考虑补肾，借助雄激素的作用可以帮助我们简单理解脾与肾之间的关系。

"伤寒八九日，风湿相抟，身体疼烦，不能自转侧，不呕，不渴，脉浮虚而涩者，桂枝附子汤主之。若其人大便鞕（一云脐下心下鞕），小便自利者，去桂加白术汤主之。"去桂加白术汤用于治疗风湿寒痹，方用附子三枚、白术四两、生姜三两、甘草二两、大枣十二枚，其药物组成与近效术附汤完全相同，但用量却倍于术附汤。这是因为附子、白术，小量能暖肌补中，益精气，此补法；大量则白术、附子并走皮内，逐水气，此温法。我的老师曾升平用附子，一剂药最大量可达到700克，发挥附子温的作用，用来治疗风湿免疫性疾病。而我用附子治肿瘤，一剂药经常只用6克，更多时候是发挥附子补的作用，或者加地黄运柔成刚，来增强附子温肾的作用。如果想见效快，急温之，干姜、附子单刀直入，可以快速缓解症状；但是如果治病求本，缓则补之，附子加地黄运柔成刚，见效虽缓慢，效果却温和持久。

第十三章 寒热错杂

一、寒与热的关系

温阳是一种温阳散寒的治法，针对的病邪是寒。阳虚者，内寒可以温阳，外寒可以发表。内外感召，有内寒之人就容易感受外寒，所以发表时就可以温阳，比如麻黄汤中有桂枝，温阳散寒；麻黄附子甘草汤中有附子，温阳作用更强。所以温阳针对的是阳虚内寒或者感受外寒者，通过温阳或者发表的办法去治疗阳虚。寒与热关系很复杂，它不是一个对立的概念，这体现在很多方面。

第一，"冬伤于寒，春必病温"，这是《黄帝内经》讲伏邪温病的一个重要机制。冬伤于寒，至春发为温病，那么该温还是该清？从温病的角度讲，自然该清，因为它是温病；可冬伤于寒，似乎又该温。而且伏邪发出来时表现为温病，缓解期退回去后，仍表现为阳虚寒凝之象。当然不是所有的伏邪都表现为阳虚寒凝，还有一部分属于"冬不藏精，春必病温"。但"冬伤于寒，春必病温"的人发生伏邪温病以后，急性发作期表现为热象，热退以后，还表现为阳虚。比如越婢汤用麻黄、石膏、生姜、大枣、甘草治疗水肿或肺胀，在此基础上可加白术除湿、行水，先有寒，加附子温阳，就成了寒温并用的越婢加术附汤，因为阳虚之人，疾病急性期有热，热退下去后就会表现为寒证。举一个典型的例子，阳虚的慢性支气管炎、肺气肿病人，外感后发生急性肺部感染，表现为实热重，但是他本身是个虚体人，所以治疗措施又有点不同，因为实热，所以用石膏；因为虚体，所以用附子。如果是真正的阳虚虚热，不应该用石膏，应该用龙骨、牡蛎、龟板、鳖甲，即潜阳丹的思路。

第二，"痞坚之下，必有伏阳"。很多肿瘤病人是寒体人，发生肿瘤，存在痰瘀互结，痰为阴邪，非温不化，但肿瘤局部有伏阳，有热，病人表现为全身寒，局部热。所以王洪绪《外科证治全生集》中用小金丹加西黄丸治乳腺癌，全身有寒用乌头，局部有热用牛黄，这是治疗乳腺癌非常具有代表性的治法。

第三，气虚生大热与阳虚阳浮。气虚生大热，用补中益气汤，夏天可以加点黄连，或者化裁成清暑益气汤。阳虚阳浮则常用潜阳丹，阳虚用附子，浮阳用龟板，也可以用鳖甲、龙骨、牡蛎潜阳，治阳虚虚热上浮。这和石膏配附子有所区别，石膏配附子治外热，潜阳丹是治内热，这些都是扶阳学派的重要配伍。河间有六气皆可化火学说，寒气也可以化火，"冬伤于寒，春必病温"，不明白受寒后会发生温病的机制，就很容易出现失治误治。所以寒与热的关系很复杂，如果单纯给阳虚体质的人清热，热一退寒就出来了，而且清热效果往往也不好。所以我们需要更深入地思考阴与阳、寒与热、内与外、天与人之间的关系。

二、寒热错杂用药法

（一）黄连汤与六物黄芩汤

黄连汤与六物黄芩汤都是经典的寒热错杂之方。黄连汤治"伤寒胸中有热，胃中有邪气，腹中痛，欲呕吐者"，方用黄连、桂枝、半夏、干姜、人参、大枣、甘草；六物黄芩汤治"干呕下利"，方用黄芩、桂枝、半夏、干姜、人参、大枣。两方都有一个基本的配伍——半夏、干姜、人参，为半夏干姜人参丸，针对中焦脾胃阳虚，干姜、人参温脾，半夏和胃。

黄连汤的基本病机为中焦的阳虚导致上焦阳气不能下潜，故用桂枝或肉桂，方中黄连配桂枝或肉桂为交泰丸的思路。正常情况下心肾相交，因为中焦阳虚，中宫阻滞，导致心火不能下行，故用黄连配肉桂交通心肾。"胸中有热"，是心火不能下行，"胃中有邪气，腹中痛，欲呕吐"，腹中痛是因为下焦有寒，所以用桂枝或肉桂温下焦。上焦有热，下焦有寒，中焦有邪气，所以上面用黄连，下面用桂枝或肉桂，中间用半夏、干姜和人参。

六物黄芩汤也用半夏、干姜、人参，治干呕和下利。它之所以能治下利，是因为方中的干姜能抑制腺体分泌，肠道的水分减少，就能够减轻下利。所以六物黄芩汤的辨证很简单，大小鱼际红，用黄芩；手心潮，用桂枝；大便不成形，用干姜；恶心，用半夏；脉搏没有力气，用人参；再加上大枣，就是六物黄芩汤。

《金匮要略》原书讲六物黄芩汤治干呕下利，从方证学派的角度，此方抓主证，需要有呕吐、下利或痞满之症，因为方中有半夏、人参、干姜之类的药，大家一般会认为此方是由半夏泻心汤化裁而来的治痞之方。除了治干呕下利，六物黄芩汤还能用来治疗很多其他疾病。举一个临床使用六物黄芩汤的案例：一位下咽癌的病人，经手术后，局部声带损伤，术后声音嘶哑，用抓独法看，咽喉不适，声音嘶哑，用半夏；伸手一看，大小鱼际红，用黄芩；手心都是汗，用桂枝；手术之后伤了元气，用人参，就成了六物黄芩汤的架构；加之肿瘤未完全清除干净，虚实错杂，就组成了一个寒温同用、标本兼治、攻补皆施的复形质之方。

黄芩汤和黄连汤的区别在于，黄连汤治心火不降，黄芩汤治胆火不降。两者可通过看舌区分，舌尖红，用黄连汤；舌边红而肿胀，用黄芩汤。黄芩、黄连一起用，即为半夏泻心汤。

温阳有温脾阳、肾阳、肝阳之分，温脾阳用干姜，是太阴病的药；温肾阳用附子，是少阴病的药；温肝阳用吴茱萸、花椒，是厥阴病的药。黄连汤、黄芩汤体现的寒热错杂之法是用干姜温脾阳——干姜配黄连或黄芩。

（二）理中人参黄芩汤与连理汤

理中人参黄芩汤是张仲景的方，但是在《伤寒论》和《金匮要略》中无法找到此方。笔者考证出来理中人参黄芩汤是在理中汤重用甘草的基础上，加黄芩、桂枝。"见肝之病，知肝传脾"，用干姜配黄芩、人参、白术、甘草、桂枝，它与六物黄芩汤有所区别，两者都用干姜、黄芩，但是理中人参黄芩汤偏补，有人参、白术、甘草。

理中人参黄芩汤和连理汤又构成了寒热错杂的一组对方。连理汤用理中汤配黄连，治疗胃热脾寒，比如慢性腹泻、慢性肠炎。黄连含小檗碱，治疗腹泻效果很好，但是慢性腹泻常表现为脾阳虚损，那就用理中汤。理中汤配黄连，即为连理汤。而理中人参黄芩汤治疗的是慢性胆囊炎，肝上有热，用黄芩清热，但是见肝之病，知肝传脾，慢性者多虚寒，脾阳虚用理中丸，合起来即为理中人参黄芩汤。

这组对方相合更简化的处方为干姜黄芩黄连人参汤，治寒格吐下，上吐下泻，寒热错杂。黄芩、黄连是泻心法；干姜、人参是理中法，所以其组成实际为理中汤加泻心汤的架构。该方的思路能治疗很多疾病，比如治糖尿病，黄连可以降血糖；糖尿病刚开始是胃热，后来慢慢发展成阳虚，用干姜拮抗黄连；人参也能够降血糖，干姜温，人参补，温和补相结合；糖尿病常合并慢性胆囊炎、胆结石，方中的黄芩能清肝。再比如肾功能衰竭的病人经常出现恶心、纳差、酮症酸中毒等，在干姜黄芩黄连人参汤的基础上，加半夏，即为半夏泻心汤。大法皆是寒热错杂，肝火用黄芩，心火用黄连，脾阳虚用干姜，恶心加半夏，温兼补用人参。

（三）黄芩法

1. 黄芩配干姜

寒热错杂的配伍中（彩图18），黄芩的第一个配伍是黄芩配干姜，代表方是理中人参黄芩汤、干姜黄芩黄连人参汤，详见前文。

2. 黄芩配桂枝、干姜

黄芩配桂枝、干姜的代表方有六物黄芩汤、柴胡桂枝干姜汤、柴胡加龙骨牡蛎汤（黄芩配桂枝、生姜）、泽漆汤。泽漆汤调形，治肿瘤，如木火刑金型肺癌；柴胡加龙骨牡蛎汤调神，治精神病，如躁狂抑郁症、精神分裂症；六物黄芩汤、柴胡桂枝干姜汤调气，治功能性疾病，如慢性胆囊炎。

关于调神，三阳烦惊的治法各不相同，太阳烦惊，用芩桂剂；

少阳烦惊，用柴胡剂；阳明烦惊，用硝黄剂。治少阳烦惊的代表方即为柴胡加龙骨牡蛎汤，方中还用桂枝、茯苓镇静，为治太阳烦惊的组合。一般情况下，苓桂剂常配伍甘草，因为茯苓的有效成分茯苓酸，需要用酸性水提取，而甘草中的甘草酸能为茯苓酸的溶出提供酸性环境。但柴胡加龙骨牡蛎汤却没有用甘草，其原因有二：一是甘草有兴奋作用，柴胡加龙骨牡蛎汤治的是精神疾病，其拟皮质激素样作用会导致部分病人进一步亢奋；二是方中的大黄含大黄酸，也能帮助茯苓的有效成分溶出。

3. 黄芩配细辛

黄芩配细辛的代表方为三黄汤，此方由麻黄、黄芩、黄芪、细辛、独活组成。方中黄芩配细辛体现了疾病发展的枢机传，黄芩归少阳，细辛归少阴，两经都是枢机，《黄帝内经》所谓"一阴一阳结"。吴门验方加减麻黄附子细辛汤（麻黄附子细辛汤加黄芩）和加减小柴胡汤（小柴胡汤加细辛），都是用黄芩配细辛，出处即在三黄汤。

（四）干姜法

1. 干姜配黄连/黄芩

干姜配黄连和干姜配黄芩的相关内容，详见前文。

2. 干姜配栀子

胃热脾寒，可以用干姜配栀子，阳明有热的栀子豉汤证，若"旧有微溏者，栀子不中与也"，就可以用栀子干姜汤。"微"指大便不成形，不是指腹泻，"旧"表示不是这两天，有一部分人发生阳明热以后大便反而出现秘结，但是过去大便偏稀溏，所以叫"旧有微溏"。若病人烦躁，想用栀子除烦，但是舌质颜色淡，可以加干姜，亦为栀子干姜汤。

（五）石膏法

1. 石膏配人参

石膏配人参的代表方为白虎加人参汤，治胃热脾寒，其背恶寒者。脾有寒用人参，阳明有热用石膏。

2. 石膏配桂枝

石膏配桂枝的代表方有白虎加桂枝汤、竹皮大丸、木防己汤。白虎桂枝汤治疗温疟，或者用来治疗关节炎，因为方中有桂枝能治疗痹证，热痹，故用石膏除热；竹皮大丸，治"妇人乳中虚，烦乱，呕逆"，桂枝定在膻中穴，所以乳腺疾病用桂枝，烦乱有热用石膏；木防己汤可以治疗心衰，用桂枝强心，但是有热用石膏，有学者研究过方中的石膏，认为它和心脏也有关系，可以补充钙质。

3. 石膏配干姜

石膏配干姜的代表方有续命汤、厚朴麻黄汤、小青龙加石膏汤。厚朴麻黄汤、小青龙加石膏汤治心下有留饮，用干姜温肺化饮，治肺部疾病如慢性支气管炎细菌感染后急性发作，外感疾病用石膏，内伤停饮用干姜；烦躁用小青龙汤加石膏，因为有热。所以厚朴麻黄汤和小青龙加石膏汤具有共通之处。续命汤用干姜则因为脾主肌肉，干姜温脾，但续命汤又有热，中风病人躺床上容易发生坠积性肺炎，很多中风病人死于肺部感染，所以用石膏。

4. 石膏配附子

石膏配附子，代表方为越婢加术附汤，具体内容将在下文阐述。

（六）附子法

1. 石膏配附子

石膏配附子的经典例子为越婢加术汤治风水、肺胀、肉极，先有寒加附子，阳虚之人也可以发生实热，不见得都是虚热，但有寒时还得温阳。一个典型的疾病如肾小球肾炎出现水肿，方中麻黄发表行水，有热配石膏即为越婢汤，但肿消下去后，还得用肾气丸，因为本质是阳虚体质。再比如反复提及的一个经典例子，一个白血病病人表现为典型的阳虚，因为严重感染出不了无菌舱，高烧不退，病情很危急，我的老师曾升平用附子配石膏，成功退热，取得了很好的疗效。所以有热就得清，有寒就得散。病、证、症有机结合，形、气、神一体同调，直取其病，随证或症加减。阳明有热就用石膏，"伤寒三日，阳明脉大"，只要摸着脉大且有热，就用石膏，脉弦且有热者，就用黄芩，有寒加附子、干姜，这样处方的配伍会非常简单和直接。

2. 知母配附子

知母配附子的代表方为桂枝芍药知母汤，治关节炎、类风湿。此类病人常有热象，但为何不用石膏用知母？桂枝芍药知母汤用知母的原因有很多。第一，此方用来治鹤膝风脚肿如脱，知母正好能消肿。第二，知母能镇痛和镇静，鹤膝风常伴关节疼痛。第三，类风湿关节炎是免疫病，伴有免疫亢进，知母不仅清热，还能养阴，调节皮质激素的分泌从而抑制免疫应答。第四，现代医学常用皮质激素来治疗鹤膝风，用上皮质激素后，病人会出现典型的热象。因为激素作为外源性的补充，属于一个热药，容易导致所谓的相火妄动，所以需要用知母去拮抗。第五，风湿性疾病病情缓解后需要撤掉激素，激素本身会抑制肾上腺皮质功能，所以激素撤掉时，往往需要用附子补肾温肾，促进内源性皮质激素的分泌，或者加地黄为金匮肾气丸法，运柔成刚，增强附子的作用。这时附子配知母，就能防止因温药促进激素分泌而出现热象。第六，有些风湿性疾病的病人吃了附子后，会出现阴囊潮湿、汗出如油、其气臭垢、阴茎异常勃起、发生性冲动、早泄等症，这是用附子扰动了他的相火，但附子配知母就不易动相火。本来是想温雷火，结果动了龙火，就会出现相火妄动。风湿性疾病本身就有湿，相火再一动，湿与热合，就易形成湿热下注，出现阴囊潮湿、汗出如油等症，这是用柴妙饮这类处方的指征。

《金匮要略》中还有个治温疟的白虎加桂枝汤，方中不仅用知母清热，还用石膏配桂枝治疗热痹，因为当疾病处于急性期时，可以用石膏去抑制炎症反应，用桂枝发挥解热镇痛的作用，这是急则治标的办法。而桂枝芍药知母汤治疗类风湿关节炎引起的历节病、鹤膝风，是慢性疾病，缓则治本，故只用知母配附子，而不用石膏配附子。

3. 芍药配附子

《伤寒论》用附子有两类配伍方式。第一类，纯阳之剂，急温之，代表方为四逆汤，用干姜配附子。第二类，以柔克刚，"发汗，病不解，反恶寒者，虚故也，芍药甘草附子汤主之"，代表方如芍药甘草附子汤，用芍药来监制附子，为四逆汤去干姜用芍药。

以柔克刚的配伍思想在芍药甘草附子汤的基础上，还化裁出一些方。若阳虚发热，在芍药甘草附子汤的基础上加龙骨、牡蛎、生姜、大枣、白薇，即为二加龙骨汤；若兼痰饮，芍药甘草附子汤去甘草，加白术、茯苓、生姜，即为真武汤。因为要化痰饮，而甘草又助湿生满，故去甘草。但很多时候利水仍用甘草，因为茯苓的有效成分茯苓酸需要在酸性的环境中才能溶出来，甘草含甘草酸能使溶液呈酸性。而真武汤中有芍药，其有效成分芍药苷，也能为茯苓提供酸性环境，所以在汤剂中无须再用甘草。夹有痰饮者，还有一个变方为附子汤，与真武汤相比较，它还有"背心恶寒"之症。

四逆汤是急则温之，三阴递进，故其组成为太阴药干姜、甘草的基础上加少阴药附子。如果需补，温而兼补，如长期脾阳虚，后天累及先天，三阴递进，四逆汤去干姜换白术，用附子配白术，即为术附汤，具有"暖肌补中，益精气"之功。如果不是补脾，而是补肾，代表方为金匮肾气丸，用附子配地黄。所以张仲景的配伍思想非常简单、直接、明了。

芍药甘草附子汤病位在少阴，用芍药监制附子，处方就不易引起相火妄动，出现口舌生疮、大便秘结等症。若病位在太阴，去附子加桂枝，再加生姜、大枣和胃，即为桂枝汤。阳土所生在君火，阴土所生在相火。阳土所生在君火，君火不足，张仲景喜欢用桂枝，如黄连汤、黄芩汤，治寒热错杂证都是用桂枝。阴土所生在相火，相火指的是命火，因为古代有时候不太区分相火和命火，命火不足用附子，如术附汤。而桂枝汤证或小建中汤证的病位在十二指肠，是一个由阳入阴的地方，上面是胃，下面是肠，所以它用桂枝配芍药。

肾阳虚衰所导致的水饮泛滥，用真武汤，温下半身用附子，方用附子配白术、茯苓，多了芍药，茯苓的有效成分需要芍药来溶解。

如果不是肾阳虚，而是心阳虚，表现为心阳不振、手心潮，又夹有痰饮，应该用桂枝配白术，桂枝、白术、茯苓，不用芍药，用甘草。这里之所以不用芍药用甘草，是因为治疗上半身的阳气不振，《伤寒论》是不用芍药的。它是用甘草配桂枝，即桂枝甘草汤的架构，不外乎一个是配桂枝、甘草，加白术、茯苓；一个是芍药配附子，加白术、茯苓、生姜，其实只做了一些细微的变化。

4. 竹叶配附子

竹叶配附子的代表方为竹叶汤，治"产后中风，发热，面正赤，喘而头痛"。众所周知，"产前忌温"，用热药容易引起流产，"产后忌凉"，妇人产后用凉药容易遗留经、带、胎、产诸疾，所以按照中国人的传统习惯，女子产后要坐月子。所以产后外感常需用附子去温，但有表热，"面正赤，喘而头痛"，上焦有热用竹叶，竹叶能够清热解表，产后阳虚用附子，即为竹叶汤。又比如后世方导赤散为治疗口疮之方，方中竹叶可用至30～50克，尤其善治湿热型口疮，若为阴虚型口疮，加生地、牛膝即为玉女煎，阳虚型加附子，即为竹叶汤，用竹叶配附子。

5. 败酱草配附子

败酱草配附子，代表方为薏苡附子败酱散，败酱草气味熏臭，善治化脓性感染，诸内痈如肠痈、阑尾炎、肺脓肿、肝脓肿都可以用它。阑尾炎之所以会慢性化，是因为本身体质阳虚。化脓性感染，有痈用败酱草，阳虚用附子，败酱草针对病，附子针对证，病证结合即为败酱草配附子，即薏苡附子败酱散，病、证、症有机结合，形、气、神一体同调。

6. 黄连、黄柏配附子

黄连、黄柏配附子，代表方为乌梅丸。"厥阴之为病，消渴，气上撞心，心中痛热"，心中有热故用黄连，"饥不欲食，食则吐蛔，下之利不止"，下焦有寒用附子。黄连配竹叶还能够治口疮，阳虚也可以加附子。又比如治疗一个慢性结肠炎，下焦有热用黄柏，病情迁延不愈，阳虚用附子，所以疾病的治疗有很多方法。

7. 黄芩配附子

黄芩配附子，三阴三阳以少阴、少阳为枢，代表方为三黄加附汤和附子泻心汤。附子泻心汤中黄连泻心，黄芩泻肝，木生火，黄芩配黄连泻心火，有寒加附子。

8. 猪胆汁配附子

猪胆汁配附子清肝，代表方为白通加猪胆汁汤、通脉四逆加猪胆汁汤，皆为厥阴病之方，张仲景用来防止暴热来而复去也。若无猪胆汁，可用牛黄代替，如后世王洪绪用小金丹配西黄丸治乳腺癌，即用乌头配牛黄。

所以附子在《伤寒论》中寒热错杂的用法非常灵活多变，石膏配附子治疗外感热病；知母配附子治疗内伤发热；芍药配附子治疗水病；竹叶配附子治疗上焦有热，下焦有寒；败酱草配附子治疗痈证阳虚；黄连、黄柏配附子治疗上热下寒；黄芩配附子治疗少阴少阳；还有猪胆汁配附子仍然是治疗少阴少阳，用于厥阴病转出少阳，三阴为递进关系，厥阴病以少阴病的附子为基础。

其实还有很多其他的扶阳法需要理解，如潜阳封髓丹亦为扶阳派的方，阳虚用附子，防止相火妄动、封髓用黄柏，方中还有龟板、砂仁潜阳，或者可以加鳖甲、龙骨、牡蛎等，大体思路如此。

（七）寒温并用治疗糖尿病

黄连是治疗糖尿病的经典药物，第一个相关的经典方为葛根黄芩黄连汤，方中葛根生津止渴，促进津液输布；黄连苦寒清热止渴，是治疗糖尿病的特异性药物，这在国际上有很多相关的研究；黄芩清木，黄连清火，木生火，清肝有助清心。如果大便干燥，将葛根换成大黄，大黄、黄芩、黄连就组成了泻心汤。泻心能治胃火，胃火过盛会导致消渴，这是第二个经典处方。

糖尿病病人不仅有阳明胃热，还兼有太阴脾虚，所以治疗糖尿病经常要健脾，比如白术、苍术健脾除湿，且都有降糖作用，人参亦有降糖作用。太阴与阳明相表里，脾主为胃行其津液，所以治疗糖尿病经常太阴阳明合治。阳道实，用黄连，阳土所生在君火，泻心以泻胃；阴道虚，用干姜，所以临床可以用黄连配干姜治疗脾虚的糖尿病，代表方为干姜黄芩黄连人参汤。

《伤寒论》原文讲干姜黄芩黄连人参汤治"寒格，更逆吐下"，方中用干姜，要求大便偏于稀溏，"旧有微溏"是使用干姜的指征；而吐是少阳病的特点——心烦喜呕。此方用干姜和人参治太阴脾虚，黄芩和黄连治阳明胃热，为治疗虚实错杂、寒热错杂的糖尿病的一个经典处方。血糖升高，从标上来讲是有热，用黄芩、黄连；而导致血糖升高的原因是脾不能为胃行其津液，不能使津液正常疏布，从本上来讲是有脾虚，用干姜、人参，所以张仲景的处方常常标本兼治。而且糖尿病病人经常合并胆囊炎、胆结石，这时正好用黄芩清少阳，或者用柴胡四逆散加强疏肝作用。如果少阳的热太过，就会转阳明，从而加重消渴。六经辨证中的少阳传阳明，相当于脏腑辨证中的木生火。转阳明在经用黄连，代表方为葛根芩连汤、干姜黄芩黄连人参汤，转阳明在腑用大黄，黄连、黄芩、大黄是泻心汤的架构。

如果纯寒无热，伴有恶心用半夏，即为干姜半夏人参丸，因为没有热，就把黄芩、黄连去了。但是此方治糖尿病效果不如干姜黄芩黄连人参汤。因为干姜黄芩黄连人参汤能标本兼治，糖尿病总有热，只是热多热少的区别。从方药组成看，干姜黄连黄芩人参汤和干姜半夏人参丸都用人参、干姜，一个用黄芩、黄连，一个用半夏；一个寒热错杂，一个纯粹虚寒。

阳明胃热兼太阴脾虚的经典配伍有很多，不仅黄连配干姜，石膏或知母配人参也能治糖尿病。石膏配人参，如白虎加人参汤也是治疗糖尿病的经典处方。总之张仲景的处方非常灵活，将寒热、虚实、标本、攻补融为一体，临床可灵活化裁，比如治疗糖尿病黄连配干姜，可以加人参；石膏配人参，还可以加白术等。

不仅治疗糖尿病，治疗炎性疾病也经常阳明太阴合治。全身炎症反应表现为大热、大渴、大汗、脉洪大，抗全身炎症反应的药为石膏，代表方为白虎汤；局部炎症反应则表现为红肿热痛，局部的消炎药为栀子，代表方如栀子豉汤，善治心下痛，如胃食管反流导致局部炎症，表现为心下食管处的烧灼疼痛，栀子还可以治局部的外伤、疮疡或者扭伤等。若栀子证病人便溏，旧有微溏者，栀子干姜汤主之。栀子干姜汤的结构与黄连配干姜相同，只不过后者用来治糖尿病，前者用来治局部炎症反应。所以明白张仲景处方配伍的思路，就可以创立出一些特殊的配伍，比如脾虚的糖尿病病人，血糖高可以用15～30克黄连，脾虚可以用9克干姜，再加人参3～6克，也可以加6克黄芩，即干姜黄芩黄连人参汤。当然糖尿病的治疗方法还有很多，这里主要讲解经方的配伍原则和主要思想。

（八）全真一气汤

全真一气汤，出自《冯氏锦囊秘录》，由人参、麦冬、五味子、熟地、附子、白术、牛膝7味药组成，主治脾肾阴阳两虚，上焦火多，下焦火少，即上热下寒之证。上焦火多，心肺之火宜抑；下焦火少，脾肾不足，而肝肾之阳宜温，所以治多棘手。原文还讲需"从阴阳互根、水火同源、先天后天同治，以水中补火，土内藏阳，土金水一气资生化源"，从而"立补水制火、补阳配阴之方"。"水中补火，土内藏阳"，指以土盖火，土生金，金生水，从而"一气资生化源"。

补土派讲阴阳之间的关系时，往往喜欢引用《易经》中高深的内容，从阴阳、五行、八卦等方面去讲，将阴阳的关系复杂化。我们从方药组成入手，简单看看全真一气汤的特点，方中人参、麦冬、五味子组成生脉饮，能养心肺之阴；熟地、附子，金匮肾气丸法，运柔成刚；附子、白术，近效术附汤法，暖中补肌，益精气；牛膝配附子，济生肾气丸法，引火下行，还可以加车前子和牡丹皮，进一步增强制约作用。所以处方用白术补土，熟地补水，麦冬补金，为生脉饮（人参、麦冬、五味子）加济生肾气丸（熟地、附子、牛膝）加术附汤（附子、白术）。其方药组成充分体现了三阴的递进关系，先有太阴的气虚，再有少阴的阳虚，肾和脾是先天与后天的关系。

全真一气汤方后按"燥涸则熟地倍之，肺热则麦冬多用，脾虚则白术重投，阳虚则附子多加，元气大虚，则人参大进，气浮气散则牛膝五味略多，此方诚滋阴降火之神剂，然假热一退，真寒便胜，切勿过剂，反现虚寒滑泄之症"，所以此处治的是阳虚阳浮。既然是阳虚阳浮为什么要用养阴的麦冬？这与既然是阳虚、金匮肾气丸还用生地的道理一致，因为阳常有余，阴常不足，阳虚之人常常有阴虚之体，这是滋阴学派的理论。少阴之为病，脉微细，阳虚之人肾上腺素水平低，心排血量减少，应该表现为沉、迟、微之脉，脉搏力量减弱，为微脉，心率减慢，为迟脉，重按才得，为沉脉。若不伴明显受寒，寒性收引以致发生疼痛，不应见到细脉。但少阴病常见微细并存之脉，细为阴细，微为阳微，所以肾气丸是在六味地黄丸的基础上加桂、附。而全真一气汤治阴阳两虚，虚阳上越用麦冬增强地黄的养阴作用，用五味子和牛膝治疗浮阳上越，为经典的扶阳配伍，对阳虚而兼细脉，或者上热下寒证效果很好，成为扶阳派所钟爱使用之方。

从扶阳派的角度看全真一气汤，此方温阳的主药为附子，为了增强附子的疗效，配了人参和白术脾肾双补，配了熟地温而兼补，运柔成刚，配了麦冬、五味子、牛膝制约附子的不良反应。可见阴和阳之间的关系非常复杂，阴中求阳，阳中求阴，扶阳配伍的规律非常讲究。

（九）以土立极看寒热错杂

以土立极（彩图19），土有阳明胃与太阴脾之分，上面是火，下面是水，左边是木，右边是金。心与肺属上焦，肝与肾属下焦，心肺的下降和肝肾的上升依赖于脾胃，脾气升则水木升腾，胃气降则火金下行。

上焦的火，有心火和胆火之分，胆火属少阳，亦归上焦。如果中焦不能下行，胃气不降，导致心火不降，用黄连汤，上面心火不降，用黄连清心火，下面用肉桂引火下行，加半夏、干姜、人参为温胃之法；胆火不降，则用六物黄芩汤，两方配伍基本一致，不外乎一个用黄连，一个用黄芩。

治疗肺气不降的代表处方很多，如麻子仁丸、桂枝加厚朴杏仁汤、厚朴麻黄汤，都能通降阳明胃气，总而言之，肺气不降者要降胃气。

脾气不升，导致肾水不升，用张景岳的补阴益气煎，即补中益气汤加熟地补肾阴。

水生木，木生火，脾气不升则肝木不能上行，代表方如李东垣的升阳益胃汤，治气虚之人乏力、四肢困顿。治疗乏力，我们最容易想到脾虚，脾主肌肉，故一身乏力，却很少想到肝，肝为罢极之本，肝气不升之人也乏力，如肝炎、肝硬化病人一个显著的症状即为乏力，且其乏力的程度与肝功能损伤程度平行。升阳益胃汤由黄芪、人参、白术、炙甘草、橘皮、半夏、茯苓、泽泻、独活、羌活、防风、柴胡、白芍、黄连组成。病人表现出明显的乏力，第一，方中补气用黄芪、人参、白术、甘草。第二，升肝用羌活、独活、防风、柴胡，补脾加升肝就能够治疗乏力。脾气下陷，清阳不升，会出现热中证或寒中证。热中证表现为湿胜火乘，因为脾主运化水谷，脾主制水，脾虚容易导致湿胜，亦能致热重火乘，即《脾胃论》所谓阴火，"心火者，阴火也，起于下焦"。脾胃虚弱导致湿胜火乘，故方中有橘皮、半夏、茯苓、泽泻除湿，黄连清火，白芍疏肝。所以临床上升阳益胃汤的应用比补中益气汤更为广泛，既考虑到了补脾、升肝，又结合了脾虚导致的湿胜和火乘，有利湿、清火的药物，配伍更加完善。此方的配伍非常值得我们借鉴，脾气不升则水木不升，水不升加补水之药，木不升，加升肝之药。胃不降，则火金不降，火不降加清热之药，金不降加降气之药。可见脾胃是全身气机升降的枢纽，这也是脾胃内伤、百病由生的一个主要原因。

（十）心神胃神

人身上有两个器官有自主神经系统，一个是心脏，有浦肯野纤维，能够调节心脏的收缩；另一个是胃肠，胃肠有自主神经系统（即肠壁肌层神经丛）能控制胃肠的运动。所以心脏疾病和胃肠疾病都有寒化与热化，如心脏疾病寒化用桂枝甘草汤，热化用黄连阿胶汤；心脏与胃肠疾病易表现为寒热错杂，常需要用到调平法，如治疗心脏疾病的方有黄连汤、炙甘草汤，治疗胃肠疾病的方有半夏泻心汤，这些都是阴阳并进的处方，因为它们除了受全身的自主神经系统支配外，还受自身的自主神经系统控制，所以把心脏和肠子从人体内剥离后还能自主运动。大承气汤通便的原理就与这些机制有关，芒硝是个电解质，促进肠道液体分泌，软化大便，所以能软坚；大黄则作用于壁内神经丛，作用于肠道的自主神经，促进肠道的蠕动；而枳实和厚朴可以通过全身的自主神经系统促进肠道平滑肌的运动，从而促进肠道的蠕动及大便排出。

另外，大承气汤中的枳实具有双向调节作用，既能收缩平滑肌又能舒张平滑肌，通常情况下枳实主要表现为收缩平滑肌，促进胃肠道的蠕动，促进胃的蠕动代表方如枳术丸，促进肠的蠕动代表方如承气汤；再比如温病用小陷胸加枳实汤治疗"正在心下，按之则痛"，用来治疗贲门炎、胃食管反流病，所以小陷胸加枳实汤还能促进贲门括约肌的收缩。枳实促进胃肠道的收缩和蠕动，从上消化道到下消化道，是一个全消化道的动力药。

枳实不仅能促进平滑肌的收缩，还能加强肌肉的收缩从而维持脏器的位置。人与狗等爬行动物不同，狗等爬行动物的脏器连在脊柱上不易下垂，而人直立行走后，脏器受重力作用容易下垂。固定脏器的是肌肉和韧带，枳实恰好能够促进肌肉的收缩，从而治疗脏器下垂。比如《金匮要略》用枳术丸治疗胃下垂，用枳实配白术，枳实促进肌肉的收缩，脾主肌肉，白术健脾增强肌肉的肌力，促进肌纤维的合成。若觉得白术力量不够，可以把白术换成补中益气汤，所以补中益气汤加枳实与枳术丸的配伍思路相同，是一个治疗脏器下垂的经典方。枳实收缩肌肉，收缩平滑肌，不光有助于脏器的固定，缓解脏器下垂，其增强平滑肌的收缩还能促进食物的排空，胃下垂的病人因为胃肠蠕动功能减弱，经常有食物潴留，枳实就能促进食物排空。枳实治疗脏器下垂，不仅针对胃下垂，还能够治脱肛、子宫下垂。枳实收缩平滑肌，还可以用来治疗其他疾病，比如收缩子宫平滑肌，中医可用来引产，《金匮要略》枳实芍药散这类似的处方就可促进产后子宫的收缩，进而促进子宫复旧，使恶露排出。而西医则是用外力去推，用手去挤压小腹促进恶露的排出与子宫复旧。

枳实收缩平滑肌，还体现在能收缩血管的平滑肌，当它收缩血管平滑肌时会产生一个升压作用，所以枳实还能够治疗低血压，一个代表性的处方为四逆散。有一些低血压并不一定是气虚，肝气郁结的低血压用四逆散就有效，所以枳实是个抗休克的药物，能够升高血压，这就与它收缩血管平滑肌的作用有关。

枳实对平滑肌有双向调节作用，有收缩平滑肌的作用，还能舒张平滑肌，代表处方如五磨饮子、六磨汤、四磨汤，用来治疗肠易激综合征。有人一紧张（比如高考时）就容易腹泻，这都属于肠易激惹综合征，就可以用四磨汤、五磨饮子、六磨汤等。之所以叫五磨饮子，是因为它要求磨服，枳实磨服后作用大大强于汤剂，因此枳实入散剂的功效比入汤剂要强。所以像四逆散、枳术丸都是用枳实入散剂，当然，也可以像五磨饮子那样加水磨服。由于枳实能够收缩胃肠道平滑肌，一部分便秘的人服用后，因平滑肌收缩易引起腹痛。腹痛的人可以用调胃承气汤这类处方，这是《伤寒论》的思想，其实还有很多其他方法。只要把中药药理弄清楚了，再去看中药的配伍，治疗疾病的整个思路就会简单很多。

治疗消化道疾病寒热错杂的处方还有不少，比如治疗腹泻的连理汤，治疗痢疾的芍药汤等，这都体现了消化道疾病和心脏疾病的特殊性。所以学少阴病首先就要知道有寒化与热化两极，最后还有一个炙甘草汤阴阳并进，将调平法运用其中。这些配伍方法其实已经突破了传统中医对寒热、八纲的限制。

连理汤的临床应用思路还可以理解得更直白，如一个急性的肠道细菌感染，表现为腹泻，可以选用香连丸，木香配黄连；而如果病人有慢性的肠道感染，或者本身在慢性肠道感染的基础上体质偏寒偏虚，还是要用黄连来控制肠道的感染，但是考虑到体质偏寒偏虚，就可以用理中汤，合起来即为连理汤。直取其病可以让医者的思路变得更加简洁，香连丸和连理汤的区别就在于此。所以一旦突破了寒温的问题，治疗疾病就能更加简单和直接。明白了黄连能够治疗快速性心律失常，桂枝能治疗缓慢性心律失常，就可以用黄连配桂枝来治疗快慢综合征。其实很多时候都是要直取其病，随证加减，要从辨证论治中突破出来。

"妊娠，呕吐不止，干姜人参半夏丸主之。"半夏干姜人参丸治疗妊娠呕吐不止，善治虚寒性的呕吐。再来看黄连汤的条文"伤寒胸中有热，胃中有邪气，腹中痛，欲呕吐者，黄连汤主之。"胸中有热用黄连，欲呕吐用半夏，腹中痛用桂枝，所以其实是用半夏干姜人参丸治疗中焦虚寒，胸中有热加黄连，腹中痛加桂枝，这是张仲景的经典配伍，再加大枣、甘草，就成了黄连汤，所以张仲景的方配伍的规律性非常强。

第十四章　伏邪温阳

一、冬伤于寒，春必病温

（一）概论

伏邪温阳是个独特的领域，很多人不了解有伏邪时该如何温阳。如一位肝硬化的男性病人，由于雌激素灭活障碍，导致生殖器萎缩，出现阳痿。这种阳痿的病人阳虚，需要温阳，又有肝硬化，医者往往会用茵陈术附汤类似的处方。这样治疗的大方向是对的，但有一部分人用了温阳药，乙肝病毒（HBV）会活跃。因为雄激素可以促进乙肝病毒的复制，这也是男性乙肝病人多于女性的重要原因，而恰好茵陈术附汤中的附子或淫羊藿等其他温阳药能促进雄激素分泌，从而促进乙肝病毒的复制导致肝损伤。所以这类有伏邪的病人，如患乙型病毒性肝炎、其他感染性疾病、自身免疫性疾病等的病人，温阳时需特别谨慎。有伏邪时，用了温阳药，可以导致伏邪外发，发出少阳，出现咽喉肿痛，疾病急性发作，从而加重病情。

虽然伏邪发为温病，但是"冬伤于寒，春必病温"，有伏邪者本质多是阳虚之体，所以也需要温阳。阳虚之人在冬天伤于寒，潜伏的邪气容易在春天被诱发，从而病温。当然伏邪在其他时间也可以外发，但伏邪发自少阳，春天少阳当令，最容易被诱发。所以冬伤于寒在前，春必病温在后，有伏邪之人，平时没有外发成温病时多表现为阳虚，急性发作，邪气外发时才表现为温病。我们治疗伏邪有温、补、托、清四法，温，因为病人阳虚；补，因为冬不藏精，春必病温，虚与实之间相互关联；托，托邪外出；清，把邪气清解掉。温法只是治伏邪四法之一，温不得法会加重病情，掌握温法在伏邪中的应用需要详细学习伏邪课程。

（二）临床实录——亚急性甲状腺炎

门诊来了一个胃肠间质瘤的病人，手术切除后又复发，伴有多发淋巴结转移，然后就服中药，大概两三年之后，多处的淋巴结转移灶都消失了，间质瘤彻底好了，后来在2013年就停药了。但两年后的冬天她受凉了，结果第二年春天发生了亚急性甲状腺炎，这是典型的"冬伤于寒，春必病温"，所以她又来看病了。

甲状腺与中医的肝有关，又在春天急性发作，为少阳所主，结合脉弦就应该用黄芩汤，而且亚急性甲状腺炎与自身免疫相关，黄芩汤可以抑制免疫应答，黄芩、芍药、甘草、大枣，这4味药都是免疫抑制剂，所以从发病时间、部位、脉象、疾病特点等各个角度来看，都应该用黄芩汤；临床摸脉时，会顺便看病人的手，手心潮为桂枝证，黄芩加桂枝即为六物黄芩汤的架构；病人又诉眼部不适，再加菊花，就成了侯氏黑散的架构，所以我给她开的便是侯氏黑散。眼部不适为肝阳上亢之症，方中的牡蛎既能潜降，同时又能化痰软坚，是治疗甲状腺的特异性药物。方中本身有细辛，我也用了细辛，因为病人本质是个阳虚之人，"冬伤于寒，春必病温"，用细辛相当于合了麻黄附子细辛汤的方义。

我当时问学生："我的处方变化大不大？"学生说："您的处方变化不大，看一个病就加加减减，多一个药，少一个药。"看似变化不大，其实多一个药是一个方，少一个药又是另一个方。张仲景的处方变化就不大，他就用那么点药，多一药是一方，少一药又是一方，加加减减就写出了一本《伤寒论》。

黄芩汤由黄芩、芍药、甘草、大枣4味药组成，虽然组方很简单，但《伤寒论》对它有诸般化裁。若呕吐加半夏、生姜，就成了黄芩加半夏生姜汤；如果病人有一阵阵潮热、汗出，加葛根、当归、川芎就成了奔豚汤；如果黄芩汤证的病人表现为寒热错杂，大多是由于中宫阻滞，所以表现为上热下寒。这时如果单纯用附子、干姜温阳，容易越吃越上火，吃得口舌糜烂，上下不通，正确的治法当疏通中宫。疏通中宫时，如果表现为以脾胃不好为主，常用黄连汤，如果表现为以肝胆不好为主（如患有慢性胆囊炎），就可以用六物黄芩汤。简单来说，黄芩汤证的病人，若摸着手心潮热或辨为寒热错杂证时，都可以加桂枝，黄芩汤加桂枝，就成了六物黄芩汤的架构；如果还有面红潮热、头痛、眩晕、眼睛不适等肝阳上亢的症状，在六物黄芩汤的基础上加菊花、牡蛎潜降，加芍药、当归养肝之体，寒热错杂者加细辛，就成了侯氏黑散，方中还有白术、茯苓、细辛、桔梗、防风等其他药可进一步加减；黄芩汤治的是气化病，即功能性疾病，如果是形质损伤，可用大黄䗪虫丸或鳖甲煎丸。黄芩汤用于肝脏病，治在气化，当气分影响血分、单纯产生瘀血时，黄芩汤合活血利水之下瘀血汤（大黄、土鳖虫、水蛭）就成了大黄䗪虫丸。而当发生慢性肝炎、肝硬化等病机更加复杂的疾病时，用黄芩汤加干姜、人参、桂枝等药（相当于六物黄芩汤的架构），再加活血、利水、理气等诸药，就成了鳖甲煎丸，这是黄芩汤的诸般变化。

侯氏黑散有一个缺点，它是救急用的，有温法、清法，但是没有补法。如果病人还有眼睛不适、干涩之症，还可以加地黄补，菊花配地黄为杞菊地黄丸的架构；如果小便黄，加牛膝、车前子，就成了济生肾气丸的架构；加了车前子之后，若病人晚上视物不清，再加苍术、菟丝子，用菟丝子帮助地黄补，就成了驻景丸。

所以我给这个病人开处方时，第一个药是黄芩，第二个药是细辛，接着是芍药、甘草、大枣。"冬伤于寒，春必病温"，她是一个阳虚的体质，在黄芩汤的基础上加细辛，细辛是一个专门针对自身免疫病的药；再一摸她的手心潮，桂枝就加上了；开了桂枝后，病人说眼睛不舒服，菊花、地黄就加上了，处方就开成了侯氏黑散合杞菊地黄汤。

由此可知，如果把伤寒、经方学明白了，到最后开成的方不一定都像经方，张仲景加一个药叫一个方名，减一个药又叫一个方名，剂量调一下又叫另一个方名（如明明是桂枝汤，加了一点桂枝，就叫桂枝加桂汤了），可见临床完全可以灵活化裁，经方学到最后就没有

方。所以说学经方，背条文很有用，因为条文都背不熟，就无法理解
《伤寒论》。但只背经方没有用，临床千变万化，先背条文，后忘条
文，必须先背经方，若连经方都不会背，更不知怎么去变化，背了以
后再忘掉它，临床处方时才能变化从容，治疗各种疾病。化裁经方的
话，做加法简单，比如大家都会在四君子汤的基础上加陈皮、半夏，
开成六君子汤，但是做减法很困难。比如我用鳖甲煎丸作为主方，治
疗肝癌的效果很不错，但只有深刻理解鳖甲煎丸的加减、药物的配
伍，才会理解哪个症状该用哪个药、不该用哪个药，这样效果才好。
再比如麻黄升麻汤治疗寸脉沉，下部脉不至，方中用玉竹强心托脉，
玉竹是特异性的强心药，若把玉竹开成其他养阴药如麦冬、天花粉、
百合等，效果就不好。

二、痞坚之下，必有伏阳

"痞坚之下，必有伏阳"，这是指肿瘤。阳化气，阴成形，人
体细胞的生长及其功能活动皆依赖于阳气。活人皆有气化，有新陈代
谢，这都离不开阳气。如果没有阳气就没有气化，那是死人。肿瘤病
人往往全身阳虚，表现为全身营养不良、衰竭。但局部有伏热，因为
局部肿瘤的生长需要阳气，而且肿瘤细胞生长旺盛，它夺取人的阳气
供己所用，用于自身的合成代谢，不断地分裂增殖。所以"痞坚之
下，必有伏阳"，肿瘤病人全身像一块冰，局部像一团火。单纯温阳
往往会导致肿瘤生长，单纯清热又会使肿瘤病人全身状况更差。

三、伏邪火化

伏邪温阳还涉及伏邪火化的问题，即河间学派所谓六气皆从火
化。如患慢性支气管炎的病人咳喘反复发作，为有伏邪，在迁延缓解
期，表现为阳虚。"咳而脉浮者，厚朴麻黄汤主之"，当病人有外感
时，常常用厚朴麻黄汤治疗。病毒感染为伤寒，用麻黄；阳虚要温

阳，用姜、辛、味；处方中还有石膏，为截断法。条文中张仲景讲的是"咳而脉浮者"，而不讲"脉浮数"，未提及"脉数"，说明还不见热象就已用上石膏，这是因为伏邪会化火，老年慢性支气管炎病人若伤寒几天没见好转就会继发细菌感染。所以一个慢性支气管炎的病人脉浮而紧，新感引动伏邪用厚朴麻黄汤，方中有石膏提前截断。

再如越婢加术汤既治肺胀，又治风水。风水病人水肿，用麻黄发表行水，加白术除湿，有热用石膏，先有寒加附子（病人有伏寒），附子配石膏寒温并用便出自此方。肾小球肾炎急性发作时就表现为典型的风水，由于咽部链球菌感染导致病人出现全身水肿。有感染，故用石膏清热；有水肿，用麻黄发表行水；平时阳虚，"先有寒"，用附子；三阴是递进关系，阳虚之人常伴脾虚，为太阴传少阴，故用白术健脾，合起来即为越婢加术汤加附子。我的老师曾升平还曾用此方治一例白血病患儿合并严重细菌感染，患儿只能一直待在无菌舱中，高热不退，表现为大热、大渴、大汗、脉洪大，为全身炎症反应综合征，属阳明病，细菌性炎症用石膏，白血病患儿为典型的阳虚体质，先有寒加附子，曾老师用石膏配附子成功使患儿退烧。

所以我们要深刻认识到中医寒与温之间的复杂关系，这使得伏邪温阳很有讲究。邪气之所以容易潜伏，主要有两个原因，一个是阳虚——冬伤于寒，一个是阴虚——冬不藏精。如伏邪急性发作前期，病人常发生咽部链球菌感染，这种病人平时细菌就长期潜伏在咽部，阴虚者表现为咽部色红充血，阳虚者则表现为咽部色淡。

四、厥阴转出少阳

《伤寒论》中有些讨论伏邪理论的条文很隐匿。先讲黄芩汤，黄芩汤为少阳病的方，少阳在腑用黄芩汤。"伤寒脉迟六七日，而反与黄芩汤彻其热。脉迟为寒，今与黄芩汤复除其热，腹中应冷，当不能食，今反能食，此名除中，必死。"伤寒六七日，"脉迟"说明此为寒证；"而反与黄芩汤彻其热""腹中应冷，当不能食"，表现为消化功能差，不欲饮食，见肝之病，知肝传脾，实则阳明，虚则太阴，这是疾病寒化，由少阳传入太阴；"今反能食者，此名除中"，说明这不是真的想进食，而是一个坏证，是病人临死之前的一个表现，出现除中，大量进食。人临死前皮质激素大量分泌，导致人体出现应激反应，即回光返照。皮质激素有刺激食欲的作用，导致病人想进食，而这种进食是除中，吃完以后，人很快就会死亡。所以脉迟为寒，一个阳虚的病人，若"反与黄芩汤彻其热""当不能食"，如果表现为更能吃者，多是除中死证。

上条讲黄芩汤清热，这条讲通脉四逆汤温阳，"少阴病，下利清谷，里寒外热，手足厥逆，脉微欲绝，身反不恶寒，其人面色赤，或腹痛，或干呕，或咽痛，或下利脉不出者，通脉四逆汤主之"，又讲"吐已下断，汗出而厥，四肢拘急不解，脉微欲绝者，通脉四逆加猪胆汁汤主之"，通脉四逆汤证若出现四肢拘急，要加猪胆汁，防止转出少阳。再看白通汤条文，"少阴病，下利，白通汤主之""少阴病，下利脉微者，与白通汤，利不止，厥逆无脉，干呕烦者，白通加猪胆汁汤主之，服汤，脉暴出者死，微续者生"，与通脉四逆汤一样，若白通汤证多"干呕烦"之症，也要加猪胆汁。"少阳病，默默不欲饮食，心烦喜呕"，所以此处的干呕烦是转出少阳的表现；"服汤，脉暴出者死，微续者生"，脉暴出是由于人临死前肾上腺皮质激素、髓质激素最后一次动员，大量分泌皮质激素、儿茶酚胺，导致脉搏变强，随后如果机体不能恢复，则会走向死亡，即老百姓常讲的回光返照。

从这里我们可以看到《伤寒论》中隐藏着的伏邪思想及如何处理伏邪与温阳的关系。在外感疾病中，仲景在黄芩汤的基础上，化裁出诸多清热解毒方，如各类泻心汤。但如果病人阳虚，脉迟为寒，却"反与黄芩汤彻其热"，普通情况下影响较轻，导致邪气潜伏，形成伏邪，疾病迁延不愈；少数情况可致严重亡阳，出现除中。但这种危重的状况一般人已很难见到，多见于医院重症监护病房的严重感染病人，若用黄芩汤彻其热，可导致病人休克。同理，明明阳虚应该用通脉四逆汤或白通汤，若病人肝脏有疾病，单纯用温阳方，轻则化火，出现口苦咽痛，口舌生疮；重则阴阳离决，脉暴出者死。若病人没有肝脏伏邪，服用通脉四逆汤和白通汤温阳后一般感觉会很舒服。而有肝脏伏邪者大多数服用后会化火，出现上火诸症，若给休克病人单纯温阳，忽视了"脉暴出者死，微续者生"，还会导致阴阳离决。所以大家从这些条文可以看到张仲景的治病思路，对于何时用黄芩汤，误用将会导致怎样的后果，以及通脉四逆汤和白通汤何时加猪胆汁，都很有讲究。

第十五章　温阳误治

一、温阳不效

（一）厥阴阳虚

众所周知，温阳和滋阴不同，滋阴如果使用不当，至多不过滋腻碍胃，导致病人腹胀，不欲饮食。而温阳如果使用不当，一个明明不阳虚的人，误用温阳后可以导致病人感觉很不舒服，甚者出现严重上火等副作用。还有一部分人明明阳虚，有时用附子温阳后，虽然无明显不良反应，却不见效，导致这种情况的原因有多种。

病人手脚冰凉，脉搏无力，阳虚明显，服用附子后却不见效，一种可能的原因是厥阴阳虚，而非少阴阳虚。三阴之中，少阴为枢，四逆之症，即手脚冰凉，从少阴始，还可进一步深入厥阴，表现为四肢厥冷。这时不该用少阴病的四逆汤，而该用吴茱萸汤、当归四逆汤等厥阴病的处方。当归四逆汤方名之所以突出"四逆"，是因为其主治为手足厥冷；突出"当归"，是因为肝体阴而用阳，肝藏血，肝经有寒常在血虚的基础上发生，因此处方重用当归和大枣养血。而肾经有寒则常在精亏的基础上发生，所以温肾要填精，用附子配地黄，即肾气丸的思路。当归四逆汤强调"当归"，还有另一层意义，在诸多养血药中，当归是个强烈的抗炎剂，不仅能养血活血，还能够拮抗血虚的炎症反应，可见此方取名非常讲究。所以患雷诺综合征的病人一受凉就手脚冰凉，其本质是免疫性的血管炎，可以用当归养血活血兼强烈抗炎，这也是四妙勇安汤治脱疽的重要原因。当归四逆汤治寒证，四妙勇安汤治热证，两者为治疗血管炎的对方。

大部分医生看到手脚冰凉，认定病人阳虚，首先会想到用附子。而三阴是个递进关系，从太阴到少阴到厥阴，一个厥阴有寒之人常兼少阴阳虚，服用少阴经的附子后，除个别病人可能会上火，大部分病人服用后不会有明显不适，但疗效多不佳。而辨别阳虚在少阴还是厥阴的方法有很多，比如从脉象看，厥阴之脉有两类表现，一者脉细欲绝，指下模糊不清，一者弦而无力，区别于少阳病的脉弦有力。而少阴之脉表现为沉迟微细，"少阴之为病，脉微细，但欲寐也"，多表现为脉微细兼有脉沉或迟，所以单从脉象就可快速区分出少阴病与厥阴病。

（二）太阴气虚

温阳不效的原因可以是病在太阴气虚，而非少阴阳虚。三阴递进，少阴病之人往往兼太阴脾虚，所以四逆汤用附子配干姜，再加炙甘草。脾肾阳虚之人有时用附子温阳也会不见效，因为虽然有少阴阳虚，但是他的病是由太阴脾虚引起的，服用附子可能也无明显不适，但附子温阳无法解决疾病的主要矛盾。

比如曾有一个经典的医案讲的是一个疲劳、低热、手脚冰凉的病人，他找火神派医生治疗，大部分火神派医生认为他是少阴阳虚发热，用潜阳丹类方去治疗，但吃了很多温阳药仍不见效，而他其实是气虚生大热。太阴气虚者常见的症状为头重不举，多卧少起，最经典者表现为中午必睡午觉，如果不睡，下午就易低烧，这是典型的补中益气汤证。头重不举，多卧少起是由于中气下陷，而午睡躺平有助于下陷的中气恢复，否则下午就易气虚生大热，出现低烧。这个病人本质应该用补中益气汤，而不是火神派所用的金匮肾气丸、四逆汤等诸多扶阳方。但病人手脚冰凉，确实也有少阴阳虚，这时可将补中益气汤和肾气丸合用，汤剂加丸药脾肾双补。张景岳进一步化裁，在补中益气汤的基础上加熟地，成补阴益气煎，就能治疗这种脾肾阳虚，但以脾虚为核心病机的发热。所谓阳气，阳不离气，气不离阳，但是阳和气实则为两个概念，阳是少阴，气是太阴。

再比如气虚便秘与阳虚便秘的治法有所不同。大黄附子汤证往往表现为舌质淡，但舌质淡的便秘不一定是大黄附子汤证。舌质淡的便秘，还可以是桂枝加大黄汤证等。桂枝加大黄汤由桂枝汤加减而来，治疗脾虚便秘。这种便秘与大黄附子汤证的便秘都可以伴有手心汗出，因为大黄、桂枝证都可以引起手心出汗。两者的区别在于桂枝加大黄汤是太阴病，手足自温，而大黄附子汤是少阴病，手足冰凉。太阴便秘是因为脾虚之人肠道蠕动功能减退，大便推进无力，所以方用桂枝汤促进肠道蠕动，方中的桂枝、生姜含有挥发油，能发挥胃肠道疏风药的作用，再加大黄通便。另外，此证还需与五苓散证相鉴别，五苓散也治气虚便秘，但五苓散证有湿，表现为大便先干后溏，小便不利，为湿郁导致的便秘；而桂枝加大黄汤证没有小便不利，只是一个典型的气虚便秘。

　　三阴为递进关系，病在少阴者往往会兼太阴脾虚。急则温之，临床可用大黄附子汤急下之，如果不伴有发热，可以不用细辛。大黄附子汤去细辛加人参，就成了《备急千金要方》温脾汤的结构。温脾汤用大黄、人参、甘草、干姜、附子，即大黄附子汤去细辛加人参、甘草、干姜，或为四逆加人参汤加大黄。阳虚的人伴有腑实，用大黄下之；而阳虚伴有下利，大便解不尽者，与大黄、肉桂、附子、干姜、人参，即温脾汤去甘草加桂心，为肾气丸的桂附法，这又是一法。所以桂枝加大黄汤治太阴便秘，大黄附子汤治少阴便秘，而温脾汤用附子温阳、人参补气，为少阴、太阴合治。

　　《金匮要略》去桂加白术汤亦为少阴、太阴合治，用来治疗风湿一身疼痛，兼有便秘者。两方不同之处在于去桂加白术汤治疗风湿，用附子、白术配姜、枣、草，配姜、枣、草是和营卫治风湿；而温脾汤是附子、人参配大黄，配大黄是通便。去桂加白术汤中附子配白术既能通便，又能治风湿，因为白术既能健脾益气，促进消化道蠕动而通便，又能健脾渗湿，以治疗风湿；而温脾汤则用附子配人参温阳补气，气不离阳，阳不离气，两者共同促进消化道蠕动，再加大黄通便。

（三）少阳阳郁

　　温阳不效的原因还可能是阳虚之证由肝阳郁闭所致，而非少阴阳虚。肝主疏泄，若肝气郁闭致肝阳不达于四末，也会手足冰凉，这是

《伤寒论》讲的四逆散证。"少阴病，四逆，其人或咳，或悸，或小便不利，或腹中痛，或泄利下重者，四逆散主之。"虽然原文写着治少阴病，但其实这是王叔和在整理编次条文时，为了做类证鉴别所出现的错误，我们见到的《伤寒论》已非原版。这种阳气不达于四末导致的四逆不是真正的附子证，用附子扶阳多不见效，而应该是少阳病，用四逆散，方中柴胡、枳实、白芍、甘草疏肝解郁，则手足自温。

比如家师段光周老师曾治一夏日穿棉袄的病人，四川各位火神派皆用附子大温，治疗一两年仍见效甚微，先师见他舌苔厚腻，开的是龙胆泻肝汤，3剂药就成功将他的厚棉袄脱下，病人实则为少阳夹湿证。一般少阳四逆张仲景用四逆散，但病人苔腻夹湿，所以用的是龙胆泻肝汤，四逆的机制仍在少阳，临证需灵活运用。

（四）不知温补

另有一种情况，确实是少阴病，用附子亦见效，但治到一定程度就不再缓解，无法收工。有时我们发现有些病人找火神派医生开药，刚服用一周，立感大效，病情豁然大解。他感觉扶阳甚妙，非常信任火神派，扶阳3年还在治疗，病已去十之七八，但不断增加附子的剂量仍未能断根。这是知温不知补，知四逆汤，不知肾气丸。张仲景除了"急温之"，还有"缓补之"，用附子配地黄，入一味地黄，立刻大效。如笔者常举的例子，一位群友用麻黄附子细辛汤治荨麻疹，一吃皮疹马上就消退，苦于仅留一点零星的皮疹再也无法消退，后来用麻黄附子细辛汤加地黄、何首乌，皮疹很快就彻底消退。所以地黄不仅能养阴，地黄配附子，还能增强附子温阳的疗效，运柔成刚。

（五）阳道阻滞，龙火奔腾

有些阳虚的病人，明明阳虚，一服温阳药就上火，出现口舌生疮、大便难解、面部痤疮等症。这是痰、食、湿、瘀阻滞，需要先通阳道，才能温阳。另一个原因是龙雷二火，不知擒养。雷火指精火、肾阳；龙火指相火、肝阳。若擒而不养，只知直折相火，会损人阳寿，如《伤寒论》讲疾病深入厥阴危重时期，若"反与黄芩汤彻其热"，易致病人死亡，告诫我们要养护人身上的元阳。反之，若养而不擒，易龙雷火奔，指如果只知一味扶雷火，温肾阳，不知擒龙，制约相火，可能导致肾阳未扶，肝阳奔腾。比如有位学友自认为阳虚用附子，结果用一段时间附子温阳后，发生了无菌性乳腺炎，这为典型的龙火奔腾的表现。所以不懂从龙法，温阳易上火。

（六）阴常不足

朱丹溪讲："阳常有余，阴常不足。"很多医者不知阳虚之人，多有阴虚之体。如一个病人阳虚，表现为手脚冰凉，但他脉细涩，还有耳鸣，都提示阴虚精亏。如果单纯给这类阴阳两虚者温阳会使病人很不舒服，所以肾气丸在用附子、肉桂、地黄、山茱萸、山药温补的基础上，还要用牡丹皮、泽泻清肝、凉血、泻相火，以调和阴阳。后人怕和阴阳的力量不够，还进一步化裁出济生肾气丸，在金匮肾气丸的基础上加牛膝引火下行，使火降血下，加车前子补肝肾兼清热利尿，使湿热从小便而去。所以急温之，可纯刚，四逆汤法；缓补之，和阴阳，肾气丸法。当然和阴阳除了用肾气丸原方，还可以学张景岳的左归丸、右归丸，亦是由肾气丸化裁而来。

二、温阳进展

（一）肿瘤进展

前面描述的是温阳不效的情况，一些极端的情况下，温阳不但不见效，还可能导致疾病进展。如果一个太阴病误认为是少阴病，进行温阳，就可能出现疾病进展，比如子宫肌瘤。子宫肌瘤是一种来源于子宫平滑肌的良性肿瘤，属于太阴外证。太阴内证表现为"腹满而吐，食不下，时腹自痛，自利益甚"，为消化道症状；而外证指体腔外的躯体疾病，脾主肌肉，所以太阴外证多指各类肌肉疾病，常用桂枝汤走肌表、解肌、和营卫。治疗子宫肌瘤的常用方为桂枝茯苓丸，用桂枝、芍药即桂枝汤法治太阴外证，茯苓化痰除湿，牡丹皮、桃仁活血化瘀，针对盆腔肿瘤之痰瘀互结。但由于子宫肌瘤的病人本身太阴脾虚，多表现为舌淡等虚象，甚者因三阴递进，还可兼有少阴病的虚寒之象，所以很多人喜欢用四逆汤化裁治疗，而不是用桂枝茯苓丸。部分子宫肌瘤的病人用了四逆汤能使肌瘤在短时间内快速生长，有些在两三个月内就可增长一倍甚至更快。这是太阴病用少阴病的温药导致肿瘤进展的典型例子。

还有些恶性肿瘤，明明少阴阳虚，服用四逆汤后，全身症状得以改善，病人感觉很舒服，但一拍CT片，肿瘤却在增大进展，这是因为"瘤坚之下，必有伏阳"。比如乳腺癌常表现为全身冰凉，但肿瘤局部却有伏热。肿瘤局部可表现为体温升高，所以早期西医用红外线去检测肿瘤，甚者还可表现为红肿热痛，炎症反应很明显，这些都是伏阳的特征。所以王洪绪治乳腺癌很有特色，他用小金丹，内含乌头去温，还用阳和汤，内含鹿角胶去补，两者皆为温阳药；除此之外，还用西黄丸，内含牛黄去清，去攻，将温、补、清、攻等不同学派的学术思想合理用于同一病人身上。如果没有认识到"瘤坚之下，必有伏阳"，不明白乌头配牛黄的机制，只知用四逆汤去温，往往导致肿瘤进展。

再比如《素问·阴阳应象大论》讲阴静而阳燥，肿瘤局部有伏阳，阳性燥，肿瘤细胞就容易流走再生，所以温阳药容易促进肿瘤转移。但肿瘤属于痰瘀互结，痰性流走，其转移一部分与痰相关，而"病痰饮者，当以温药和之"，痰为阴邪，非温不化，所以温阳药同时又可以抑制肿瘤转移。为了更好地适应温阳与肿瘤之间的复杂关系，临床常用附子配半夏、天南星等药温阳兼化痰，代表方为复方三生饮，而不是单纯用四逆汤去温。

（二）风湿活化

善长治疗类风湿关节炎的医生会发现，有些病人用附子温阳后，反而关节疼痛加剧，而且以前不痛的关节还可能莫名出现疼痛。因为附子能促进浸润在关节中的B细胞活化，有病的关节逐个痛一遍后，病情才能真正缓解，即中医所谓追风逐湿。其实要根治风湿，就需要使病变的关节都痛一遍，而不是直接缓解疼痛。这时需要运用调平法，既要用附子促进B细胞活化，又要用药物抑制过强的炎症应答，如桂枝芍药知母汤用附子配知母，知母就能减轻附子活化B细胞加重关节疼痛的副反应。桂枝芍药知母汤的组方思路寒热错杂，临证不见热象也能使用知母，可见单纯靠辨证论治的思维去治病值得商榷。

（三）伏邪外发

"冬伤于寒，春必病温"，阳虚之人若体内有伏邪，用附子温阳之后，可能导致伏邪外发，病情加重。如肝硬化的病人由于雌激素灭活障碍，导致男性生殖器萎缩，出现阳痿。病人表现为阳虚舌质淡，应用茵陈术附汤类方治疗。但是大多数肝硬化病人由慢性乙肝发展而来，温阳药可能促进乙肝病毒活跃，加重肝损伤，所谓"伏邪外发"。而且有伏邪之人服用附子后，也易出现口舌生疮、咽喉肿痛等上火之象。所以要根治伏邪，还得温、补、托、清各法合理并用。我们只有深刻理解伏邪外发的机制，才能明白用温药后，出现病情加重不一定是坏事，风湿活化实则为治愈风湿的必经之路。

三、血虚温阳

（一）小细胞低色素性贫血

临床最常见的两种贫血为小细胞低色素性贫血和大细胞正色素性贫血。小细胞低色素性贫血又叫缺铁性贫血，缺铁是造成这类贫血最主要的原因之一。它表现为红细胞个头很小，所以叫小细胞，而且由于缺铁后，血色素不能合成，所以叫低色素。血液之所以呈现红色，是因为血液中含很多红细胞，而红细胞中富含血色素使它呈现红色。这类贫血由于缺铁，血色素合成障碍，所以红细胞个头小，发育不好，称为小细胞低色素性贫血。

中医通过望舌有助于判断是否有缺铁性贫血。根据舌的构造，舌面上的苔是一层黏膜，而黏膜下是丰富的毛细血管网，人肉眼看到的舌色实则为舌下毛细血管网中红细胞的颜色。缺铁性贫血由于毛细血管网中红细胞减少，且红细胞含有的血色素低，所以多表现为淡白舌。红细胞还有个重要的功能，即携带氧。氧和体内的营养物质结合燃烧，一方面生成二氧化碳，经呼吸排出体外，一方面生成的热能将转化为ATP储存起来，供人体使用。如果血色素低，红细胞减少，携带的氧不足，体内碳水化合物和氧结合燃烧释放能量的过程就会受到抑制。即使体内有充足的营养物质及激素支持人体的分解代谢，但缺了氧，释放能量的过程也会受阻。所以缺铁性贫血的人代谢水平低下，即中医所谓的气化功能低下，由于产生的热能减少，多表现为手脚冰凉。

那么手脚冰凉、舌淡白一定是阳虚吗？阳虚之人心排血量减少，血液循环动力差，通过舌下毛细血管网的红细胞减少，常表现为淡白舌，所以扶阳派见到淡白舌经常喜欢温阳。但是导致淡白舌的原因其实很多，不仅仅是阳虚。气虚之人水湿停留，舌质胖大，由于血液及组织中水分增多，红细胞被稀释，导致舌色变淡，也可以表现为淡白舌。血虚贫血者，也可以表现为淡白舌，其机制已在前文阐述。

气虚、血虚之人表现为淡白舌、手脚冰凉时，若当成阳虚，单纯温阳，往往对病人是不利的。尤其血虚之人一味温阳，就像给无水的锅添柴烧火，形成干烧，副反应更明显。所以一见到舌淡、手脚冰凉，就认定为阳虚，用大剂量附子或四逆汤是不对的。我们还需要去摸脉进一步判断，如果脉芤，为有血虚；如果脉大而无力，是建中汤证，太阴气虚；如果脉沉迟无力，那才是真正的少阴寒化证。对于血虚贫血者，需要养血，可以用四物汤。但是贫血者碳水化合物中的碳和氧结合减少，基础代谢低下，手脚冰凉，所以也可以用归脾丸补气生血，比单纯养血疗效更佳。或者在四物汤养血的基础上加四君子汤补气，成八珍汤，或再加黄芪，少加一些肉桂，在补气养血的基础上少佐温阳，成十全大补丸等。

所以从诊断学看，气虚可以舌淡苔白，且气虚的舌常胖大；血虚也可以舌淡苔白，但血虚者脉芤，如小细胞低色素性贫血；阳虚也可以舌淡苔白，但阳虚者脉沉迟无力。太阴虚劳者，脉大为劳，表现为浮缓大之脉，为太阴气虚；少阴虚劳者，脉沉迟无力，为少阴寒化附子证。如果我们不深刻认识中医的机制，那么在临床诊断治疗疾病时常常会出现偏差。

（二）大细胞正色素性贫血

另一类贫血为大细胞正色素性贫血，表现为红细胞个头大，所以叫大细胞，它的血色素合成正常，所以叫正色素。造成这类贫血的主要原因是叶酸或维生素B_{12}缺乏。两者的缺乏会影响红细胞的成熟，从而导致血色素携带氧的能力减退。

从中医舌脉上看，大细胞性贫血表现为舌红少苔、脉芤。舌红，是因为这类贫血红细胞中的血色素含量升高；少苔，是因为叶酸、维生素B_{12}的缺乏会导致舌和消化道都出现黏膜炎，造成舌黏膜脱落。若缺少叶酸、维生素B_{12}，舌黏膜细胞就不能得到正常营养，从而脱落，形成舌红少苔的镜面舌。而且叶酸、维生素B_{12}还能维持神经系统的兴奋性，两者的缺乏会导致神经系统兴奋性增加，出现心烦失眠。所以大细胞性贫血表现为心烦失眠、舌红少苔、脉芤等，这是一个典型的黄连阿胶汤证，即《伤寒论》的少阴热化证。

一位群友曾记录一个医案，写他给一位舌红少苔、手脚冰凉的大细胞性贫血病人用黄连阿胶汤，最终获得良效。一般大细胞性贫血为少阴热化证，应该还伴五心烦热等阴虚之证，怎么还会手脚冰凉？这是因为大细胞性贫血者，红细胞携带氧的能力减退，导致碳和氧燃烧生成二氧化碳，释放能量的过程受到抑制，所以表现为能量代谢低下，手脚冰凉。大部分人一看到舌红少苔、手脚冰凉的矛盾之象，会不知如何入手治疗。若尝试用传统中医的理论去理解，往往会解释为需要舍证从脉或舍脉从证；或认为是阴阳两虚，还是认为得温阳，但这种镜面舌的病人，若服用温阳药，往往会很难受。

实际单从中医诊断学的角度，也能鉴别舌红少苔者为阴虚还是血虚。阴虚者除舌红少苔外，还表现为脉细，而血虚者则表现为脉芤。所以我们在诊断上反复强调既要四诊合参，又要独见若神。四诊合参指当一种诊断方法不能够完全确定疾病病机时，需要用另外一种诊断方法来辅助。而独见若神指初见一个独证，就可明确疾病的基本病机，不需要再四诊合参。比如咳而遗尿为膀胱咳，就可以用五苓散，再一摸脉，左关弦，用小柴胡汤，合起来即为柴苓汤。膀胱咳为五苓散的独证，从问诊得知，左关脉弦为小柴胡汤的独证，从脉诊得知，不需要再辨"少阳之为病，口苦，咽干，目眩也"，一个问诊加一个脉诊，这两个独证合起来即为四诊合参。所以不是所有病人都需要把望闻问切所有内容都诊一遍才叫四诊合参，但我们也不能只抓独证而舍弃四诊合参。比如一看到淡白舌、手脚冰凉，就认为是阳虚而用四逆汤，但一摸脉芤，实则为血虚，不能用四逆汤。或者一看到舌红少苔，就认为是阴虚，如果还伴脉芤，则应是血虚。所以舌红少苔未必是阴虚，除红少苔外，阴虚火旺者还可以伴有手心热而无汗，中医叫五心烦热；而血虚者一摸脉，还伴脉芤，在诊断上需要将两者区别开。

（三）血虚夹寒方

1. 养血方——当归建中汤与当归四逆汤

《千金方》有个内补当归建中汤："治妇人产后虚羸不足，腹中刺痛不止，吸吸少气，或苦少腹拘急，痛引腰背，不能食饮。"此方与当归四逆汤都用当归、桂枝、芍药、甘草、大枣，两方治证的区别是：当归建中汤治血虚，以虚为主；当归四逆汤治血寒，以寒为主，所以当归建中汤比当归四逆汤多了生姜、饴糖温中，当归四逆汤比当归建中汤多了细辛、通草宣通。关于血虚之证，给大家讲3个方进行比较：太阴病的血虚，舌质偏淡，用当归建中汤；少阴病的血虚，舌质偏红，为血虚有热，用黄连阿胶汤；厥阴病的血虚，手脚冰凉，脉细欲绝，为血虚有寒，用当归四逆汤。

当归建中汤、当归四逆汤的方名，都把当归放在第一位。小建中汤本是补气的处方，加了一味当归后，就把一个补气的方变成了一个养血的方，所以叫当归建中汤。血虚之人，若伴小细胞低色素性贫血，多舌质淡，当用当归建中汤。而大细胞性贫血是红细胞生成发育障碍，血色素值往往正常，毛细血管网的颜色不受影响，并且舌黏膜炎导致舌黏膜脱落，就形成了镜面舌。

2. 养血方——八味建中汤与当归四逆汤

张仲景养血方中治疗血虚有寒的代表方一个是八味建中汤（当归四两、桂枝三两、甘草二两、生姜三两、大枣十二枚、芍药六两、地黄六两、阿胶二两），另一个是当归四逆汤。八味建中汤由当归建中汤加地黄和阿胶组成；当归四逆汤治疗脉微欲绝，手足逆冷，因为血虚有寒，所以脉表现得非常细，细得几乎摸不着。

两方的区别在于：当归四逆汤重在温，故用通草和细辛去温，急则温之；而八味建中汤重在补，故用地黄和阿胶去补，缓则补之，所以前者是治血虚有寒偏温之方，而后者是治血虚有寒偏补之方。两方中都用芍药、大枣养血，而当归四逆汤是大枣的剂量翻倍，用来养血，当归建中汤因为有腹痛，是芍药的剂量翻倍，缓急止痛。当归四逆汤之所以不重用芍药而重用大枣，是因为芍药偏凉，急则温之，既要养血又不能偏凉，故用大枣。我们平时在讲血虚方时常提到八味建中汤和黄连阿胶汤，恰恰很少提当归四逆汤。实际上血虚有寒需要补血时，八味建中汤的效果确实优于当归四逆汤，而在血虚有寒需要散寒时，当归四逆汤的效果却反过来优于八味建中汤，从这可以看出张仲景的处方配伍其实非常规整。

3. 止血方——八味建中汤与黄土汤

八味建中汤不仅养血，还能止血，治疗气虚之人出血过多，它是在内补当归建中汤的基础上加地黄、阿胶，后加的两味药是止血的关键药物。另一个用这两味药止血的代表方是黄土汤，治阳虚之人出血。两方都用地黄、阿胶止血，不外乎八味建中汤治太阴病，用桂枝、甘草、生姜、大枣这些药物，而黄土汤治少阴病，用附子、白术、甘草、灶心黄土这些药物；一个是用芍药，一个是用黄芩，都是泻肝，以防止用了温药之后导致龙火升腾，从而加重出血。因为肝藏血，所以出血之病都要泻肝，如果肝阳上亢就会加重出血，也就是说黄土汤中没有黄芩会加重出血。而且黄土汤不一定非得用来止血，其实一个血虚之人兼有阳虚就可以使用黄土汤。从八味建中汤和黄土汤这两个止血方中，也可以看到张仲景处方的变化和化裁规律。

（四）临床实录——乳腺癌贫血案

【处方】鹿角霜30克，醋青皮10克，川楝子10克，橘叶10克，醋商陆10克，当归10克，熟地30克，瓜蒌10克，土贝母10克，制淫羊藿30克，全蝎5克，肉桂3克，猫爪草30克，夏枯草30克，蒲公英30克，天葵子30克，川芎10克，甘草6克。

这是一个复诊的乳腺癌病人，前方用药如上，病人表现为手脚冰凉，舌质淡，但舌尖红，还有芒刺。见到手脚冰凉、舌质淡，我们一般会当作阳虚去治。但是其实她不是阳虚，因为一摸她的脉芤，说明她是血虚。血虚常表现为两种舌象，小细胞低色素性贫血表现为淡白舌，而大细胞正色素性贫血表现为镜面舌。这个病人伴有小细胞低色素性贫血，贫血导致舌下毛细血管中的血红蛋白减少，所以舌质淡，且由于血液中血氧降低，导致她基础代谢低下，手脚冰凉。因为人体的代谢水平需要靠营养物质和氧燃烧进行化学反应来维持，碳加氧合成二氧化碳，同时会释放能量。所以她本质上不是阳虚用附子的指征，而是血虚的指征。

再摸病人手心都是汗，易忽冷忽热，所以正好把方中的肉桂改成桂枝，再加上白芍、生姜、大枣，就把桂枝汤合进去了，治她时发热，自汗出。还暂时去掉了养血的川芎（其实也可以留着），因为桂枝汤有个特点，它能养血，所以张仲景用桂枝汤化裁治诸血中之病，这是它与其他处方不一样的地方。桂枝汤的基础上加当归，实际为当归建中汤的架构；加熟地治她夜尿多，精血同补，属于张景岳精血同源的思想。实际上精血同源虽由张景岳提出，但早在张仲景的《金匮要略》中已有体现，《千金》内补当归建中汤方后注"若去血过多，崩伤内衄不止，加地黄六两，阿胶二两"，即为非常典型的例子。

四、腻苔温阳

扶阳学派认为舌根苔厚腻是使用附子的一个指征，凭借这一指征确实治对了一部分人，但也有一部分人无效。那么哪类舌根苔腻为阳虚，需要温阳呢？问题的答案在于《伤寒论·少阴病》篇中："少阴病，欲吐不吐，心烦但欲寐，五六日自利而渴者，属少阴也，虚故引水自救。若小便色白者，少阴病形悉具。小便白者，以下焦虚有寒，不能制水，故令色白也。"舌根有很多醛固酮的受体，醛固酮主水钠重吸收，若醛固酮水平低下，唾液分泌会增多，舌根的苔就会变厚，所以少阴肾阳虚之人的一个典型特征是舌根苔厚腻。此处的舌根苔厚腻即为条文中所谓"下焦虚有寒，不能制水"，这句话包含两个意思，一个是下焦虚，一个是有寒。

舌根苔厚腻是使用熟地的一个指征，这种人常常口咸或痰咸，金水六君煎主要就靠熟地提高醛固酮水平，来治疗肾虚痰泛之咳喘。人体的支气管黏膜上也有醛固酮受体，醛固酮水平提高后，痰液的分泌就会减少。醛固酮属于肾上腺皮质酮，肾上腺皮质分泌的激素有肾上腺皮质醇和肾上腺皮质酮之分，都属于中医肾精的范畴。皮质醇是临床常用的地塞米松、泼尼松等类似的药物，而皮质酮主要管水钠重吸收，与水液代谢相关。所以醛固酮水平低，下焦虚就不能制水，而舌根醛固酮受体很丰富，就容易表现为厚腻苔。而相同的机制，若尿量分泌增加、尿渗透压降低，就会表现为尿白、多尿、夜尿。若有时用熟地不见效，还可以用附子，"以下焦虚有寒"，有寒即为附子证。急则温之用附子，缓则补之用熟地。所以扶阳学派认为阳虚有寒为附子证，实际上它不完全是附子证，而是附子和地黄的一个证。

但是并不是所有的舌根苔厚腻都是附子和地黄之证。舌根苔腻有白腻和黄腻之分，如果是黄腻苔，"苔黄未下者，下之黄自去"，这是大黄附子汤证，用大黄、附子、细辛。还有一种舌根的苔腻，苔质细密，大便难出，这和温阳没多大关系。比如《温病条辨》讲湿热闭在下焦，也会出现舌根腻苔，这时若大便难出，多是湿热温病，需要用宣清导浊汤去下湿浊，若误用了温阳可能导致病人神志昏聩。再比如肠伤寒多表现为大便难解，也会出现舌根厚腻苔，它是蒿芩清胆汤、甘露消毒汤证，但它伴有相对缓脉、神志淡漠等类似阳虚的表现，如果误用附子，几乎都是"促命期"，病人很少能活过来。还有一种可能，下焦的肿瘤如结直肠癌也经常表现为舌根腻苔，由于病位在下焦，且一部分病人属于非阳虚、下焦有热，这种结直肠癌经常表现为舌根苔腻，这时用附子会促进肿瘤生长与转移，也会威胁到病人的生命。

五、误治伤阳

（一）误汗伤阳

1. 桂枝加附子汤

首先讲述误汗伤阳的桂枝加附子汤证——"太阳病，发汗，遂漏不止，其人恶风，小便难，四肢微急，难以屈伸者，桂枝加附子汤主之。"条文中的"太阳病，发汗，遂漏不止"指漏汗，即汗出不止。这条讲的是作为太阳中风的桂枝汤证，本不该用麻黄汤发汗，却用了麻黄汤发汗，从而造成亡阳漏汗。《伤寒论》中讲的"亡阳"指的是汗出伤阳，而不是指阳绝——阳气没有了。这种亡阳漏汗当用桂枝加附子汤温阳敛汗，附子能增强桂枝温阳走表的力量。

关于附子配桂枝的使用，《伤寒论》又有条文讲："病形象桂枝，因加附子参其间，增桂令汗出。"可见附子配桂枝对汗液的影响表现为双向调节，对于漏汗之人附子能够增强桂枝的止汗作用，而对于无汗之人附子又能够促进桂枝发汗的作用，其核心在于配伍。比如"伤寒八九日，风湿相抟，身体疼烦，不能自转侧，不呕，不渴，脉浮虚而涩者，桂枝附子汤主之"，治疗"风湿在表，身体痛烦，不能自转侧"时，用附子配桂枝能够"增桂令汗出"，发在表的风湿。"脉浮虚而涩者"中的脉涩即《金匮要略·虚劳病》篇所讲的"男子脉浮弱而涩，为无子，精气清冷"，这种亡血失精者可用桂枝加龙骨牡蛎汤治疗。桂枝加龙骨牡蛎汤由桂枝汤加减变化而来，可见桂枝汤可以治涩脉。所以风湿在表，脉浮而涩，当用桂枝汤；脉虚，用附子。

总之，附子配桂枝既能增强桂枝的发表出汗作用，又能增强桂枝的止汗作用。

2. 小建中汤证误汗亡阳

"伤寒，脉浮，自汗出，小便数，心烦，微恶寒，脚挛急，反与桂枝，欲攻其表，此误也，得之便厥。咽中干，烦躁，吐逆者，作甘草干姜汤与之，以复其阳。若厥愈足温者，更作芍药甘草汤与之，其脚即伸。若胃气不和，谵语者，少与调胃承气汤。若重发汗，复加烧针者，四逆汤主之。"

"伤寒，脉浮，自汗出"，证象阳旦，像桂枝汤证。《伤寒论》有一条讲"伤寒二三日，心中悸而烦者，小建中汤主之。"脾虚之人本身为小建中汤证，如果感冒后出现心中悸而烦、自汗出、脉浮，就可以用小建中汤治疗。小建中汤由桂枝汤变化而来，用来治太阳兼太阴之证，也能解表。如果这种人误服桂枝加附子汤，附子增桂令汗出，以致误汗亡阳，这一条所讲即为具体的救逆之法。

上一条讲"太阳病，发汗，遂漏不止，其人恶风，小便难，四肢微急，难以屈伸者，桂枝加附子汤主之。"这一条讲"伤寒脉浮，自汗出，小便数，心烦，微恶寒，脚挛急，反与桂枝，欲攻其表，此误也。"这一条之所以会误用桂枝加附子汤，是因为这两条的症状很相似，都有出汗，上条说漏汗不止，这条说自汗出；都有小便问题，上条说小便难，这条说小便数；上条是恶风，这条是微恶寒；上条是四肢微急，这条是脚挛急。虽然症状很像，但这条并不是桂枝加附子汤证，而是小建中汤证，因为它还有心烦。对于脉浮、自汗出又伴心烦者是小建中汤证，被误诊用了桂枝加附子汤，增桂令汗出，就会出问题。

由于增桂令汗出，发生汗出亡阳，具体的救逆之法是先用甘草干姜汤以复其阳；在阳气恢复以后，再用芍药甘草汤，腿就不拘急，能伸直了；如果胃气不和，与调胃承气汤；如果重发汗，复加烧针，重伤其阳，用四逆汤。

这一条将误治后的救逆分为刚柔两端，所用4个处方的配伍很有意思。甘草干姜汤用刚，复其阳；芍药甘草汤用柔，复其阴。芍药甘草汤用柔，如果再加附子，则为芍药甘草附子汤；而甘草干姜汤用刚，再加附子，则为四逆汤。若内有实热，用大黄、芒硝加甘草，这是调胃承气汤；若内有虚寒，用干姜、附子加甘草，这是四逆汤，两方都用了甘草。

（1）甘草干姜汤：4个处方逐一论述，对于"咽中干，烦躁，吐逆者"，用甘草干姜汤，重用炙甘草四两，干姜二两，炙甘草用量倍于干姜，以土盖火，这为李东垣讲的"气虚生大热"。"虚劳里急，悸，衄，腹中痛，梦失精，四肢酸疼，手足烦热，咽干口燥，小建中汤主之。"小建中汤重用甘草治疗四肢烦热，亦为以土盖火之法。

如果用甘草以土盖火的力量不足，加黄芪，代表方为黄芪建中汤。如果病人不表现为"形体酸削不能行，面色薄"（换言之，不是消瘦、面色苍白这种形体不足的人），而表现为消化道功能差或者气机下陷乏力，就改用补中益气汤。黄芪建中汤和补中益气汤都可治气虚生大热，不过前者偏重于形，后者偏重于气，两方都可以退热。其退热的窍门在于黄芪建中汤与补中益气汤都用黄芪配甘草，只不过前者合上建中汤，而后者合上四君子汤（去了淡渗利湿的茯苓，配伍人参、白术之类的药物）而已。其实，单独把黄芪配甘草抽出来，只用这两个药甘温除大热也有效。如果连黄芪也不用，只用一味炙甘草以土盖火——即为甘草干姜汤的思路，治"咽中干，烦躁，吐逆者"。

阳虚的人外感也可出现实热，未必都是虚热，对于这种情况也要清热。"伤寒，医以丸药大下之，身热不去，微烦者，栀子干姜汤主之。"栀子干姜汤用栀子配干姜是寒热错杂的合治法，因为病人"微烦"，而栀子能够退热除烦，所以首选栀子；又因病人本身旧有微溏，平时就脾虚大便稀，或者"医以丸药大下之"伤了脾阳，所以用干姜温脾阳。此方配伍寒热错杂，可见张仲景的思想——既把阴阳分得很清楚，又不拘泥于阴阳，寒温可以并用。既然身热发烦，就用栀子退热除烦，这是直取其病；兼有脾虚微溏，或者"丸药大下之"重伤脾阳，那就随证加减加干姜，合起来即为栀子干姜汤，整个处方体现了"直取其病，随证加减"的思想，思路非常清晰简明。

"下之后，复发汗，昼日烦躁不得眠，夜而安静，不呕，不渴，无表证，脉沉微，身无大热者，干姜附子汤主之。"与四逆汤相比，干姜附子汤没有用甘草，为纯阳之法。之所以不用甘草，是因为这条表现为"昼日烦躁不得眠"，白天已经烦躁不得眠了，若再用甘草，其拟皮质激素样作用会使人更加兴奋。比如有些肿瘤病人的化疗方案中有激素，或者会用激素去增强止吐药的作用，由于激素有兴奋作用，这些病人治疗后会出现兴奋得睡不着觉。

由此可见，干姜附子汤、甘草干姜汤、栀子干姜汤种种变化不离阴阳。如果分不清阴阳，就当不了中医；但高明的中医又能跳出阴阳，不拘泥于阴阳。

（2）芍药甘草汤：这一条先用甘草干姜汤复其阳，再用芍药甘草汤治疗脚拘急。芍药甘草汤的剂量是芍药、炙甘草各用四两。第一，助阳用甘草是四逆法，因为甘草能增强附子、干姜的温阳作用，在需要增强附子、干姜的温阳作用时，可在其基础上加甘草。第二，敛阴用芍药是建中法，小建中汤就用芍药来敛阴，治疗脉大为劳。

甘草干姜汤与芍药甘草汤是《伤寒论》的一组对方，一个用芍药，一个用干姜，一阴一阳。之所以处方叫甘草干姜汤，而不叫干姜甘草汤，是因为虚人出现热象需要以土盖火，重用了炙甘草，降低了干姜的剂量（干姜是炙甘草剂量的一半）。在给病人温阳时，如果病人表现出虚热之象，温阳药常常要减量，当然这是个人经验，大家见仁见智。

（3）调胃承气汤："胃不和，谵语者，少与调胃承气汤。"有阳明腑实者，与调胃承气汤。调胃承气汤用大黄配芒硝，再加甘草缓之。其中，大黄用清酒洗过，以监制大黄寒凉泻下的作用。阳虚外感常常伴有便秘，此时温阳和通腑治法的先后需视具体情况而定。如果病人以外证为主，可以先通其腑、后温其阳；如以里证为主，可以先温其阳、后通其腑，总之需要温阳和通腑并用。如果先后使用不当，容易出现问题："本发汗，而复下之，此为逆也"，本应该发汗，却偏偏去攻下，这是逆治，就治坏了，"若先发汗，治不为逆"，先发汗再下才是正确的治法；"本先下之，而反汗之，为逆"，本应该先下，但偏偏发汗，也是逆治，"若先下之，治不为逆"，先下再发汗才是正确的治法。

"以承气汤微溏，止其谵语"，指阳虚之人外感，出现感染，或者内伤发热，如果大便秘结一定要给予通便，用承气汤使他的大便保持微溏。之所以选用调胃承气汤，是因为不可用大承气汤重伤其阳，而阳虚之人单独使用调胃承气汤都无妨。比如笔者本身是阳虚体质，以前经常虚火上炎，出现牙龈肿痛，大便难解，为图服药方便，我就先用三黄片通大便，在缓解症状之后再吃附子理中丸，这样牙龈肿痛很快就好了。三黄片加附子理中丸与这条调胃承气汤加四逆汤的用法很相似。

而且《伤寒论》与《黄帝内经》的思路一脉贯通。《素问·标本病传论》曰："知标本者，万举万当，不知标本，是谓妄行。夫阴阳、逆从、标本之为道也，小而大，言一而知百病之害。"这里的标本指人有客气与痼疾之分。中医有个主客学说，客指客气，主指痼疾，简而论之，大体可认为客气为邪，痼疾为正。后面又讲"小大不利治其标，小大利治其本"，对于"小大不利"有多种说法，抛开其他说法不提，姑且可以理解为大小便不通。小大不利治其标，不管外感、内伤，对于大小便出不来的，都先治其标，先通大小便。因为很多疾病都会抑制肠道蠕动而出现便秘，而便秘又会加重疾病的进展，所以要通腑。也有很多疾病会导致小便不利，首先要利其小便，利小便的方法不只是利尿，还需要以温药和之，比如五苓散用桂枝。《伤寒论》这条所讲的"先用调胃承气汤，后用四逆汤"，就能很好地诠释《素问·标本病传论》"小大不利治其标，小大利治其本"的观点。

那么，"先用调胃承气汤，后用四逆汤"与"直接用大黄附子汤"有什么区别呢？如果病人的症状集中表现为小大不利，治标可能没有效，即《素问·标本病传论》所讲的"先小大不利而后生病者，治其本。"比如笔者曾经在阑尾结石嵌顿术后出现了胃瘫、麻痹性肠梗阻，由于院方认为我作为肿瘤专家不懂急腹症，不准自用中药，而给灌蓖麻油、大承气汤来通便，但是大便一直不能排出，感觉非常难受。后来医院领导来看我，终于允许我给自己开中药了，当时我用了大黄附子汤才解决了大便问题。这种情况不能先用大承气汤，再用四逆汤，若单用大承气汤，大便也难以排出。"先小大不利而后生病者，治其本"，这是麻痹性肠梗阻，本身以里证为主，所以用大承气汤或调胃承气汤治标效果往往不好。这与前文智齿冠周炎急性发作的病例不同，那是炎症导致的牙龈肿痛，大便难出，先用三黄片，再用附子理中丸，大便就能下来了。这两个药还可以同时服用，我一般是第一道吃几片三黄片先让大便下来，第二道过渡至三黄片加附子理中丸，待炎症消了之后，再单用附子理中丸。

（4）四逆汤："若重发汗，复加烧针者，四逆汤主之。"用调胃承气汤后，再用四逆汤。四逆汤一般是用附子一枚、干姜一两半，但煎煮法中还有"强人可大附子一枚，干姜三两"的论述，指如果病人体质强壮，可用大附子一枚、干姜三两。从这条看，《伤寒论》中急温之的时候，也没有将附子用至上百克，后世关于附子的剂量说法不一，这需要大家自己去反思。

（5）病机阐述："问曰：证象阳旦，按法治之而增剧，厥逆，咽中干，两胫拘急而谵语。师曰：言夜半手足当温，两脚当伸。后如师言，何以知此？答曰：寸口脉浮而大，浮为风，大为虚，风则生微热，虚则两胫挛。病形象桂枝，因加附子参其间，增桂令汗出，附子温经，亡阳故也。厥逆，咽中干，烦躁，阳明内结，谵语烦乱，更饮甘草干姜汤，夜半阳气还，两足当热。胫尚微拘急，重与芍药甘草汤，尔乃胫伸。以承气汤微溏，则止其谵语。故知病可愈。"这一条讲的是上一条的病机。

证象阳旦，前文讲到桂枝加附子汤证与小建中汤证表面看起来很相似，只不过小建中汤证多了一个心悸。本是小建中汤证，在误用桂枝加附子汤之后，"按法治之而增剧"，由于增桂令汗出，汗出则亡阳，出现"厥逆，咽中干，两胫拘急而谵语"等症状。

"师曰：言夜半手足当温，两脚当伸。后如师言，何以知此？"为什么夜半手足温了，两脚也不拘急了？"答曰：寸口脉浮而大，浮为风，大为虚。"浮则为风，指的是太阳中风；大则为虚，即《金匮要略·血痹虚劳病》篇讲的"脉大为劳"。大而无力是虚劳，大而有力是阳明（"伤寒三日，阳明脉大"），桂枝汤证和白虎汤证都表现为大脉，其区别在于桂枝汤证是浮大无力，而白虎汤证是大而有力。此条的"大为虚"，指"脉大为劳"。虚劳病还有其他脉，如《金匮要略》曰："脉沉小迟，名脱气，其人疾行则喘喝，手足逆寒，腹满，甚则溏泄，食不消化也。"这条的症状表现在气分，脉沉小迟，适合用理中丸或者补中益气汤。正因为脉沉小迟，需用黄芪去托，把沉迟之脉托出来。而浮大脉不同，"寸口脉浮而大，浮为风，大为虚"，则为建中汤证，而不是理中丸或者补中益气汤证。正因为脉大而无力，需用芍药收敛，所以建中汤重用芍药来治疗虚大之脉。

"风则生微热，虚则两胫挛"，"风则生微热"指气虚生热，桂枝汤、建中汤都可治疗气虚生热。"虚则两胫挛"，可用芍药甘草汤收敛，解除脚的痉挛。芍药甘草汤既能收敛浮阳，又能解痉，此时用正合适。

之所以服药会出问题，是因为"病形象桂枝，因加附子参其间，增桂令汗出，附子温经，亡阳故也"。脉浮、汗出像是桂枝汤证，"因加附子参其间"指用了桂枝加附子汤，造成汗出亡阳。

"厥逆，咽中干，烦躁，阳明内结，谵语烦乱，更饮甘草干姜汤，夜半阳气还，两足当热"，用了甘草干姜汤之后，子时一阳复生，两脚当热。睡到后半夜脚才热是阳虚之人的体征之一，这并不是因为睡得久的缘故。因为阳虚之人睡得久如"棉被捂冰棍"，冰棍是凉的，用棉被捂着，冰棍仍凉，反而不化，只有阳气不虚之人才会越捂越热。之所以阳虚之人后半夜一两点脚热了，是因为子时之后阳气还的缘故。

"胫尚微拘急，重与芍药甘草汤，尔乃胫伸"，如果腿还有拘急，再与芍药甘草汤，脚就伸了。

如果阳明内结，大便干燥或者有烦躁，"以承气汤微溏，则止其谵语。故知病可愈"。微溏是指大便保持轻微溏泄，需与调胃承气汤，而不能用大承气汤重下。"小大不利"首先应使大小便通畅，比如曾有一位群友慢性阑尾炎急性发作，明明是阳虚，可用薏苡附子败酱散，但是又兼有便秘，所以一定要下到他大便微溏。感染会抑制胃肠蠕动而导致便秘，而便秘又会进一步加重病情，下了之后，这位群友的病很快就缓解了，这与"承气汤微溏，则止其谵语"的方法一致。

大家要深刻理解阴阳之间的关系，否则无法明白一个阳虚之人如何能用寒凉之药攻下。再以笔者的亲身经历为例，智齿冠周炎明明是虚热，按常理说用附子理中丸就行了，但我还用了三黄片。如此使用才能快速地截断疾病，阻止病情的进展。否则，只用附子理中丸反而会加重牙周肿痛，当然在小剂量使用时，或许没有明显的副反应。"小大不利治其标"实则为截断法的思想，《吴述伤寒杂病论研究》中讲了很多截断法的内容，都是学自张仲景。

（6）小结：以上条文讲的是一个病人表现为"脉浮，自汗出，小便数，心烦，微恶寒"，明明是小建中汤证，由于其表现类似桂枝汤证，误用了桂枝加附子汤，导致汗多亡阳。然后对此的处理是先用甘草干姜汤复阳；阳气恢复后，如果腿脚仍拘急，再用芍药甘草汤，脚便可伸开；如果大便不通，无论是否伴谵语，都可少与调胃承气汤，"少与"是指用调胃承气汤保持大便轻微稀溏；在大便通了之后，再用四逆汤温阳。

芍药甘草汤、甘草干姜汤、调胃承气汤、四逆汤，这4个处方一个用芍药，一个用干姜，一个用大黄、芒硝，一个用干姜、附子，都配甘草。4个处方一阴一阳，两两相对：芍药甘草汤对应干姜甘草汤，调胃承气汤对应四逆汤。

3. 芍药甘草附子汤

"发汗，病不解，反恶寒者，虚故也，芍药甘草附子汤主之。"本是太少两感之麻黄附子甘草汤证，却反与麻黄汤发汗，导致汗出伤阳，出现"反恶寒"，此为"虚故也"，应与芍药甘草附子汤。

桂枝汤证本就有汗，若误用麻黄汤发汗后，会表现为漏汗，用桂枝加附子汤。而麻黄证的特点是不容易出汗，太少两感的麻黄附子甘草汤证本身是麻黄证，但是兼有少阴阳虚，误用麻黄汤发汗不解，伤阳之后，反而会引起恶寒。一般感冒后外周血管收缩，会出现恶寒，体温增加，但一发汗，汗出带走体温，外周血管扩张，就不应该再恶寒，所以发汗后仍恶寒，叫"反恶寒"。这是阳虚所致，当用芍药甘草附子汤，为麻黄附子甘草汤，去麻黄加芍药。甘草既解附子毒，又助附子温阳，或配干姜温中，为四逆汤；或配麻黄解表，为麻黄附子甘草汤；或配芍药敛阴，为芍药甘草附子汤。

之所以配芍药敛阴，是因为汗出伤阴的缘故，这个病人本应用麻黄附子甘草汤微发汗，而不是用麻黄汤发汗。《伤寒论》中谈及"伤阴"时，大多不是指一出汗就阴虚了，而是指汗出伤了津液，这里也是如此。因其病不解，所以用敛阴的芍药，而不用养阴的地黄。方中甘草配芍药酸甘化阴，甘草配附子辛甘化阳，可见芍药甘草附子汤是阴阳并济之法。正所谓"阳加于阴谓之汗"，所以芍药甘草附子汤用芍药配附子敛阴温阳，用附子温阳，芍药敛阴，没有用补药，属于"急温之"的范畴。如果要"缓补之"，则用肾气丸。肾气丸温肾，用桂枝、附子配地黄、山药、山茱萸，是六味地黄丸加了桂枝、附子，亦得阴阳并济之妙。其中用山茱萸酸收，法同芍药甘草附子汤用芍药。由于六味地黄丸出自宋朝，晚于《金匮要略》的肾气丸几百年，所以很多人反对肾气丸由六味地黄丸衍化而来的说法，但是单纯从配伍结构的角度而言，这种说法并无疑义。总之，急温之用芍药甘草附子汤，没有用补药，属于温法；如果病好了以后，缓则补之可以用肾气丸阴中求阳、阳中求阴，用桂枝、附子配上地黄、山药、山茱萸，属于补法，两方都是阴阳并济之方。可见，《伤寒论》《金匮要略》分之又合，合之又分，外感内伤，理本一贯，同中有异，异中有同。所以，万法归一，内外一统，方近乎道，一定不要把中医的理论给割裂开来。

由此条可引出《温病条辨》讲的"热入血室，医与两清气血，邪去其半，脉数，余邪不解者，护阳和阴汤主之"。护阳和阴汤与芍药甘草附子汤的结构相似，方用芍药、甘草、人参（没用附子，而是用人参代替），再加麦冬、地黄增强芍药的养阴作用，实际上护阳和阴汤的配伍即是由芍药甘草附子汤脱化而来。两个处方，后者治疗的是伤寒，是麻黄附子甘草汤证误用麻黄汤发汗后反恶寒的救逆方，治疗上需要阴阳并济，用芍药甘草附子汤；前者治疗的是温病（热病），热入血室用两清气血之法后，导致阴阳两伤，用护阳和阴汤。两方都用了芍药、甘草，不外乎一个治疗伤寒加附子，一个治疗温病用人参、麦冬、地黄。可见，伤寒学与温病学的很多思想是相通的，只是根据其病因的不同稍做变化而已。

4. 总结

以上《伤寒论》的条文都是在讲误汗之后的治疗：一是本身就不爱出汗的麻黄附子甘草汤证（太少两感证）之人，误用麻黄汤发汗，不表现为漏汗，而表现为恶寒，用芍药甘草附子汤治疗；二是本身就爱出汗的桂枝汤证之人，误用麻黄汤发汗后表现为漏汗，用桂枝加附子汤治疗；三是小建中汤证之人误用桂枝加附子汤之后，依次用甘草干姜汤、芍药甘草汤、调胃承气汤和四逆汤治疗。

实际上，这几条对误汗伤阳的讲解主要是想传递关于阴阳的思想，芍药甘草附子汤、金匮肾气丸、温病的护阳和阴汤都体现了阴阳并济法，加上小建中汤证误治后分别用4个方救逆，这些内容都在极力描述"如何和阴阳"的问题。并且，我还以自己的亲身经历向大家讲解，牙痛时为什么用三黄片加附子理中丸，肠麻痹时为什么用大黄附子汤，以帮助大家更好地理解阴阳。从以上内容中，可以看到《伤寒论》与《温病学》之间、《伤寒论》与《黄帝内经》之间、《金匮要略》与《伤寒论》之间的前因后果。

（二）误汗惊狂

1. 病机

《伤寒论》曰："师曰：病有奔豚，有吐脓，有惊怖，有火邪，此四部病，皆从惊发得之。""师曰：奔豚病，从少腹起，上冲咽喉，发作欲死，复还止，皆从惊恐得之。"这两条讲的是惊狂的病机，讲奔豚、吐脓、惊怖、火邪的病人中有一部分受过惊吓，即从惊得之，讲的是外因。而受惊吓的原因很复杂，有医学的原因，也有医学之外的原因（这部分一般不作探讨）。总之，这种病人曾经受过惊吓，或者容易受到惊吓，在后文桂枝甘草汤证部分会具体讲述这种病人之所以容易受到惊吓的原因。惊吓既可能是因，又可能是果。

关于惊狂的病机，《伤寒论》还有"太阳伤寒者，加温针必惊也"的论述，这讲的是如果用温针来治疗太阳病，容易亡阳而导致惊狂。

《金匮要略》的"寸口脉动而弱，动则为惊，弱则为悸"一条中，对脉象的描述则很好地抓住了诊断这类疾病的关键。其中，"动"指脉跳动得像豆子一样，与豆脉很接近，动脉在指下的感觉如针扎手；"弱"指摸起来力量很差。

2. 桂枝甘草汤

太阳病发汗过多容易导致两种情况：漏汗与心悸。"汗为心之液"，发汗导致的漏汗，用桂枝加附子汤；而发汗后引起的心悸，用桂枝甘草汤。条文有云："发汗过多，其人叉手自冒心，心下悸，欲得按者，桂枝甘草汤主之。"由这条条文可知，这种心悸病人的一个特点是看病时，用手按着胸口与医生交流，所谓"叉手自冒心"，这为典型的桂枝甘草汤证。另外，这种人容易受到惊吓，即前文所讲的"皆从惊恐得之"。很多人都有突然被人从背后拍一下或突然听到某一叫声的经历，如果他表现为突然被吓一跳，吓得人都缩在一起，直用手按在胸口上的，都是心阳虚、易受惊吓之人。总之，看到"其人叉手自冒心"这个特征，就可以开桂枝甘草汤。《金匮要略》中讲的"心气虚者，其人则畏"，与桂枝甘草汤证一条讲的是同一件事情。

之所以发生在发汗后，是由于汗出亡阳的缘故。

所谓"寸口脉动而弱，动则为惊，弱则为悸"，指如果见到病人寸口脉弱，不能发汗（此处发汗指用麻黄汤），发汗则亡阳，容易导致心下悸。如果用麻黄汤发汗，就会引起心悸（叉手自冒心）或者漏汗，甚至会出现晕厥，出现麻黄的副反应。

《伤寒论》中还谈及"少阴病，脉微，不可发汗，亡阳故也"，"亡阳"指心阳虚，若发汗则重伤心阳，必惊狂。

3. 桂枝甘草龙骨牡蛎汤

"火逆下之，因烧针烦躁者，桂枝甘草龙骨牡蛎汤主之。"若伴烦躁者，在桂枝甘草汤的基础上加龙骨、牡蛎。另外，由于有烦躁，减少了桂枝的用量，调整了桂枝、甘草的比例。桂枝甘草汤中用桂枝四两、甘草二两，剂量比为 2：1，而桂枝甘草龙骨牡蛎汤中桂枝与甘草的剂量比为 1：2，桂枝用一两，甘草用二两。

另外，与桂枝甘草汤相比较，一个是心下悸、欲得按；一个是烦躁，程度重了一步。后文讲到的桂枝去芍药加蜀漆牡蛎龙骨救逆汤，病症则又重了一步。

如果桂枝证出现烦躁，特别适合加牡蛎，比如桂枝甘草龙骨牡蛎汤、桂枝加龙骨牡蛎汤。如果麻黄汤证出现烦躁，特别适合加石膏，比如小青龙加石膏汤。牡蛎是一个寒凉药，曾有一位复诊的肿瘤病人，之前吃中药都很有效，但复诊时全身状况不太好，消化功能也不好，我们打算先帮他调理好消化功能，然后下次再集中来治疗肿瘤。那次用完药胃口理应好转，可是病人在回家服药以后，胃口不但没全好，反而还出现了腹痛。后来发现问题在于药房把处方里的30克牡蛎抓成了60克，使得病人一吃就腹痛。而当把牡蛎改成30克之后，胃口就比以前更好了。牡蛎作为一个寒凉药，小剂量使用时寒性不明显，如果大剂量使用，它的寒性就明显体现出来了。总之，大家需要记住，如果遇到烦躁的病人，桂枝配牡蛎，麻黄配石膏，这是《伤寒论》的经典配伍。

那么何时该用桂枝甘草龙骨牡蛎汤？以一个门诊病人为例，首先摸其手心潮热，这是桂枝证；第二摸他的脉，寸口脉没有力气，"寸口脉动而弱，动则为惊，弱则为悸"，当受到惊吓时，脉搏跳动有力，如果跳动无力说明这个人心悸。然后，验之于问诊，病人称自己心悸，觉得心里怦怦跳。于是，我就给他开了桂枝甘草龙骨牡蛎汤，他很快就痊愈了。可见，通过病人的症状完全可以推断出来，将《伤寒论》读明白了就可以做到。

4. 桂枝去芍药加蜀漆牡蛎龙骨救逆汤

"伤寒，脉浮，医以火迫劫之，亡阳，必惊狂，卧起不安者，桂枝去芍药加蜀漆牡蛎龙骨救逆汤主之。"这条的症状比桂枝甘草龙骨牡蛎汤更重，桂枝甘草汤证"其人又手自冒心，心下悸，欲得按者"，见到的症状仅仅是心悸、惊悸；桂枝甘草龙骨牡蛎汤证就已经有了烦躁；而桂枝去芍药加蜀漆牡蛎龙骨救逆汤证是惊狂。这3个证越来越重，3个处方的力量也越来越强。

火迫与误汗，均伤阳气。亡阳故桂枝汤去芍药，加蜀漆、牡蛎、龙骨镇惊。桂枝去芍药加蜀漆牡蛎龙骨救逆汤中的蜀漆是常山苗，也有镇静的作用。

5. 蜀漆散

《金匮要略》云："疟多寒者，名曰牝疟，蜀漆散主之。"蜀漆散由蜀漆、牡蛎、龙骨三味药组成，属仲景治心法，用来治疗疟，也可治疗心脏病，如心悸。因为疟（比如疟疾）是个血分的病，血液之病，而由于心主血脉，所以治疟的药很多都是治心之药。

《金匮要略》又云："温疟者，其脉如平，身无寒但热，骨节疼烦，时呕，白虎加桂枝汤主之。"蜀漆散服用法中讲温疟加蜀漆半分，所以温疟可用白虎加桂枝汤合蜀漆散，或者白虎加桂枝汤加蜀漆。

《金匮要略》还有一条讲"附《外台秘要》方，牡蛎汤：治牡疟"，方用牡蛎、麻黄、甘草、蜀漆。白虎加桂枝汤是桂枝法，牡蛎汤是麻黄法，都是太阳法。还有少阳的柴胡桂姜汤，"治疟寒多微有热，或但寒不热"。

第十六章　从龙概论

一、从龙理论

"少阳之上，火气治之""少阴之上，热气治之"，所以人身上的阳气，在少阴与少阳两端，或者说一组在太阳与少阴，一组在少阳与厥阴。阳虚有少阴的肾阳虚，还有厥阴的肝阳虚。或者换一种说法，人身上的火，有龙雷二火之分。雷火指命火，少阴经之火；龙火指相火，厥阴经之火。

但我们一讲温阳，多指从雷，对于阳虚的人一般习惯温雷火，喜欢用附子，却很少考虑到厥阴温阳，即中医讲的从龙法，这其中的缘由吴鞠通在《温病条辨》中早就有描述。《温病条辨·下焦》篇讲："既厥且哕，脉细且劲，小定风珠主之。"小定风珠由鸡子黄、阿胶、龟板、童便、淡菜组成，是治疗下焦厥阴病之方。吴鞠通在方后注"古者豢龙御龙之法，失传已久，其大要不出乎此"，指出古代就有从龙法，其主要包括两方面的内容，第一如何去擒住龙火，第二如何去运用龙火，但从龙法失传已久。不知当时他是看到了还是已失传，既然失传已久，他又从何得来？只告知其大要不出乎此。从龙法实际是从《伤寒论》脱化而来，但其内容在清代中期吴鞠通之后，就已断了传承。

与中医其他流派不同，扶阳学派一直在四川秘密流行，传承相对封闭。扶阳的理论体系本身非常完备，但是现今流传在世间的主要是以郑钦安为代表的温雷火的那一支。而人身上的阳气降到下焦，既有肾阳，还有肝阳；既有雷火，还有龙火；既有命火，还有相火。所以从龙法也是中医扶阳非常重要的一个流派，它侧重于肝阳，能够解释温肾出现的很多问题。如果无法区分龙雷二火，容易造成两大问题。第一，如果病人为厥阴阳虚，非少阴阳虚，用肾气丸、真武汤、四逆汤等方疗效有限。比如我们治过一例非常典型的厥阴阳虚的病人，他来治阳痿，前医都用附子温阳，但疗效不佳，我们给他改用天台乌药散和橘核荔核丸温厥阴阳气，吃了后非常有效。第二，如果不懂厥阴阳虚，临床会发现，有些病人明明阳虚，但一吃附子就会出现大小便难解、咽喉疼痛等状况。本来想温肾阳，结果导致相火妄动，出现少阳病的表现。

由于对厥阴阳虚的认识不足，导致很多医生在临床上常把厥阴阳虚当成少阴阳虚，喜用附子治疗阳虚诸疾。而当用附子温阳无效时，一般扶阳学派会认为是附子剂量不够。扶阳学派喜欢用大剂量的附子，比如我的老师曾升平对扶阳的研究很深入，他用附子一剂药可以用至700克。扶阳学派之所以敢大剂量使用附子，是因为他们有很多配伍的诀窍来监制附子的毒副反应，但一般不会公开对外讲述。但是换个思路想，其实很多手脚冰凉之阳虚证都不需要用四逆汤或者大剂量使用附子，《伤寒论》中还有很多厥阴阳虚的描述，有些病人从肝阳去治，更对病证，见效更快。

那么如何判断阳虚是在厥阴而非少阴？第一，从脉象上看，厥阴之脉弦而无力，平脉法讲："问曰：东方肝脉，其形何似？师曰：肝者，木也，名厥阴，其脉微弦，濡弱而长，是肝脉也。"第二，看病人的手掌可见大、小鱼际青灰，有肝掌。这都是厥阴肝上有寒的典型表现，其他还有很多办法可以去辨识它。

从龙法一共有36种配伍，即共有36味药与附子相配，来监制附子的各种毒副反应，防止用附子后出现病情转出少阳，叫从龙36法。下面将通过举例，简要阐述从龙法的基本思路。

二、从龙论治

（一）真武汤

真武汤用芍药配附子，芍药有多重作用。第一，真武汤为阳虚夹饮证，芍药有利尿的作用。第二，现代医学研究表明茯苓的有效成分茯苓酸在水中的溶解度很低，必须在酸性溶液中才能被提取出来，而芍药能使药液呈酸性，促使其有效成分溶出。四君子汤中用甘草，也是因为其有效成分甘草酸能促进茯苓酸的溶出。如果四君子汤去了甘草，熬出来的汤液将只有党参和白术的有效成分。第三，芍药配附子其实是扶阳学派的经典配伍之一。芍药能制约龙火，防止雷火未扶，龙火奔腾。火神派温阳给病人用附子，病人经常容易出现口舌生疮、咽喉疼痛等症，或出现早醒、渴、痒诸症，皆属厥阴肝阳奔腾的表现。而芍药配附子后，再吃附子就不容易出现这些上火现象了。

（二）芍药甘草附子汤

"发汗病不解，反恶寒者，虚故也，芍药甘草附子汤主之。"少阴阳虚，外有寒者，用麻黄附子甘草汤治疗太少两感证；内虚腹泻者，去麻黄为干姜，用四逆汤；内实便秘者，去麻黄为大黄，用大黄附子汤，里实便秘者容易发烧，故去甘草为细辛，为少阴经的解热镇痛药；已发汗后，要加敛阴的药，去麻黄为芍药，为芍药甘草附子汤。甘草配芍药酸甘化阴，配附子辛甘化阳，此阴阳并济之法。阳虚之人发其汗，既伤阳，又伤阴，故用芍药甘草附子汤温阳敛阴，但仍属急温之的范畴。症状缓解后，还可以用肾气丸缓补之。肾气丸用桂、附配地黄、山药、山茱萸，还是阴阳并济之法，只不过把酸收之芍药换成了山茱萸。

芍药配附子和山茱萸配附子作用相似，都是从龙法制约肝阳的配伍，两者都偏补。如果不补，只是单纯温者，用黄芩配附子，例如麻黄附子细辛汤加黄芩。所以病人服用麻黄附子细辛汤后咽喉疼痛，热象不显者，用芍药；热象明显者，用黄芩。

（三）黄土汤

"下血，先便后血，此远血也，黄土汤主之。"黄土汤治疗少阴阳虚出血，故用附子温阳。但是既然阳虚，为何又用黄芩？因为温雷火切忌扰动龙火。而且出血者用附子容易少阴转出少阳，引动少阳相火，导致肝不藏血，而加重出血，故用黄芩清少阳，监制附子的热性。

临床上很多时候寒温难辨，阳虚出血者可以不见任何热象，所以有些中医会认为黄土汤证不需要用黄芩。但一个阳虚之人如果脉弦，即使不见热象，用温阳药本身也容易出现口干舌燥、咽喉疼痛、大便秘结等上火的表现。不仅脉弦，阳虚出血之人若见大、小鱼际红或鼻梁两侧发青等征象，用附子都容易导致少阳相火妄动，这些情况黄土汤都不能去黄芩。简而言之，无论是否见热象，黄土汤都不能去黄芩，否则容易加重出血。

实际张仲景有好多处方没细讲条文，因为使用这些方时，很多症状非必须存在。比如厚朴麻黄汤治疗咳而脉浮，方中有石膏，但没讲治"脉数"，不见热象还是可以用石膏，因为方中有姜、辛、味、夏等温药，不怕石膏寒凉，还能先行截断，防止发生细菌感染而出现热象。这与黄土汤附子配黄芩意义相似，如果受传统中医的影响，会因为不见热象就把黄芩去了。但恰恰不见热象，去了黄芩后，有可能加重出血。很多扶阳学派的医案写得很惊心动魄，服用温阳药后，病人高烧、神昏、谵语，最终好转。实际是用附子后，疾病发生传变，最终传入厥阴，发生厥热胜复，最后正胜邪退，病人活了。但实际在用附子时，如果合理配伍，就可以防止疾病传变而出现危象。

另一方面，阳虚之人单纯用黄芩，不考虑温阳，也非良策，否则疾病转入厥阴，也容易出现厥热胜复与厥阴死证。比如一个高烧的病人，如果是阳虚体质，单纯去清少阳，容易出现休克，即《伤寒论》所谓"反与黄芩汤彻其热"，所以附子配黄芩很有讲究。

为了收住肝阳，方中又加了生地，水来涵木。这里地黄配附子，不是为了复形质，而是用地黄来监制附子，防止它扰动肝阳，再用黄芩把肝阳擒住，皆属于擒龙术的范畴。否则用了附子后，肝阳奔腾可能加重出血。而且出血会导致血容量不足，血容量不足后，疾病容易从少阴陷入厥阴出现危症，所以这里用地黄还能养阴，补充血容量。

临床可以用抓独法去判断病人是否有肝不藏血。如肝炎、肝硬化的病人常有肝掌，表现为大、小鱼际红，实则为局部血管扩张，这是典型的肝不藏血的表现。即使没有肝硬化，很多少阳证也表现为大、小鱼际红。所以诊病摸脉时，伸手一看，大、小鱼际红，一眼就可以辨为少阳证，肝不藏血。所以如果一个病人手脚冰凉，用附子；脉弦或大、小鱼际红，用黄芩，再加出血，合起来即为黄土汤，很快就能把处方定出来。

由此可见，我们的辨证思路与传统的四诊合参有所区别，传统中医不见热象，基本不会用黄芩和生地。而通过标本法、平脉法、抓独法、聚类法、截断法，这样一套五法合一的体系，能使大家对中医理论有更多、更深刻地认知，并在此基础上努力做到精确辨证。但现在用黄土汤治难治性出血效果往往不好，因为在大城市已很难找到灶中黄土这味药。灶中黄土又叫"伏龙肝"，说明从龙法实则历史渊源很早，它是一个重镇、潜伏肝阳的药物。

（四）天雄散

天雄散用天雄配龙骨，其中天雄大温雷火，温少阴肾阳，而用龙骨来封龙火，镇摄龙火。若不封龙火，病人服用后，容易出现滑精、早泄、性欲旺盛、口干舌燥、咽喉疼痛等症。比如曾经有位群友阳虚，服用附子一段时间后，发生了无菌性乳腺炎，想温雷火，结果扰动了龙火。我们给她用清肝的药，乳腺的炎症很快就消除了。类似的情况还有很多，比如温阳后出现妇人倒经、排卵期出血、夜间口干等，皆是龙火升腾之象。

所以有一句话很重要，"擒而不养，折人阳寿"，指如果单纯用苦寒之药清泄、镇伏相火，容易折人阳寿，阳气为人之根本，不光要擒，还要养。反之，"养而不擒，失之封藏"，指如果单纯用天雄这些药去温阳填补，不封住肝阳，容易导致相火妄动，失之封藏，出现频繁射精等症，温阳疗效亦不佳，所以人的阳气不光要养，也要擒。

（五）乌梅丸

我的一个学生用附子后，不仅温阳效果不佳，还出现咽喉疼痛等上火之象。他自述确实阳虚，但脉弦，既然阳虚，病在三阴，虚证见弦脉，说明他是个厥阴病。我告知他之所以用附子会上火，是因为没有认识到这是厥阴病，在原方中加30克乌梅封住肝阳，即乌梅丸的架构，就不会再上火。《黄帝内经》谓："一阴一阳结，谓之喉痹。"若我们深刻认识中医的机制，就会明白厥阴阳虚之人用附子后出现咽喉疼痛，实则为厥阴转出少阳的表现，所以需要用30克乌梅封住肝阳。

以取类比象的思维，人的生命活动就像一盏燃烧的灯。油是水，是人体的肾精；灯芯是木，是肝；上面燃烧着的才是火。水生木，木生火，风一吹，灯灭了，人也就死了。灯枯油竭，人生在短短几十年之内耗尽就会结束。所以温阳既要考虑肾阳，也要考虑肝阳。而乌梅丸是一个温阳兼治龙火升腾的经典处方，方中有黄柏、黄连清热，黄连治心火动摇，黄柏治相火妄动，心肾两清，病在厥阴。清相火，在少阳常用黄芩配芍药，在厥阴则常用黄连、黄柏配乌梅。乌梅还是一个厥阴的解热剂，虚性发热，病在厥阴者，就可以用乌梅退热。所以《温病条辨》用连梅汤、椒梅汤治疗内伤发热，如果用附子、补中益气汤治发热都不见效，就可以考虑用乌梅封住肝火来退热。三阴皆可退虚热，太阴发热，用甘草以土盖火；少阴发热，内有陈寒者，用细辛解热镇痛；厥阴发热，用乌梅擒住龙火。

（六）白通加猪胆汁汤

白通加猪胆汁汤用于治疗厥阴病之脉微细欲绝，脉几乎摸不着或为无脉证。厥阴危证，"脉暴出者死，微续者生"，如果这时只用白通汤，会导致厥阴转出少阳，出现阴阳离决之象。所以方中一定要加猪胆汁、童便擒住龙火，防止暴热来出而复去也。反之，如果光用猪胆汁，没有附子作为基础，会折人阳寿，因为少阳相火不可彻。《伤寒论》讲阳虚之人不可用"黄芩汤反彻其热"，否则容易导致疾病转入厥阴，出现危象，所以用猪胆汁时也一定要配上附子。

（七）济生肾气丸

六味地黄丸治疗阴虚，用牡丹皮和泽泻清肝泄热尚可理解，但是肾气丸温阳为何也要用牡丹皮和泽泻？人的火分为龙、雷二火，一个肾火，一个肝火，一个命火，一个相火。二火升腾，水生木，木生火，即命火化生相火，相火化生君火。维持人体日常活动靠的是君火，而君火来自于命火。很多人温肾阳会导致肝阳奔腾，从而吃金匮肾气丸后出现口舌生疮等症，所以方中有牡丹皮、泽泻制约相火。若嫌两药力量还不够，还可以加牛膝、车前子引火下行，导湿热从小便而去，即为济生肾气丸。

（八）二加龙骨汤

更年期综合征表现为潮热、汗出等热象，但很多人用黄芩汤清热无效，因为其本质为雌激素撤退，中医所谓失精。若不以缓解急性发作的症状为目的，而需治其失精，就可以用二加龙骨汤；或先用黄芩汤缓解少阳经急性发作的症状，再用二加龙骨汤治失精。

二加龙骨汤是《金匮要略》中治疗失精导致虚劳浮热汗出的方，"浮热汗出"指病人一阵阵烘热，更年期综合征病人常见突然一阵面部潮热，紧接着汗出。此方的配伍特点是在芍药甘草汤的基础上，阳虚加附子；因为有浮热，加龙骨、牡蛎潜阳；三阴递进，加生姜、大枣健脾；方中还有白薇清退虚热，而奔豚汤则用李根白皮（桑白皮可代之）清金制木。二加龙骨汤与奔豚汤是一组对方，一温一寒，一在少阴，一在少阳；两方治疗两种类型的更年期综合征，甚至可以先后使用。

二加龙骨汤中芍药配附子，能够防止用附子后导致龙火升腾而出现发热、烦躁、咽喉疼痛等症。本想温少阴肾阳，结果导致肝阳上亢，即雷火未扶，龙火升腾。尤其对本身就虚劳浮热汗出的病人，更需要用芍药监制附子。方中还有龙骨、牡蛎配附子，发挥潜阳的作用。这在扶阳学派中又演化出了新的配伍，如潜阳丹用龟板、鳖甲配附子，再加砂仁、甘草之类的思路就来自于此方。

（九）黄连阿胶汤

舌红苔黄的血虚之人，用阿胶容易上火，养血要兼清热，这时可以用黄连阿胶汤的思路，黄连清心火，黄芩清肝火，木火两清，黄芩、黄连配阿胶，就能治这种血虚伴有热者。水生木，木生火，此为在下补水，在中清木，在上清火之法；或者用从龙法，养血兼平肝阳。

（十）龙葵

龙葵，民间又叫止血草，能够清肝、泻火、止血，如龙火升腾，木火刑金的咯血就可以用龙葵。龙葵也是从龙法中的一个特殊药物，这些从龙的方法和药物，一般人并不了解。

（十一）菊花茶配鹿茸粉

很多人服用温药后，感觉不舒服，比如有人一吃鹿茸就上火。我们有独特的传承，要想吃鹿茸不上火，可以喝一杯菊花茶送鹿茸粉。因为当用鹿茸温肾阳（即中医讲的温雷火）时，容易引起龙火升腾、相火妄动，出现咽喉肿痛、口舌生疮等症，而此时配一杯菊花茶有助于伏龙火。这与麻黄附子细辛汤配黄芩（即加味麻黄附子细辛汤）的机制相似，不外乎一个是外感，一个是内伤；一个是温，一个是补。

而且鹿茸粉配合蒸鸡蛋吃效果最好，这里面有很深的学问。鹿茸补肾壮阳，它可以作用于下丘脑，通过下丘－垂体－靶腺轴促进性腺分泌性激素，先促进雄激素合成，雄激素还能进一步转化为雌激素。雄激素和雌激素都是甾体激素，它们有一个共同的母核叫甾环，而人体自身不能合成甾环，必须从荤性的食物中获得，比如肥肉、鸡蛋黄等。鸡蛋黄中的胆固醇为甾体类化合物，能提供合成性激素必备的原料——甾环。这个过程类似于发动汽车，不仅需要踩油门，还得有油，鹿茸能发挥踩油门的作用，而鸡蛋黄中的胆固醇便是油。鹿茸可以从蛋黄中获取促进性激素合成所需的原料，所以鹿茸配合蒸鸡蛋才能发挥更好的补肾壮阳之效。

另一个用到鸡蛋的常用处方为黄连阿胶汤，又叫朱雀汤，但它只用了鸡子黄，没有用蛋白。而在鸡蛋蒸鹿茸中，不仅蛋黄发挥了重要的作用，蛋白也有独特的作用。蛋白又能起什么作用呢？男性之所以比女性更强壮，是因为男性雄激素水平比女性高，而雄激素是个蛋白同化激素，它能促进人体的合成代谢，合成更多的蛋白。所以按照传统的审美标准，男性应当强健有力。而女性的特点是第二性征很明显，脂肪分布很特殊，这是因为女性的雌激素水平比男性高。雌激素、雄激素有一个转换的过程，先合成雄激素，然后再转化为雌激素。鸡蛋黄含有胆固醇，外面是蛋白，蛋黄为鹿茸促进性腺合成性激素提供必备的原料，而性激素合成以后，男性要表现出肌肉强壮的特征，还需要在雄激素的作用下合成大量的蛋白质，而鸡蛋白即为常见的优质蛋白来源之一。鸡蛋白在体内先水解为氨基酸，然后在雄激素的作用下，再在肝脏中重新合成蛋白质。所以合成雄激素的底物，主要在蛋黄中，而雄激素合成以后，合成蛋白质、促进肌肉增长的原料又在蛋白中。由此可知，鸡蛋蒸鹿茸是一个绝妙的配伍，吃完鸡蛋蒸鹿茸后，再来一杯菊花茶清肝，这样既能充分补肾填精，又能防止龙火升腾。

但传统中医很难理解鸡蛋蒸鹿茸的机制，往往把它描述得很玄。比如叶天士认为鹿角、鹿茸是血肉有情之品，鸡蛋也是血肉有情之品，同气相求，所以血肉有情之品能补肾填精。而吴鞠通则充分发挥象思维的特点，认为鹿是名兽，鸡蛋犹如一轮红日，名兽驮着一轮红日下潜入海底，即龙宫所在的地方，所以鹿茸配合鸡蛋能补肾填精固下元。而从现代医学的角度看，其实机制很简单，可见中医的理论是很朴素的。

鸡蛋和人的受精卵有所区别，因为人是胎生，而鸡是卵生。由于人是胎生，受精卵种植在母体的子宫中，就可以不断地从母体获取营养。在发育初期，受精卵运用卵细胞中的卵黄（即少量的胞浆）启动分裂增殖，一分为二、二分为四、四分为八等，先形成一个胚泡。接着胚泡着床植入子宫内膜中继续分裂和分化，逐渐发育成胚胎。胚胎形成后，就可以通过胎盘、脐带不断从母体吸取营养，直至长成一个成熟的胎儿。而鸡是卵生，受精的鸡蛋生下来就离开了母体。但只要将鸡蛋置于特定的温度下一段时间后，里面的受精卵就能孵出小鸡。而这个过程所需的营养物质，完全来自于它的蛋，所以蛋中就有蛋白和蛋黄，营养比较丰富。

一枚鸡蛋受精之后，受精卵中就会有一套来自于父本、母本的染色体，染色体由一种传递生命信息的遗传物质——核酸组合而成。里面还有蛋黄和蛋白，蛋黄的主要成分为胆固醇，是合成性激素的原料，而蛋白是构成生命体的重要成分，能为蛋白同化激素发挥作用提供原料。里面是蛋黄，外面是蛋白，它展现的是一种阴阳相抱、合二为一的形态，所以鸡蛋的生命很奇特，有很多有趣的现象值得我们去研究。

人体内阴和阳的关系也很复杂。比如人有3种性激素，分别为雌激素、孕激素、雄激素。雌激素维持女性的生理特征；孕激素在女性妊娠过程中起重要作用，孕激素水平低就容易流产，排卵期以后体温升高亦为孕激素的作用；雄激素用于维持女性性欲。所以孕激素和雄激素在体内更多地表现出类似于阳的功能，而且两者都有蛋白同化作用，而雌激素更多地倾向于阴的功能。而这3种激素结构相近，都为甾体激素，可由胆固醇变化而来。胆固醇在人体内会首先变成孕激素，再变成雄激素，最后转化成雌激素。可见，阴阳不仅对立制约，而且可以互根互化。

胎生和卵生还有一大区别在于胚胎发育场所不同，这会引发新的问题。对一个卵生生物而言，它的卵会排出体外，比如鸡把鸡蛋排出体外去孵化。但是对于胎生生物而言，胎儿会在母体之中生存生长。而胎儿的基因，一半来自于父方，一半来自于母方，他的遗传信息只有一半与母体相同，是一个嵌合体，所以胎儿相对于母体而言是个异物。这种情况下母体就会针对这个异物，产生排异反应，发生异常的免疫应答。虽然母体与胎儿之间有胎盘屏障，造物的奥妙使得怀孕时免疫系统对子宫内的胎儿保持自身耐受性的状态，但是母体仍有对抗外来抗原的正常免疫应答。而妊娠期间免疫环境的变化，比如雌激素水平持续升高活化免疫，使得女性在妊娠期间容易发生或加重部分自身免疫病与过敏性疾病。

性激素对人体的免疫系统起调控作用，其中孕激素和雄激素具有免疫抑制作用，而雌激素具有免疫活化作用。正因为相对于男性而言，女性具有高雌激素水平，所以女性更容易发生自身免疫病和过敏。但另一方面，雌激素活化女性的免疫功能，雄激素抑制男性的免疫功能，又是女性平均寿命长于男性的重要原因之一。而孕激素和雄激素的免疫抑制作用能够抑制母体对胎儿产生免疫排斥，防止发生流产，这是胎生和卵生的重要区别之一。所以在人体中，孕激素、雄激素和肾上腺皮质激素抑制体液免疫的作用，可以用来治疗多种自身免疫性疾病、过敏性疾病，这也是用麻黄附子细辛汤等温阳的思路去治疗这类疾病的重要原因。

三、三昧真火

温阳首先就要认识人的三昧真火，分别是神火、气火和精火。

神火为人体的意识系统，即精神之火。构成神火的主要器官为大脑，大脑只占人体2%的重量，却要消耗人体20%的能量，是人体消耗能量最多的一个器官。神火在《素问·本病论》中又叫神光，神光有有余与不足之分。不足者叫神光不满，指如果神火衰微，病人会表现为但欲寐，精神困顿，神志状态差，治疗时需温神火。而心主神明，可通过温心阳来填补神光，所以补充与振奋精神最简单的一个方是桂枝甘草汤。

气火指人的气化之火，指人体的新陈代谢，即物质、能量与信息的转化。碳水化合物和氧气产生化学反应生成二氧化碳和水的过程，会释放能量。这些热能一部分被消耗掉，另一部分将转化为ATP储存起来，供生理活动所用，比如日常生活中的跑、跳、工作、思考都需要消耗能量。关于气火，最具代表性的论述来自于李东垣的《脾胃论》。气火有阳火和阴火之分：阳火指阳明阳土之火，患病后是阳明病，表现为大热、大渴、大汗、脉洪大，所以阳火为实火；而阴火指太阴阴土之火，是脾虚所导致的气虚生大热，也就是李东垣所讲的"阴火学说"，实际仍来自于太阴阳明论。所以脾虚也会出现热象，为虚热的症状。

精火指肾精所产生的火，也叫肾火，即肾阳，属于下丘-垂体-靶腺轴之内分泌系统。肾上腺、性腺、甲状腺分泌的激素都是肾精重要的物质基础，且其分泌都受下丘-垂体-靶腺轴的控制。如果精火不足，病人激素水平低下，就会表现为阳虚，手脚冰凉。当然与脾虚会导致虚热相似，阳虚也可以导致虚热。虚劳浮热汗出者，二加龙骨汤主之，即桂枝加龙骨牡蛎汤去桂加白薇、附子，治疗肾阳虚所导致的发热。

神火、气火和精火构成人体的三昧真火，这三火都在人的脊柱上，即道家所谓的龙山。下面是命门，藏精火。上面是至阳穴，平脉法已具体讲过至阳穴，若人气火不足，就会出现背心凉。背寒冷如巴掌大，苓桂术甘汤主之；或背心恶寒，加人参，如白虎加参汤、附子汤条文中都有描述"其背恶寒"，为用人参的指征。再往上至祖窍穴，藏神火，神火不足就会时常困顿，精神萎靡，所以这三火都可通过穴位来定位。三火共同构成了人体生命活动的基础，其中气火是后天之火，来自于脾胃；精火是先天之火，来自于肾阳；神火与心阳有关，因为心主神明。

其实在人身上，还有一个火，它来自于肝。《太始天元册》讲"幽显既位，寒暑弛张"，两阴交尽谓之幽，幽指幽冥，指厥阴；显指显明，指少阳。此火为幽火，藏在厥阴肝经之中，然后通过少阳生发出来，成为生生之气，即生阳。厥阴为两阴交尽，中医所谓死阴，因为厥阴有厥热胜复，人最终易死于厥阴。少阳又叫生阳，在死阴之中有一点明火，即为少阳的生阳。所以生机即是死处，死处亦是生机。六经为病欲解时中，后半夜是厥阴所主，紧接着天亮时分是少阳所主，可见至阴之处有一线生机，少阳的相火藏于厥阴之中。

　　对于厥阴虚寒之人，相火不能彻，若"反与黄芩汤彻其热"，易变成厥阴死证。但本身厥阴虚寒之人其实也会出现热象，比如厥阴病提纲症条文讲"厥阴之为病，消渴，心中痛热"，描述的即为厥阴经的发热，方用乌梅丸。所以厥阴虚寒证也会出现热象，但此热象与补中益气汤、二加龙骨汤所治的热相似，都为虚热。

　　所以人体实则有四火，即神火、气火、精火和相火。其中神火、气火和精火构成我们常说的三昧真火，而相火亦称明火，是人的那一点生机。人的生命如同一盏灯，心阳相当于灯芯上燃烧的火苗，相火相当于灯芯，肾精相当于下面的油。中医讲水生木，木生火，肾精要化火，中间要经过木，而木中的火即为相火。但在三昧真火之中并没有相火这一说，因为相火根于精火，它实则由肾阳变动而来。

致 谢

　　本书是由太湖硕士班课程"各家学说·扶阳"整理而成，课后，众多师友利用业余时间，整理讲课文字、进行出版校对，付出了辛勤劳动。此书为讲课内容的文字整理版（删减了部分内容），受时间与水平的限制，书稿难免有诸多不足，如与讲课有不符之处，请以一路健康App的课程为准。读者如发现问题，请发送邮件到851747245@qq.com以便重印时改正，感谢！

　　本书文字录入：谭继鸿、贺燕、孙耀、牛永宁、朱琳、李晶、程保智、李玉林、易昌全、孙迎春、白俊毅、田慧、黄栋晓、斯炜烈、陈磊、芦义鹏。

　　文字录入组织整理者：王建。

　　一校：张琴、刘倩、朱海青。

　　二校：韩玉宝、耿俊恒、汪歆宁、尹芳、赵秀霞。

　　三校：李扬滔、陈文彬、林鼎峰、张宇坤、罗宇宸、付疆疆、王翔、刘富海。

　　全书统筹：邓振钰。

　　审稿：赵晓丽。

　　图片组：王艺晓。

　　以上人员均为志愿者，诚挚感谢大家的辛勤付出！为维护微信教学平台的顺利运行，仍有其他志愿者始终在默默奉献，一并表示谢意！

彩 图

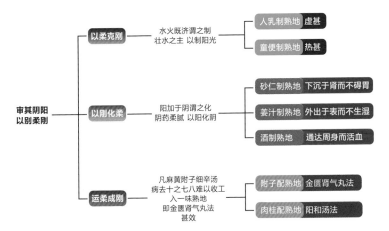

彩图1　审其阴阳，以别柔刚示意图

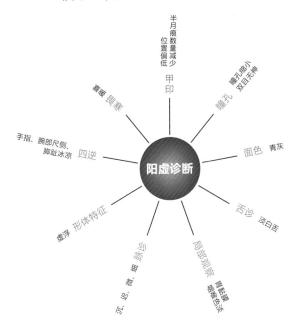

彩图2　阳虚诊断示意图

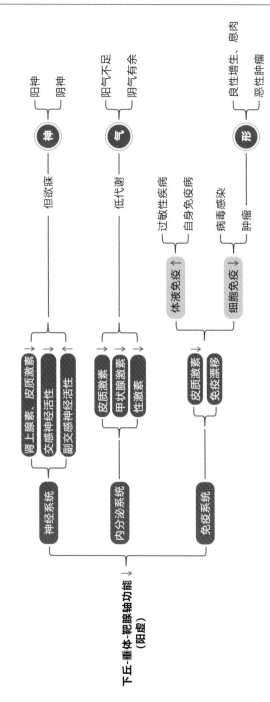

彩图3　阳虚形、气、神关系示意图

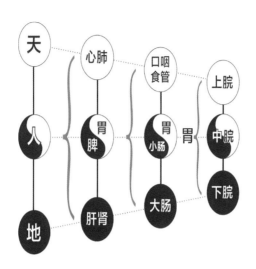

彩图4　三纲总图示意图

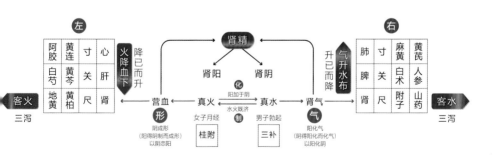

《素问·阴阳应象大论》：阴阳者，血气之男女也；左右者，阴阳之道路也；
水火者，阴阳之征兆也；阴阳者，万物之能始也。
故曰：阴在内，阳之守也；阳在外，阳之使也。

彩图5　水火大论示意图

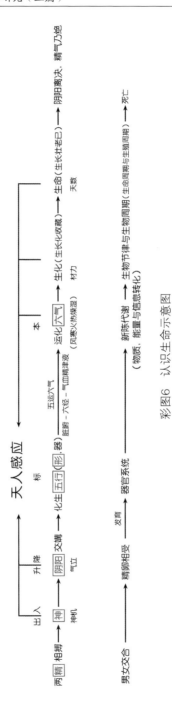

彩图6　认识生命示意图

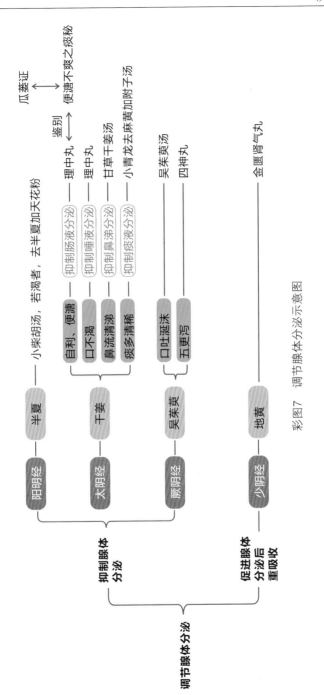

彩图7 调节腺体分泌示意图

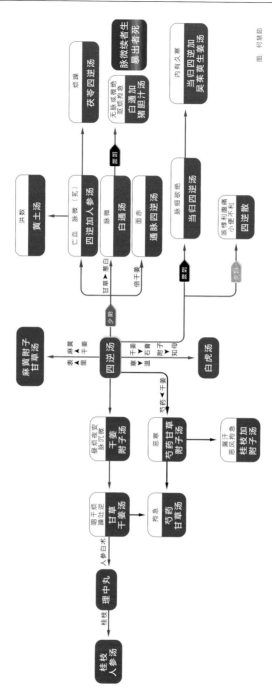

图：何馨茹

彩图8　四逆法示意图

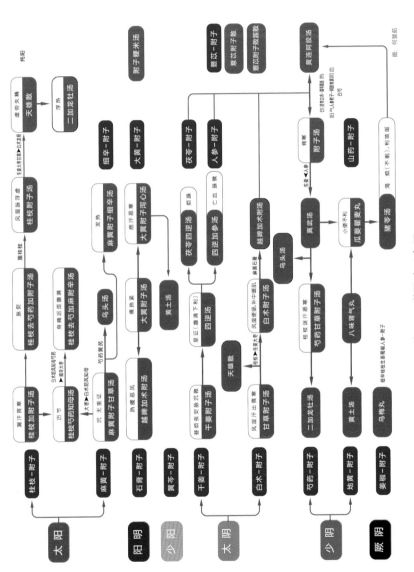

彩图9　附子法示意图

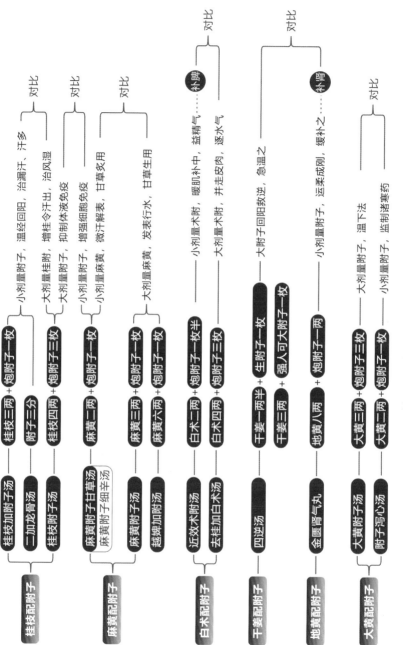

彩图10 附子的剂量研究示意图

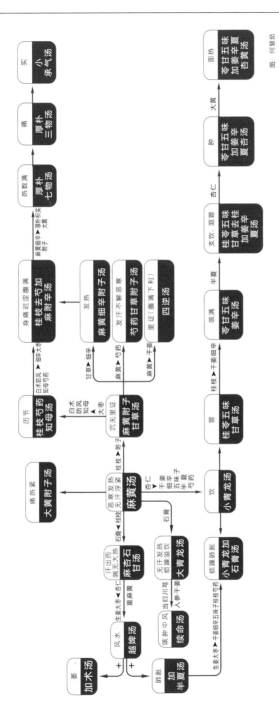

彩图11 麻黄法示意图

图：何慧茹

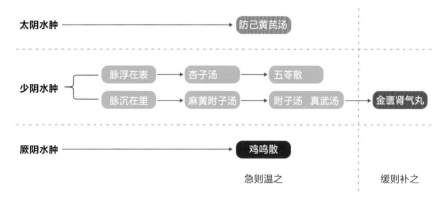

彩图12　水肿病的治疗示意图

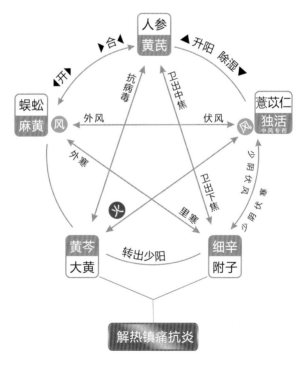

彩图13　三黄汤方解示意图

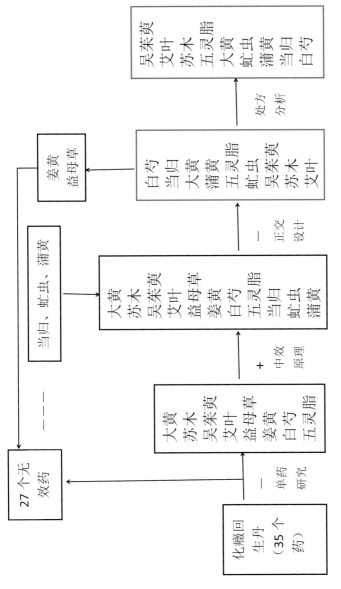

彩图14 化癥回生丹拆方研究方法

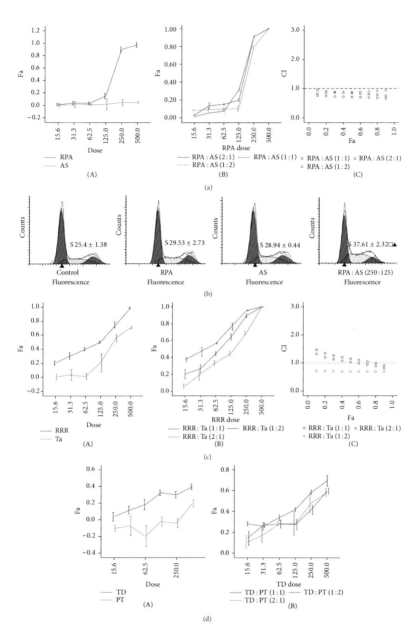

彩图15　化癥回生丹的拆方研究

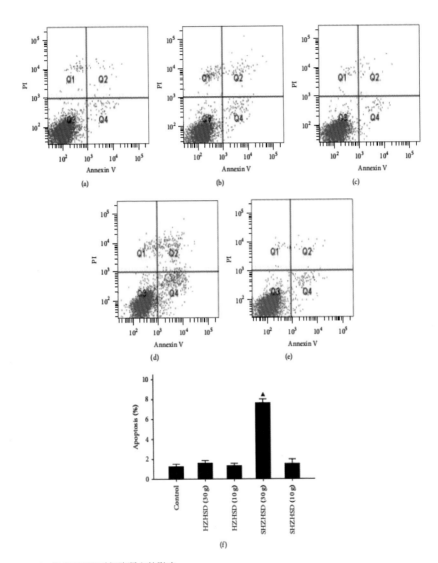

HZHSD 和 SHZHSD对细胞凋亡的影响：
（a）对照组　　（b）HZHSD 30 克　　（c）HZHSD 10 克　　（d）SHZHSD 30 克　　（e）SHZHSD 10 克　　▲与对照组相比 $P<0.01$
HZHSD：化癥回生丹。SHZHSD：由化癥回生丹浓缩成的9种草药组成的小配方，即减味回生汤。

彩图16　化癥回生丹与减味回生汤的体外抑瘤实验

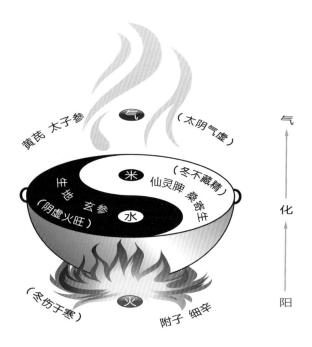

彩图17　阳化气示意图

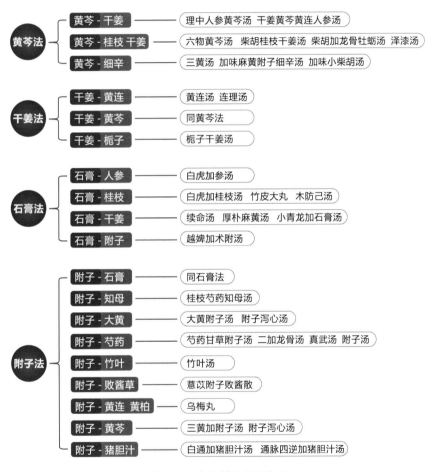

彩图18　寒热错杂法示意图

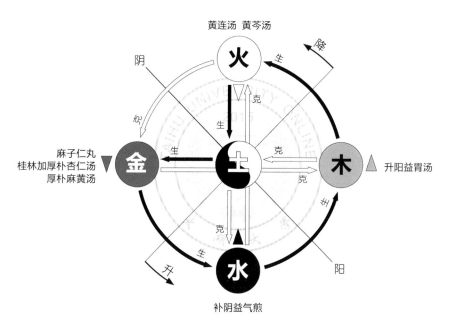

彩图19　以土立极示意图